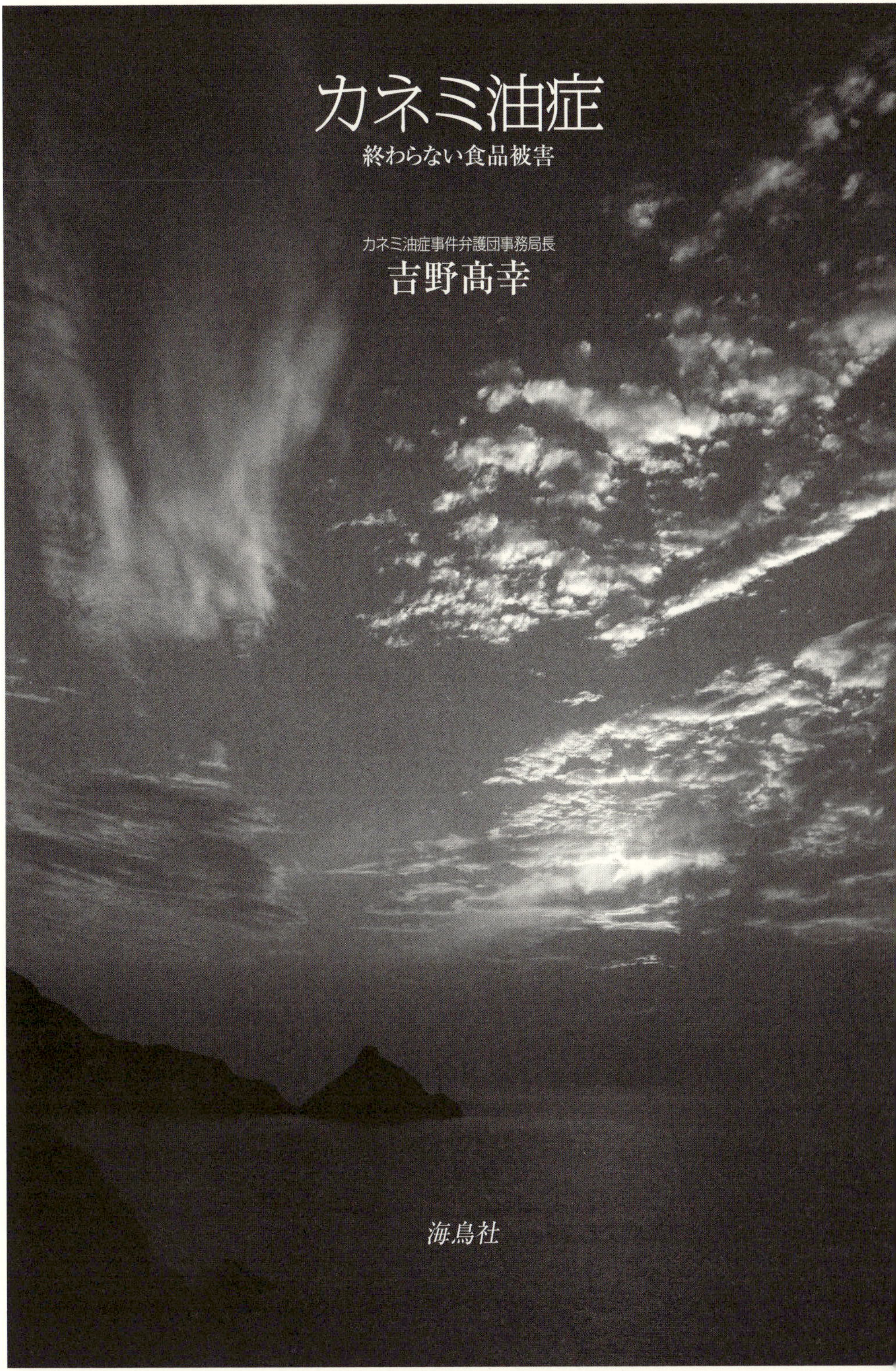

カネミ油症

終わらない食品被害

カネミ油症事件弁護団事務局長
吉野髙幸

海鳥社

本扉写真＝新上五島町・矢堅目の夕景
（長崎県観光連盟提供）

人類の負の遺産

医師　原田正純

一九六八年に表面化したカネミ油症事件は人々の記憶から忘れ去られようとしていた。広島・長崎の原爆、水俣病と同様に人類が初めて経験した大事件であるにもかかわらず、記憶の彼方に押しやられてしまおうとしていた。もちろん、原爆や水俣病が満足のいく十分な対策がとられたとは到底いえないのではあるが、それなりにマスコミや政治の場でも取り上げられてきた。しかし、カネミ油症事件については長い間、人々の記憶の片隅に追いやられ、いや、その事件の名さえ知らない若者が多いのが現状である。こう言うわたし自身も長い間、矢野忠義、トヨ子夫婦から要請を受けるまで、気になりつつも、過去の事件として記憶の片隅においてしまっていた。皮肉にも記憶を蘇らせてくれたのは仮払金の問題だった。逆説的だが、この問題が起こらなかったら、あのまま過去の事件として人々の記憶から消えていったかもしれない。その間の被害者たちのつらい思いは想像に難くない。

水俣病も不治の病であり、企業犯罪であり、救済・償いが決して十分でない。それにしても国内はもちろん、世界中の多くの人々がそれを知り、マスコミもとりあげてきた。支援の輪が広がることで多少なりとも癒された。カネミ油症では長いことそれがなかった。被害者にとって無視ほど辛いことはない。

あれから四十余年が経った。冷酷にも時間は待ってくれない。今からでも直ちにカネミ油症事件の支援の輪を広げなくてはならない。同時に、この長い怠慢について加害企業カネミ倉庫は言うまでもないが、関連企業、行政、司法、法律家、医学者、マスコミなどのそれぞれの分野における責任もまた、明らかにしなければならない。そこから救済の道が開かれ、将来の教訓になることによって、わずかばかりでも被害者たちが癒されることになろう。

繰り返すが、カネミ油症事件は人類が初めて経験した事件であるから、大切な「人類の負の遺産」である。世界中の研究者が注目しているのである。それは、あらゆる学問、とくに法律、医学にとっては全て初めての経験である。カネミ油症事件以前にＰＣＢ、ダイオキシンを天ぷらにして食べた者が世界中に居ろうか。その認識に立って謙虚に被害者たちから学ばなければならない。カネミ油症事件においては企業の失敗、行政の失敗、司法（裁判）の失敗、医学の失敗があった。未来に活かそうとするなら「なぜ、裁判で患者は救われなかったか」失敗の中にこそ教訓があると信じている。

そのためにもカネミ油症事件の重要性を認識し、歴史的考察をすることは必要で重要な仕事である。

カネミ油症事件は終わっていない

カネミ油症被害者支援センター共同代表　佐藤禮子

全国からの支援者たちに囲まれた原告団・弁護団の命がけの裁判闘争、現場の怒りや苦しみの熱気が伝わる多くの資料や写真、言葉の応酬……、長きにわたる裁判闘争の記録。事件から四三年、待ち望まれていた裁判記録の出版は、大きな意義があると思います。

私とカネミ油症事件との関わりは、一九九九年からです。

それ以前、私はダイオキシン問題の市民運動を行っていました。きっかけは、四人の子どもたちをそれなりに成人させたころ、地元に清掃工場の建設計画が出現したことです。その当時、世間では「ダイオキシンで死んだ人はいない」と言われていましたが、私は有害化学物質汚染について猛勉強し、いつの間にか建設反対運動の中心に立っていました。その後、環境ホルモン問題がクローズアップされ、一九九九年にはダイオキシン類対策特別措置法が成立しました。

その時、「日本にはカネミ油症事件という、環境ホルモン問題の根源的課題を含む事件がある」という海外研究者からの指摘を報道した記事に出合いました。その後、油症について調べているうちに、落盤事故で夫を失い、四人の子を含む家族全員が油症に遭って裁判闘争に翻弄された女性が、挫折の中で原稿用紙に鉛筆で一字ずつ綴った一冊の本に衝撃を受け、早速、北九州に著者を訪ねたのです。

「誰かに何とかしてもらおうと思ったことが間違いだった」、「いまほど、母性を踏みにじられている時代はない、いつか世間も事件を忘れるだろう。その時、母と子はどう生きるのか……」との母性を粗末にする社会への憤りの言葉に引き込まれ、そして導かれ、その後、被害に苦しむ私と同世代の母親たちに幾度となく接しました。

裁判終結後、仮払い金返還問題で、多くの認定被害者たちは諦めと沈黙の日々を送っていました。しかし、認定・未認定で家族が引き裂かれたばかりか、直接食べていない子や孫にまで影響が出はじめたことを知った毒油を食べさせた母親の「黙って、このままでは死ねない」という言葉に強く突き動かされ、二〇〇二年六月「カネミ油症被害者支援センター」を立ち上げ、深くこの運動に関わることになったのです。

この事件を無視し、母親たちの思いを切り捨てている理不尽な国を、女性として、母親として許せなかったその根底には、「母親が溜め込んだ有害な化学物質は胎盤と母乳で次世代に引き継がれる」ということを知り、子孫を残そうとする本能さえも否定されたようで、自らの母性愛に誇りが持てず、個の努力では何もできないという悲しみがあったのです。

支援運動を通して、油症の原因はダイオシキン類だったことを正式に国に認めさせ、裁判終了から一八年振りに全国の被害者が一堂に会して人権救済を訴える集会を開催、仮払い金返還問題も特別立法で決着できました。

吉野弁護士は、その時「改めて心を揺さぶられ、闘志が高まった」と書かれています。「裁判の当初からの膨大な資料を語れるのは自分以外ない」との責任を強く感じられ、今回の出版につながったのだと思います。

しかし、なんと四三年間、カネミ油症事件は何も解決されないままなのです。その間、被害者の一度限りの人生の時間は刻々と切り取られています。カネミ油症事件は終わっていないのです。

現在、私たちは、多くの未認定被害者を含めた抜本的救済法の成立に向け、懸命に世論を喚起し、勝利を目指しています。今回は、若い母親たちが、老いが感じられる自らの母親の悲しみ、苦労、不安を代弁しつつ、さらに次世代への責任をも自覚し、勇気を振り絞って最前線に登場しています。また、当時の裁判闘争を支援した団体も含め、三一万筆もの署名が後押ししています。

人間社会はこの一〇〇年、ヒトという生物進化の過程を猛スピードで追い越し、行く先を見極めることなく莫大な化学物質を開発活用してきました。しかし、人間は未だその分解能力の開発に至っていません。毒物は体内細胞に居座り、胎盤を通過し、胎児に移行しているのです。その結果として、カネミ油症被害者は私たちの眼前に存在しています。現代人の誰が、被害者の不安や悲しみを他人事として傍観できるでしょう。

二度とあってはならないカネミ油症事件。その被害者たちからの貴重な情報を軽視し、謙虚に学ぶ姿勢を忘れたら、私たちに天罰が下ると覚悟すべきです。

この苛酷な裁判闘争の出版が、全被害者の一刻も早い救済と、油症事件の根源的課題の理解と共感につながることを祈ります。


（二〇一〇年猛暑の八月）

カネミ油症——終わらない食品被害◉目次

全面勝利

暗転

救済への道 ………… 179

資料 ………… 207

事件発生

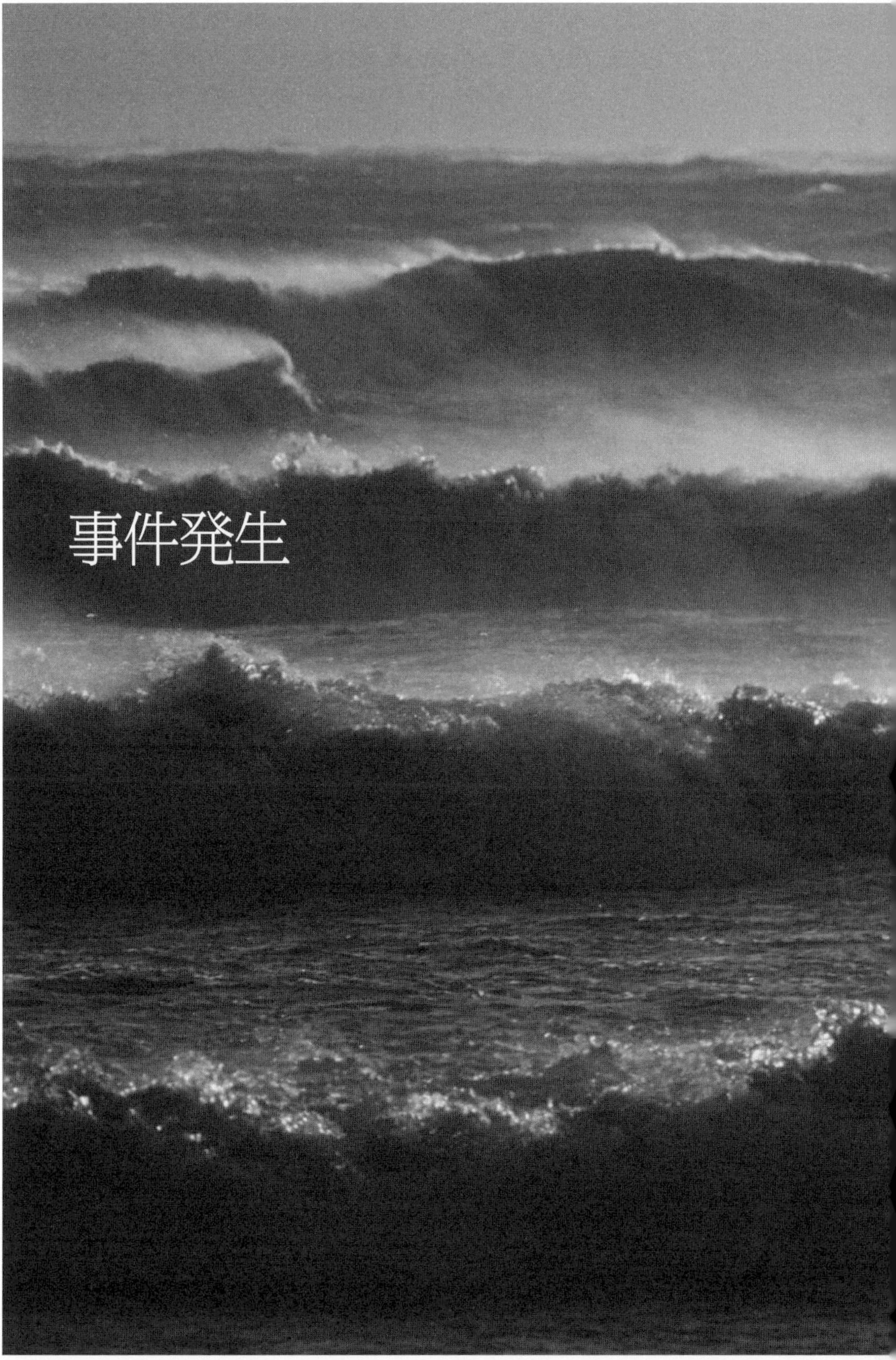

二〇〇八（平成二〇）年一二月一三日、土曜日。時折晴れ間がのぞく曇り空の中、福岡空港を飛び立った全日空機は長崎県五島の福江空港を目指して飛行していた。飛行時間はわずか四〇分である。

福岡－福江間に全日空機が就航したのは一九七六（昭和五一）年。それまでは博多駅から長崎県大村まで列車を利用し大村から飛行機に乗り換えるか、長崎まで列車で行ってそこから数時間かかるフェリーに乗船するかしかなく、いずれにしても五島列島は福岡からは遠い島だった。

私は、カネミ油症が発生した一九六八年に弁護士になり、一九七〇年八月のカネミ油症事件弁護団結成に参加、全国民事訴訟の常任弁護団として活動し、一九七七年からは弁護団の事務局長としてカネミ油症事件の全国民事裁判にたずさわってきた。

五島行きは、翌一四日に開かれる「カネミ油症四〇周年シンポジウムin五島」に報告者、パネリストとして参加するためである。五島を訪れるのは前年夏、カネミ油症特例法などの救済策の説明会以来だった。

私は体が座席になじむのを待ってシンポジウムの案内を取り出し、そこに書かれたカネミ油症の経過に改めて目を通した。

「昭和四三年一〇月、米ぬか油を使って料理したものを食した人たちが、皮膚や内臓、骨の疾患など、次々と様々な病に冒される『カネミ油症』の発生が確認されました。これは北九州市に本社があるカネミ倉庫（株）が同米ぬか油を精製する過程で、ダイオキシン類の物質が混入し、その油を使った料理を食べた人達に発生した、世界でも稀で重大な食品公害で、その被害者は西日本を中心に一万四〇〇〇人ともいわれています」

「被害者は、事件の発生から四〇年もの間、様々な重篤な病に苦しみ、社会からの差別や偏見、人権侵害を受け、加害企業の対応に憤る生活を余儀なくされてき」たが、二〇〇七年に仮払金返還免除に係る「カネミ油症特例法案」の成立、二〇〇八年は認定患者を対象とした健康実態調査の実施、「本市においては、五島中央病院における油症外来の開設及び油症被害者相談者の設置など、前進」しつつある。

「しかしながら、同じ環境で油を摂取していながら認定、未認定が分かれる『未認定（認定基準）の問題』、事件発生認定から四〇年が経過しているにもかかわらず抜本的な治療法が確立されていない『治療法解明の問題』など、依然として残された問題は多く、被害者が高齢化していく中で、諸問題の解決が急務となっています」

私が、シンポジウムの実行委員会から依頼されたのは、基調報告として「これまでの経過と現状」を一五分間で述べてほしいというものだった。四〇年間を一五分で話すことができるだろうか。

私は短い時間の基調報告を理解しやすくするために数十枚の資料を用意していた。その大部分は新聞記事の切り抜き。その中から選んだ数十枚を示しながら基調報告をするつもりであった。

全日空機は徐々に高度を下げ始めた。

「正体不明の奇病が続出」、「米ぬか油が原因」……最初の切り抜きとなった一九六八年一〇月の新聞報道の見出しが目についた。

正体不明の奇病

一九六八（昭和四三）年は、米原子力空母「エンタープライズ」が長崎県佐世保港に入港、学生らによる激しい寄港反対運動で始まり、三億円強奪事件で暮れた。「昭和元禄」と謳われた泰平ムードにとっぷりとつかっていた人々も、さすがに三億円事件には驚いた。現金輸送車の乗務員を傷つけることなく白バイ姿で巨額を奪い去った、その手口と被害額に、かつてない大がかりな捜査が続けられたが、事件は結局迷宮入りになってしまった。

一一五か国が参加してメキシコ・オリンピックが開かれたのも、この年だった。オリンピック開幕の数日後には「日本人の精髄を、優れた感受性でもって表現するその叙述の巧みさ」で、作家・川端康成のノーベル文学賞受賞が決まった。ＧＮＰが自由世界の第二位に進出し、「経済大国」が強調された年でもある。

そのかげで、富山県のイタイイタイ病は三井金属神岡鉱業所の排水に起因するものであることが明らかにされ、水俣病、新潟の阿賀野川水銀中毒（新潟水俣病）が公害病と認定された。大気汚染防止法なども公布されたが、国民の生活を深くむしばむ公害も含め、高度経済成長のもたらした「ひずみ」は次第に、確実に大きくなっていった。

そんな折だった。「正体不明の奇病が続出」と、朝日新聞が一〇月一〇日の夕刊で報じたのである。戦後日本の食品行政史上の重大事件・カネミ油症の発症を知らせる特報だった。この段階で原因は全くつかめておらず、前例のないその症状から「奇病」と記述せざるをえなかったのだろうが、新聞を手にした読者は、その文字と、別見出し「からだ中に吹き出物　手足のしびれも　米ぬか油が原因？」に、不気味さと大きな不安を覚えた。その年に弁護士登録をし、五月末に北九州市に転居したばかりの私は、「何かとんでもない食中毒事件が起こったな」と感じながら、その記事を目にした。これが、四〇年以上の年月たずさわることになる、カネミ油症との出合いだった。

記事は、福岡県大牟田市、福岡市などで市販の米ぬか油を料理に使っている家庭の一部で「水俣病に似た腰の痛み、手足のしびれなどの症状を訴え……からだ中に吹き出物が出る患者が出始めた」と伝えていた。大牟田保健所、福岡県衛生研究所、九州大学医学部付属病院などが、料理に使った米ぬか油の分析などを始めたが、「いまのところ油が原因らしい」という程度で、米ぬか油との直接の結びつきは明らかにされておらず、九州大学や県衛生研究所の「正体不明の奇病だ。これまでにも例がない」とのコメントが添えられていた。

さらに、患者は大牟田市、福岡市、北九州市の「合わせて七、八家族、約四〇人」で、そのほとんどが「『米ぬか油をてんぷらやいためものに使い出してから手足がしびれ、視力が衰えた。顔や背中一面にニキビのような吹き出物が出て、気味が悪くて仕方がない』と病院に駆け込んできた」と続いている。

九州大学医学部付属病院皮膚科にも、八月ごろから同じような症状を訴える患者の受診が相次いだ。診察を続ける九大病院の五島応安《やすし》講師に取材し、「九大だけで三十余人も同じような症状の患者がいるのだから九州一円で相当数の患者が出ているのではないか。いずれも家族全体がかかっており、しかも米ぬか油を料理に使った家庭だけに患者が出ているのが特色。製造過程で何らかの毒物が偶発的にはいり込んだものか、油そのものに原因があるのか、などを突き止めるため油を分析している」との談話と、複数の患者から聞き取った発症の経過を紹介していた。

記事中の「米ぬか油」、「油」が北九州市小倉区（現在は小倉北区）のカネミ倉庫で製造したカネミライスオイルである。

大牟田市内の患者は、九大病院などを受診しても原因がつかめないため、一〇月三日に使い残しのカネミライスオイルを大牟田保健所に持ち込み、被害を届け出た。大牟田保健所は福岡県衛生部に報告。これを受けて県衛生部は八日、カネミ倉庫の本社がある北九州市に調査を指示した。

朝日新聞の報道を受け、他紙も一斉に記事を掲載。読売新聞は一一日の夕刊で、福岡県衛生部が同日、「米ぬかからつくった食用油」の製造、販売を自粛するよう各市町村を通じ業者に指示したこと、北九州市衛生局が同日朝、油を抽出して検査を始めたことを報じた。また、工場側の「患者の出ている油は本社の製品ではない」との談話も掲載した。

明らかになる被害状況

各紙の一斉報道によって患者から各県への届け出が相次ぎ、「奇病」は西日本各地に広がっていることが判明した。届出数は一九六九（昭和四四）年七月一日現在で一万四三二〇人となる。

山口、長崎、大分、佐賀、熊本各県が、それぞれ県内のカネミ倉庫の米ぬか油販売業者に販売禁止、移動禁止を指示、福岡市も同様の措置を取った。福岡県衛生部と北九州市衛生局は一九六八年一〇月一五日、再度カネミ倉庫を立ち入り調査した。

届け出で、症状は二、三月ごろから現れていたことがわかった。多くの人が、手足や顔のむくみ、吐き気、体のだるさ、下痢、目やに、手足のしびれを訴えた。

五月に入ると、これらの症状に加えて、じっとしていても汗がとめどなく流れるようになり、足の爪が黒変してゆがみ、痛くて靴をはくことができなくなったとの訴えも混じるようになる。六月には、顔を中心に臭気を伴う黒っぽい吹き出物ができ、襟首、耳、わきの下、背中、臀部、陰部と全身に広がり、臀部や陰部、へその周りの吹き出物は、その中心部だけで直径四、五センチ、周辺の腫れを含めると一〇センチ以上の大きさになるものもあるという報告もあった。

「小学校四年になって体に一〇〇個もの吹き出物ができた。痛かった。治ったと思ってもまた出てきた」という男児がいた。

陰部に梅干し大の吹き出物が二〇個もできた男性もいた。この男性は便座に座るのも痛く、顔は「月の表面のよう」になり、交際していた女性に去られても「無理からぬこと」と、あきらめるよりほかなかったという。

教室で先生が黒板に書く字が見えず、質問されても答えられない。車を運転中に目がかすんで事故を起こした。設計図が引けなくなるなど仕事に支障が出た。世間の「水神様のたたり」とか「梅毒」とかの容赦ないうわさが被害者の苦しみをいっそう大きくした。人前に出るのがつらくなり、店を閉めたり、勤めを休んだりして、隠れるようにして病院を訪ね回っていた。

さらに衝撃的な事実が明らかになった。一〇月三一日の読売新聞夕刊が「黒い赤ちゃん究明」と報じたのである。米ぬか油を食べてさまざまな症状を訴える母親から死産・流産・早産が相次ぎ、通常分娩で誕生した赤ちゃんは体全体に黒褐色の色素沈着があり、皮膚がかさかさしてはげ落ちるという。九州大学医学部産婦人科は「米ぬか油が胎児に何らかの影響を与えたのではないかという見方を強め」、動物実験を行って関連を本格的に追求するとの内容だった。

原因物質が判明

「黒い赤ちゃん」報道のほぼ二週間前の一九六八（昭和四三）年一〇月一九日、厚生省（現・厚生労働省）に「ライスオイル事件対策本部」が発足、原因を突き止めるための作業が本格化した。また同日、福岡県衛生部、九州大学医学部などが合同で結成した「油症研究班」が「油症診断基準」を決定。その基準に該当する人が「油症患者」とされた。当時の園田直《すなお》厚生大臣も二三日、厚生省を訪れた被害者代表に、「政府としても関係機関で合同会議を開き、原因究明と治療法の確立に努めている。また治療費は加害者がわかるまで政府で立て替え払いすることも検討している」と表明した。

原因物質を突き止めていく過程で、「農薬説」、「ヒ素説」なども取りざたされたが、一一月四日になって、ＰＣＢ（ポリ塩化ビフェニール、商品名「カネクロール四〇〇」）が原因物質と判明した。

ライスオイルの原料は米ぬかである。米ぬかから抽出された原油にはさまざまな不純物が含まれ、その不純物を取り除く過程の一部に脱臭工程があり、その装置を脱臭装置という。これは、原油の中にらせん状パイプを通し、過熱して臭み成分を取り除くための装置で、カネミ倉庫ではその熱媒体にＰＣＢを使っていたのである。

九州大学原因調査班が一一月一六日、カネミ倉庫に立ち入り調査を行い、脱臭装置の六号タンク内のらせん状パイプに三か所のピンホール（腐食孔）を発見した。このパイプはＰＣＢを通していたもので、長さ二〇メートル、直径五センチ、厚さ二ミリのステンレス製。調査では、パイプの内部を洗浄したあと、全体を完全に水につけ「パイプに五気圧の空気をいれた。すると、パイプから大小三か所の空気漏れが発見された。

一番大きいものは五分間に一一四cc、中穴は一〇分間に一四ccの空気漏れがあったが、残る一つは計量を見送った」という（読売新聞）。これらのことから調査班は、このピンホールから脱臭工程で使われているＰＣＢが漏れ、ライスオイルに混入したと断定した。ＰＣＢは、それ自体は金属を腐食しないが、高温に加熱すると塩化水素ガスを発生する。この塩化水素ガスに水が加わると金属腐食性のある塩酸が生成され、それによりピンホールができたと考えられた。

ＰＣＢの熱媒体としての使用実態

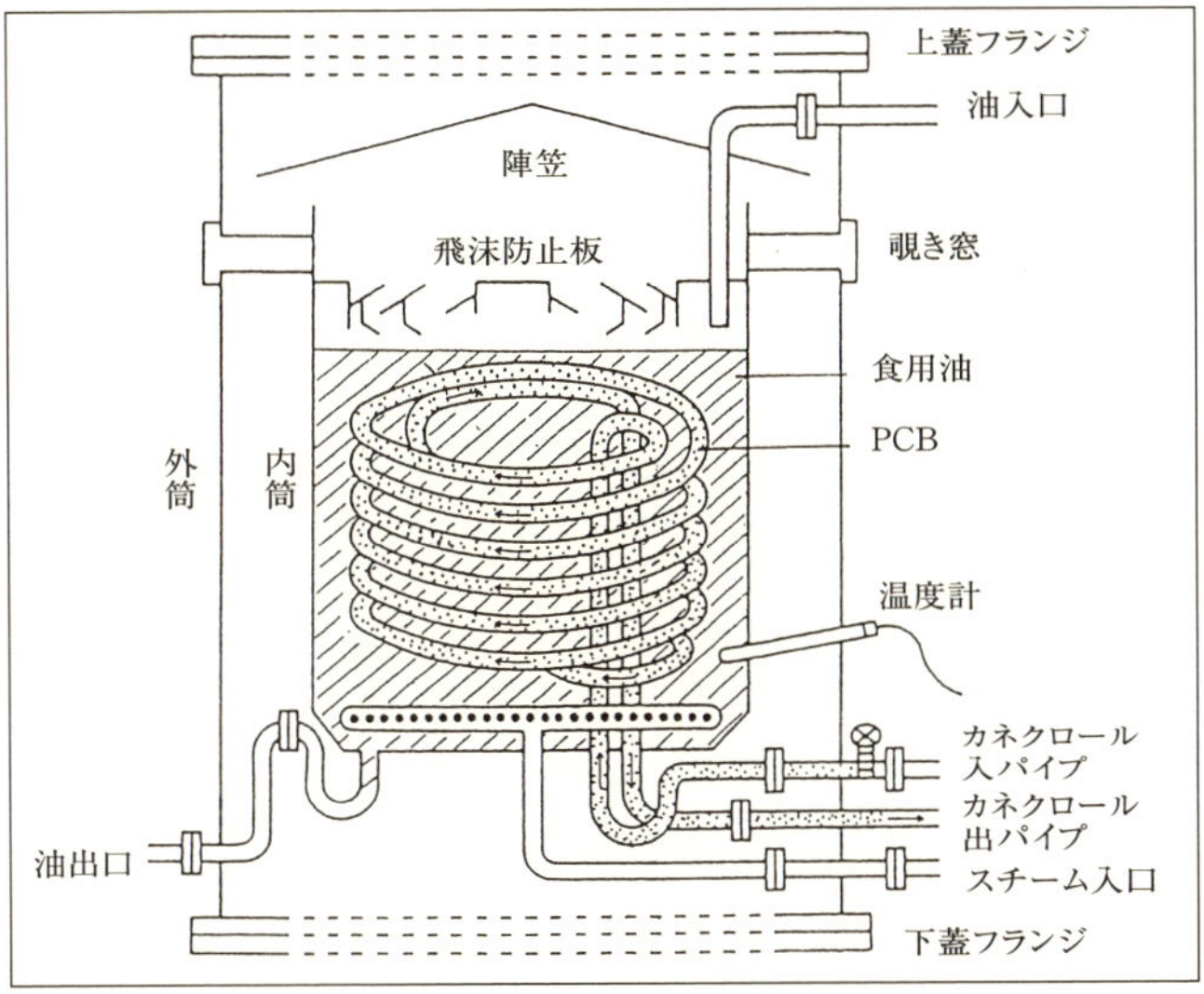

食用油とＰＣＢを隔てるものは、厚さ２ミリのらせん状パイプのみ

カネミ倉庫は一九三八年に設立された倉庫業と食用油を製造する企業で、二〇年後に現在の社名に変更した。工場は広島、長崎、香川県などにもあるが、精製はすべて小倉工場で行い、西日本で大きなシェアを持っていた。

原因物質とライスオイルへの混入経路が明らかになったことで、北九州市は一一月二九日、カネミ倉庫を食品衛生法違反で告発した。

石炭や石油を原料として作られるベンゼン環が二個結合したビフェニール（ジフェニール）という化合物があるが、ＰＣＢはこのベンゼン環の水素が塩素に置き換わったもので、塩化ビフェニール、塩化ジフェニールとも呼ばれる。塩素が少ないものはさらさらした液体だが、塩素が増すにしたがい粘性を帯びるようになる。

最大の特徴は化学的に安定していること。熱によっても分解されにくく（耐熱性）、完全な分解には一〇〇〇－一四〇〇度を要する。酸化しにくく、酸やアルカリにも安定し、金属をほとんど腐食しない。生物にも分解されにくい。水には溶けにくいが油や有機溶剤（アルコールやアセトンなど）にはよく溶けて、プラスチックとも自由に混じり合う。電気をほとんど通さず電気的特性にも優れ、その使用により電気機器の小型化が可能となるなど、多くの特性を備えている。ＰＣＢはその特質などから「夢の工業薬品」と言われてきた。

ＰＣＢは、一八八一年にドイツで初めて合成され、一九二九年にアメリカで、一九三〇年代にはヨーロッパで製造が始まった。日本では一九五〇年代初めから輸入され始め、一九五四年に鐘淵化学工業（現在はカネカ。以下「鐘化」と略）が生産を開始し、「カネクロール」という商品名で販売。一九六九年には三菱モンサントも製造を始めた。日本では初期には電気関係の需要が圧倒的に多く、やがて熱媒体としても使われるようになった。一九六〇年代に入ると、ノンカーボン紙、塗料、樹脂などへの需要が急速に伸び、一九七〇年に生産量は頂点に達する。

カネミライスオイルに有機塩素が混入していることを突き止めた九州大学の稲神馨教授は、「人体に対する作用がわからない新しい化学物質がつぎつぎに生まれている。こんどの有機塩素剤にしても工場関係者は毒性のあることを知らなかったほどだ。森永乳業のヒ素中毒事件も同じだ。いまは伝染病や食中毒だけチェックすればよいという時代ではない。消費者は賢くなれというが、化学物質に対する監視体制は政府の責任で強化されなければ……」とのコメントを読売新聞に寄せている。

また九州大学原因調査班の篠原久教授は、「有機塩素などの危険物質を使うときは、じゅうぶんな工程検査をしなければいけない。こんご同じケースの事故が起こらないとは限らない。国は、消費者が安心して品物を買うことができるよう、もう少し食品行政面に力を入れる必要がある」と強調している（サンケイ新聞）。

「原因さえわかれば治る」と信じて病院を訪ね回っていた被害者は、原因が突き止められたことで闇夜に光明を見た思いだった。しかし、ＰＣＢを食べた例は世界のどこにもなく、したがって治療法もなかった。治療法がない……。これは被害者を絶望のどん底に突き落とした。

手をつなぐ被害者

福岡県を中心とした被害の実態、原因物質とその混入が明らかになっても、国は、園田厚生大臣が表明した「治療費の立て替え」に踏み切ることはなかった。その表明が「空手形」だとわかって、被害者は失望を深めただけだった。

それまで補償などを求め、それぞれが個別にカネミ倉庫と交渉したものの、その誠意のなさに強い怒りを抱いていた被害者たちは、力を合わせて会社に向き合おうと「被害者の会」の結成に動き始めた。

一九六八（昭和四三）年一〇月、まず福岡地区の七世帯二八人がカネミライスオイル被害者の会を結成、一一月には田川地区、一二月には北九州地区で、それぞれ被害者の会が結成された。その後も、山口、広島、長崎、大牟田、五島列島の玉之浦、奈留《なる》、そして高知と、被害者の会は次々と結成されていった。

一一月二一日、福岡地区と田川地区の被害者代表が補償を求めてカネミ倉庫と交渉。しかし成果は得られなかった。翌年一月二五日は肌を刺す寒風の中で被害者家族が座り込みの抗議を行った。二月二四日には北九州被害者の会がカネミ倉庫と交渉、「補償の見通し」についての説明を求めたが、カネミ倉庫側は「現在は油症の治療対策に全力を挙げているので補償問題は後回しにしたい」と答え、被害者に「補償を引き延ばす口実だ」と強い不満を抱かせた。翌日、田川地区と北九州地区の被害者六二名がカネミ倉庫の工場前に座り込んで抗議したが、それでもカネミ倉庫の態度は何も変わらなかった。

三月一日、カネミ倉庫の加藤三之輔社長は記者会見で、福岡地区の患者四五人が二月一日にカネミ倉庫と同社の加藤社長、鐘化を相手取り総額八億七六五九万円の損害賠償請求訴訟（以下「福岡民事」と略）を福岡地裁に起こしていることや、刑事責任も追及されていることを理由に、「これらの責任がはっきりしたうえ、収益の四割を占める製油部門の営業の見通しがはっきりしない限り、補償問題を話し合ってもどうにもならないと思う」と、問題を先送りするだけの発言をした。

被害者は、福岡県など関係地方自治体への陳情・請願・交渉なども行った。しかし、事件の責任が自分たちにないことを強調するだけで、病院を訪ね、医療費や薬代の出費で蓄えをはたき、通院の交通費にも事欠く状態の被害者に、効果的な対策をとろうとはしない。国にも治療の研究開発と治療費を何とかしてほしいと何度も要請したが、目の前で苦しんでいる被害者の救済に乗り出さない。

事件が公になって五か月が過ぎた三月一八日、国会の社会労働委員会に北九州カネミライスオイル被害者の会会長の宇治野数行さんと田川カネミライスオイル被害者の会会長の紙野柳蔵さんが参考人として出席した。

宇治野さんは「私たちは市に行っても県に行ってもあたたかい手は差し伸べてもらえずに、責任回避ばかりで、毒物を食べさせられており、しかもカネミの油に毒物が入っておるのだというこの因果関係もはっきりしております現状でありながら、取りつく島のない状態であります。市や県は、庶民に安全な食物を与えるようにつとめるべきであり、今度のような事件が起きたら直ちに患者の実態を把握して救済に全力をあげる責任があると思います。そして、また、責任のありかをはっきりさせて、早期に補償問題等も解決するようつとめるべきだと思っておるのであります」と行政のあり方を問うた。

カネミ倉庫の態度についても、「刑事事件が決着しましてからということを当初聞いていたのですけれども、（略）その話の裏には企業が順調になってからという意味が含まれておるのであります。とするならば、いつの日に企業が順調になり、補償を支払う能力になるか。（略）私たちにとっては遠い先のことじゃないかと思うのです。はるかな、はるかな、もうかなたにしか払ってもらえんのじゃないか、そういう不安を持った次第です。（略）われわれ患者は、一日一日が苦しい病状で苦しい生活をしておるのに、もうこんな夢みたいなことを言われたのでは、私たちは納得いかないわけであります。普通の病気の人であれば、三カ月先または六カ月先には明るい太陽のもとに生活できるという希望がありましょう。しかし、われわれはそれもない」と、何の支援も受けられず、明日の希望さえも失っている患者の現況を訴えた。

しかし、被害者が懸命に訴える声は届かなかった。一部の自治体が認定患者の家庭に越年資金や生活資金などの名目で貸し付けたことはあったものの、国、自治体、責任企業から被害者へ救済の手が差し伸べられることはなかった。

提訴へ向けて

福岡県内に住む青年法律家協会などに所属する弁護士は、油症事件が発生して間もなくから、被害者の相談に応じたり、カネミ倉庫との交渉などに同席したりしていた。

その青年法律家協会主催の第一回全国公害研究集会が一九六九（昭和四四）年七月、富山市で開かれ、田川の紙野柳蔵さんと北九州の宇治野数行さんが参加した。

紙野さんは各地から集まった公害被害者に「私たち被害者は泣き寝入りすることができません」と訴えた。「被害者の会を作り、街頭で署名運動をし、市や県議会で訴え、参議院の社会労働委員会でも（油症問題が）取り上げられましたが、当面の問題としては（ライスオイルを食べたことで体内に取り込んだ混入物質の）塩化ジフェニールがまだ体外に出ていないことです」と問題の深刻さを説明。九州大学を中心とした公的機関には治療対策の確立を、カネミ倉庫に対しては生活の補償を要求していくと述べた。

さらに、「私が二人の犠牲者を訪ねたところ、お母さんたちは『私が食べさせた食物で子どもを殺したんだ』と子どものしかばねにとりすがり泣いていました。はたして母親の殺人でしょうか。公害は殺人だと聞きましたが、その犯人はどこにいるのでしょうか。私の妻も、ここに来ている宇治野さんも、この病気に家族がやられており、私の家では何度娘の床を見に行ったことでしょう。娘、息子が自殺しまいか、これのみで不安な日々を送っているのです」、「カネミ倉庫に行ったら、あなたたちがそれほど苦しいなら生活保護を受けなさいと言っています。私たち被害者の中には生活保護に転落した人がたくさんいます。私たちはこれに対してどうしたらよいのだろうと考えてきました」と油症に苦しむ被害者の現実に触れた。

そして、「ここに来て、イタイイタイ病、水俣病、四日市公害の被害者の闘いを知りました。いままで私たちは挫折し、この壁をどうして破っていったらよいか苦しんできましたが、患者が一丸となって、力強く立ち上がりたいと思います」と、全国各地の公害被害者と連携していく決意を述べた。紙野さんのこの訴えは、全参加者の注目を集め共感を得た。

この集会への参加がきっかけとなって、田川、北九州、山口、広島、大牟田、長崎、福岡の七被害者の会が手を結び、九月に「カネミライスオイル被害者の会全国連絡協議会」を結成、①治療法の早期発見、②補償問題の解決、③同種事件の再発防止の三点を運動方針に掲げた。玉之浦、奈留地区はオブザーバーとして加わった。被害者は徐々に、確実に連帯の輪を広げていった。

しかし、国は一二月二日、またも「空手形」を切る。斎藤厚生大臣が衆議院産業公害及び交通対策特別委員会で「カネミライスオイルによる油症中毒患者を公害病に準じて医療救済するための特別立法を次の通常国会に提出予定である」と表明、さらに「中毒の治療がはかばかしくなく、長引いて患者の生活を圧迫しているので、公害に準じた扱いをするよう事務当局に検討させており、次の通常国会には法案として提出できると思う。内容は医療費の自己負担金を公費でカバーするなど、基本的には公害被害救済法と同様の考え方である」と述べたが、その特別立法が日の目を見ることはなかった。

カネミ倉庫との補償交渉は全く進まない。行政の対応も遅い。国は「空手形」を切るだけで、被害者救済に具体的に立ち上がる気配は全く見えない。

そんな中で、刑事事件についての捜査は進み、一九七〇年三月二四日、福岡地検小倉支部はカネミ倉庫の加藤社長と元工場長の二人を業務上過失傷害罪で福岡地裁小倉支部に起訴した。

カネミライスオイル被害者の会全国連絡協議会は数度にわたって会を重ねる中で、損害賠償を求めて裁判を起こす方針を決めた。

カネミ油症事件弁護団結成

早い時期から油症被害者の相談に応じていた、私と同じ法律事務所の坂元洋太郎弁護士にも要請が持ちかけられた。被害者の切実な求めに応えるためには、どのようなかたちで裁判を起こすのがよいのかを検討した結果、一つや二つの事務所では、このような大事件を闘い抜けないということで、弁護団を作ることになり、一九七〇（昭和四五）年五月、弁護団準備会ができた。弁護団結成の手伝いをすることになった私も、田川の角銅立身《かくどうたつみ》弁護士とともに、呼びかけ人を募ったり、呼びかけ人会議を開催したり、弁護団参加者を集めるなどの準備作業に奔走した。カネミ倉庫のある北九州市の法律事務所には、カネミ倉庫の顧問弁護士を除いたすべての弁護士に参加を要請した。この呼びかけに全国から三六四人の弁護士が参加の意思を明らかにした。

要請から三か月後の八月二二日、弁護団結成総会が北九州市小倉北区の「ひびき荘」で開かれた。総会には北九州市をはじめ、広島、山口、福岡、熊本などから弁護士、被害者ら約一〇〇人が参加。イタイイタイ病訴訟弁護団長の正力喜之助弁護士、水俣病訴訟弁護団長の山本茂雄弁護士らも駆けつけた。

山本弁護士は「勝利を得る最後まで闘い抜き、日本に社会正義をつちかおう」と激励。正力弁護士は「四日市、富山、水俣などで公害訴訟が行われている。それぞれ事情は異なっているが、共通しているのは被害者に何の過失や罪もないこと。そして加害者の企業が被害者にいささかの誠意も見せないことだ」と述べた。

総会では、弁護団の名称を「カネミ油症事件弁護団」と決め、弁護団長に内田茂雄、副団長に三浦久、阿部明男、谷川宮太郎、木梨芳繁、角銅立身、事務局長に坂元洋太郎の各弁護士を選出。油症を「食品公害」と位置づけたうえで、「私たちはこの裁判により、すみやかに被害者に適正な補償と救済が行われ、効果的な治療法が開発されることを希求するとともに、食品衛生行政の欠陥を指摘、追及して、再びかかる食品公害が起こらないようにすることを決意しました」との声明を発表した。

そして、基本的な方針として、

①油症被害者に対する適正な補償を求めること
②食品公害の根絶と食品の安全性の確保を目指すこと
③弁護団の主体性を尊重すること

を決定、提訴へ向けての準備を始めた。

提訴のためには被害の実態調査をしなければならない。弁護団は、提訴（のちに第一陣訴訟の第一次と呼ばれることになる）の具体的準備に着手し、福岡、北九州、田川、大牟田、山口の約三〇〇人の被害者の健康状態の詳細、生活状況、治療内容、ライスオイルの摂取、購入先などの実情調査に入り、それが終わり次第、補償金額の検討・決定や訴状作成に取りかかり、年内に提訴する方針を立てた。同時に資料の収集と整理を進め、「油症とは何か」を科学的に明らかにする作業も進めた。

当時、油症は吹き出物などその特有の症状から皮膚障害を中心にとらえられがちだったが、北九州市民公害研究所の所長で医師の梅田玄勝《げんしょう》氏は、当初から油症を「全身疾患」と位置づけており、弁護団が油症被害を理解するうえで大きな支えとなった。

被告の絞り込みについても検討を重ねた。ライスオイルを製造・販売したカネミ倉庫と加藤社長、「カネクロール」を製造した鐘化、カネミ倉庫の脱臭装置を製作した企業、国、福岡県、北九州市をリストアップ、法律論と照らし合わせながら、それぞれについて詳細に検討を加えた結果、カネミ倉庫と加藤社長、国、北九州市の四者を被告とした。

鐘化については、「カネクロール」のカタログさえ、ごく一部しか入手できず、「資料不足のため、検討課題」として保留した。この時点では、責任追及の基礎となる資料が入手したカタログ以外に何もないという状態で、訴訟を提起しても、維持し進行させる見通しが立たない状況だった。

福岡県は政令指定都市である北九州市の責任を追及することで足りること、脱臭装置の製作企業は責任追及の対象とすべきかどうかがはっきりとしなかったので、訴訟の簡素化のため、ともに被告から除外した。

第一陣の提訴

カネミ油症全国民事訴訟（第一陣第一次）の提訴の日が来た。一九七〇（昭和四五）年一一月一六日、この日は、二年前にカネミ倉庫の製油工場で脱臭装置の脱臭管にピンホールが見つかり、原因物質とライスオイルへの混入経路が明らかになった日である。原告と弁護団は、「記念日」とも言えるこの日を提訴日に選んだ。

午前一〇時一〇分過ぎ、内田茂雄弁護団長らが訴状を福岡地裁小倉支部に提出した。訴状に原告として名を連ねた被害者は、北九州一一九人、田川一〇九人、山口一二人など合わせて三〇〇人で、その中には一九六九年七月に亡くなった山口県美祢《みね》市の被害者遺族三人、「黒い赤ちゃん」四人、婚約を破棄された女性一人も含まれている。

請求額は被害者のうち、死者が五〇〇〇万円、生存者が一律三〇〇〇万円を基本に、就職取り消し、進学延期、休学、退職、廃業、転業した場合は本人に五〇〇万円、顔などに醜状がある場合は五〇－一〇〇〇万円、言語障害などには五〇〇万円、入院には一か月五万円をそれぞれ加算し、総額九億七一八七万円。

訴状は総論と各論の二分冊。六六ページの総論では四被告の過失論などを展開した。

国については、食品製造に危険な物質を使っている企業に対しては、監視体制を強化するため厚生省令を出して地方自治体などを指導する立場にあるのに、その義務を怠った、特に食品衛生監視員による監視体制の強化が指摘されているのにそれをせず、油症を引き起こしたと指摘。

北九州市については、食品衛生法で市販される食品に有害物が入っていないか監視、検査、指導する義務があるのに、これを怠った結果、カネクロール四〇〇が混入した油が市販された、これはともに民法七〇九条が規定する「不法行為」に当たり、賠償の義務があるとした。

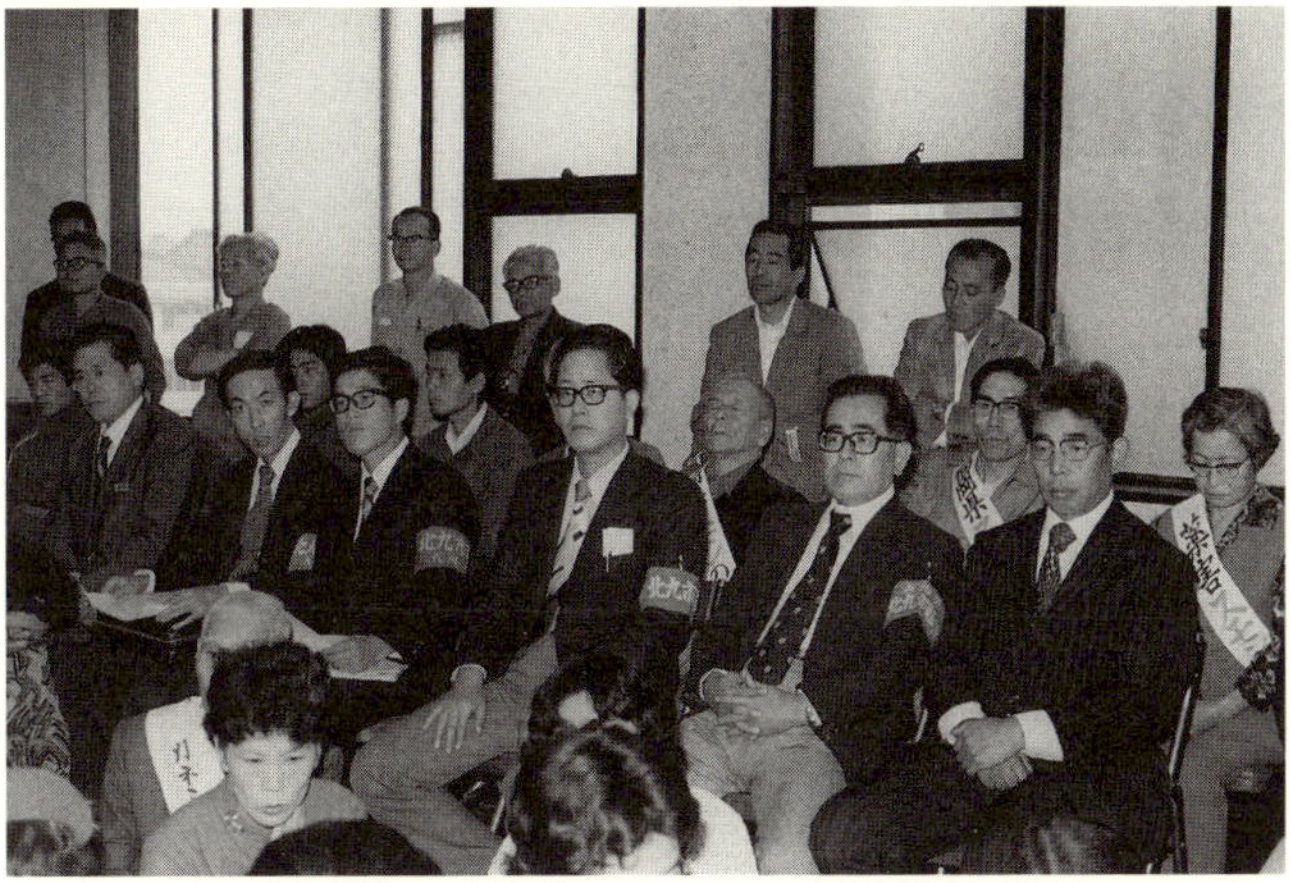

福岡地裁小倉支部構内の小倉弁護士会館で訴状提出を待つ被害者と支援の人々（1970年11月16日）

カネミ倉庫と加藤社長については、同社は米ぬか油の製造過程で脱臭装置内のステンレスパイプに高熱のＰＣＢを循環させて脱臭、精製する方式を取り入れたが、ＰＣＢが人体に有害で、加熱するとパイプを腐食させる危険性があるのに、無理な増設をしたり、装置の定期的な点検を怠り、また、製品検査を十分にしなかったため、ＰＣＢが漏れて油に混入したことがわからず、食べた人に中毒を起こさせた、これは、民法七〇九条（不法行為）、同七一五条（使用者の責任）に該当し、賠償の責任があるとした。

各論は、原告三〇〇人の被害実態などを述べ、六〇一ページに及んだ。

被害者の会は提訴に際し、声明を発表した。声明はまず「私たちは言葉では言い表せない苦しみを味わってきました。いまだに治療法が発見されないまま、皮膚疾患だけでなく、肝臓、腎臓などの内部疾患に悩まされ、不安な毎日を送っています。すでに九人が死亡しました」と心情を吐露。そして、「カネミは私たちの要求を拒否し続け、長崎県五島の被害者には五万から二〇万円という驚くべき低額で示談交渉をしています」と続けた。

このカネミ倉庫の示談交渉は、五島・玉之浦町の患者の会総会に、長崎の塩塚節男弁護士がたまたま出席したため明らかになった。五島の被害者は当時、玉之浦町二八六人、奈留町八七人の計三七三人。この被害者たちにカネミ倉庫が、軽症五万円、中症一〇万円、重症二〇万円、症状によって五万円程度増額するという内容を提示したというのだ。弁護団やほかの地域の被害者の目に、カネミ倉庫の示談交渉は「離島を選んでの被害者分断工作」と映った。

声明は「国や自治体も行政責任はないといって私たちの要求に応じません。このままでは第二、第三の被害が発生することは必至です。訴訟には多くの困難が予想されますが、私たちは結束を固め、早期全面勝利のために最後まで闘います」と決意を述べて終わる。

提訴後、内田弁護団長と被害者代表は地裁支部長に早期結審を要請、支部長も「できるだけ早く結審するよう努力します」と答えた。

午前一〇時四〇分から、地裁支部近くの西日本新聞ビル三階の会議室で弁護団、被害者、支援団体の報告集会が開かれた。集会では弁護団と被害者が「すみやかに被害者の適正な補償と救済が行われ、効果的な治療法が開発されることを望む。学者、医師、一般市民などと手を携えて裁判の早期全面勝利を目ざして進む」との声明を発表した。

被害者代表は、「わずかな見舞金（カネミ倉庫はそれまで「認定」被害者に二万円の見舞金を支払っていた）しか出さず、再三の補償交渉にも応じないカネミ倉庫に対して訴訟をする以外道はない。請求額もぎりぎりの要求だ。日に日に体をむしばんでいく油症、いつ治るかわからない不安を考えると安いくらい。国や市を訴えたのは、こうした食品公害を出さないように監督すべき責任を果たさず、しかも、こんな事件を起こしてからも患者を無視している責任を追及するためだ」と述べた。内田弁護団長も、「国や市はこの油症を公害ではなく、一企業の『私害』だと言っている。しかし、これは明らかに公害だ。油症を起こした会社の責任とともに、それを放任した国や自治体のずさんな実態を追及していく」と、裁判に臨む決意を改めて強調した。

この提訴の段階で、弁護団は当時としては注目すべき取り組みをした。

裁判を起こすには、訴状に貼付する印紙代（賠償請求額の約〇・五％）などの費用がかかる。したがって、この提訴については数百万円の印紙代が必要となるが、原告患者の被害実態などから判断して、その費用負担は不可能である。そこで弁護団は、訴状提出と同時に印紙代の支払いの猶予を求める「訴訟救助」の申し立てを行った。

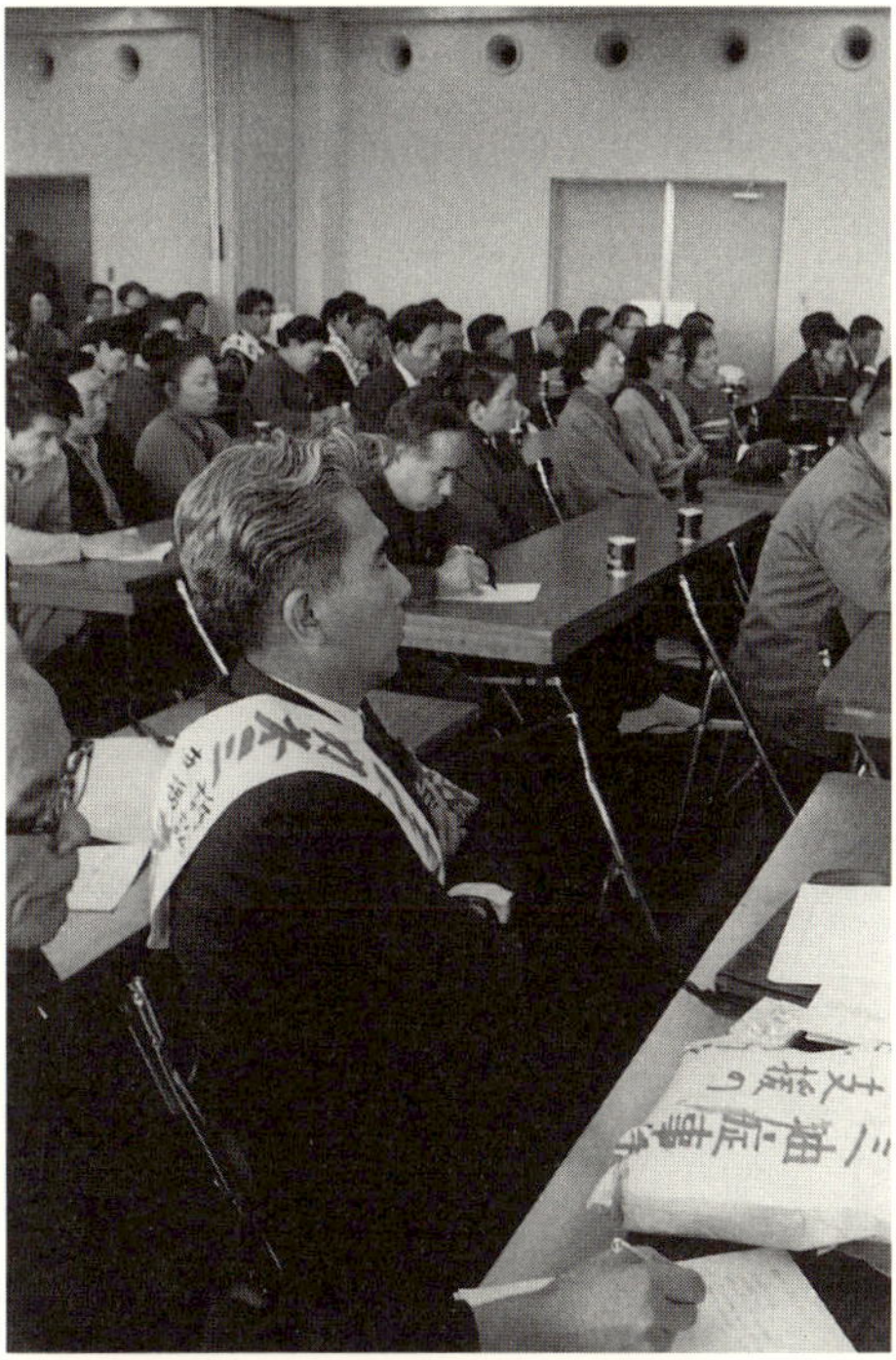

提訴後に開かれた集会で弁護団の説明に聞き入る原告ら（1970年11月16日）

また、その他の訴訟費用については、法律扶助協会（二〇〇七年に日本司法支援センター［略称「法テラス」］に承継され解散）に費用を一時立て替えてもらう「扶助適用」を申し立て、第一陣第一次訴訟の原告三〇〇人分について訴訟費用一五〇万円、弁護士費用

（着手金）として三〇〇万円が決定された。弁護団は、この弁護士費用もすべて諸経費に充てた。公害訴訟では常に資金不足に悩まされがちなだけに、弁護団のこの取り組みは、公害訴訟への扶助適用の道筋をつけたと注目された。

さらに弁護団は、訴訟費用を被害者に負担させないという目標を掲げていたため、福岡県を中心に大カンパ活動を始めた。損なわれた食品の安全、企業の倫理感の欠落、行政の怠慢などへ対する消費者の怒り、そして食品の安全性が確立されないと誰もが被害者になりうるという不安の表れでもあったのだろう、支援の輪は広がりを見せ始めた。

一九七〇年一〇月三日、日本労働組合総評議会（略称「総評」）弁護団がカネミ油症事件裁判の支援を決議し、一一月五日、「カネミ訴訟を支援する連絡会議」（略称「カネミ訴訟を支援する会」）の結成総会が北九州市で開かれた。その代表に選ばれた北九州市職員労働組合の片岸真三郎委員長が、提訴の日、カンパで集まった二〇〇万円余を弁護団に寄せてくれた。わずか二か月弱でこれだけのカンパが集まったことは、公害に対する国民の意識の高さを表している。

その後、総評、福岡県労働組合評議会、北九州地区労働組合評議会などが支援運動に乗り出し、以後も柱となって長い裁判を支えてくれることになる。

提訴から二か月あまりが過ぎた一二月二三日正午、長崎市油症患者の会の被害者や遺族ら四四人がカネミ倉庫と加藤社長、北九州市、国の四者を相手取り、福岡地裁小倉支部に提訴した（第一陣第二次提訴）。請求額は、第一次訴訟と同様に一人一律三〇〇万円、症状や生活状況などに応じて加算し、総額一億四三四五万円となった。

第一回口頭弁論

明けて一九七一（昭和四六）年三月一八日、全国民事訴訟の第一回口頭弁論が午後一時二〇分から、福岡地裁小倉支部で開かれた。

五号法廷は定員八〇人。ところが、この日は原告だけで六〇人、原告の代理人であるカネミ油症事件弁護団が二三人、国、北九州市の代理人である法務大臣官房訟務部第二課長、福岡法務局訟務部長ら一四人、それに報道関係者、一般傍聴人を含めて計一四〇人と、小倉支部始まって以来の入廷者で膨れ上がった。

しかし、カネミ倉庫側代理人の弁護士は風邪を理由に出廷せず、「加藤三之輔社長も代理人も出てこないなんて」、「何よりも早期解決を望んでいるのに、ひどすぎる」と被害者たちを怒らせた。

弁論では、まず内田弁護団長が食品公害の実態、後遺症に苦しんでいる被害者の実情を述べ、「二度とこのような悲惨な食品公害を出さないためにも原告、被告を含め、この事故の関係者すべてが真実を述べ、資料を出し合うべきだ。裁判所としても患者たちの立場に立って積極的な法解釈をし、早期に結審してほしい」と要望した。

続いて原告の意見陳述に移り、被害者の会全国連絡協議会の紙野柳蔵会長ら三人が「私たちは、言葉では言い尽くせない苦痛を味わってきました。カネミ油が原因とわかっていながら、まだ治療方法が見つからず、不安な毎日を送っています。この訴訟はこうした苦しみを二度と出さないために起こしたものです」と訴え、阿部明男弁護士が訴状を朗読した。

これに対し、国、北九州市側の各代理人は、「カネミ油の中にＰＣＢが混入し、それを摂取した人が油症

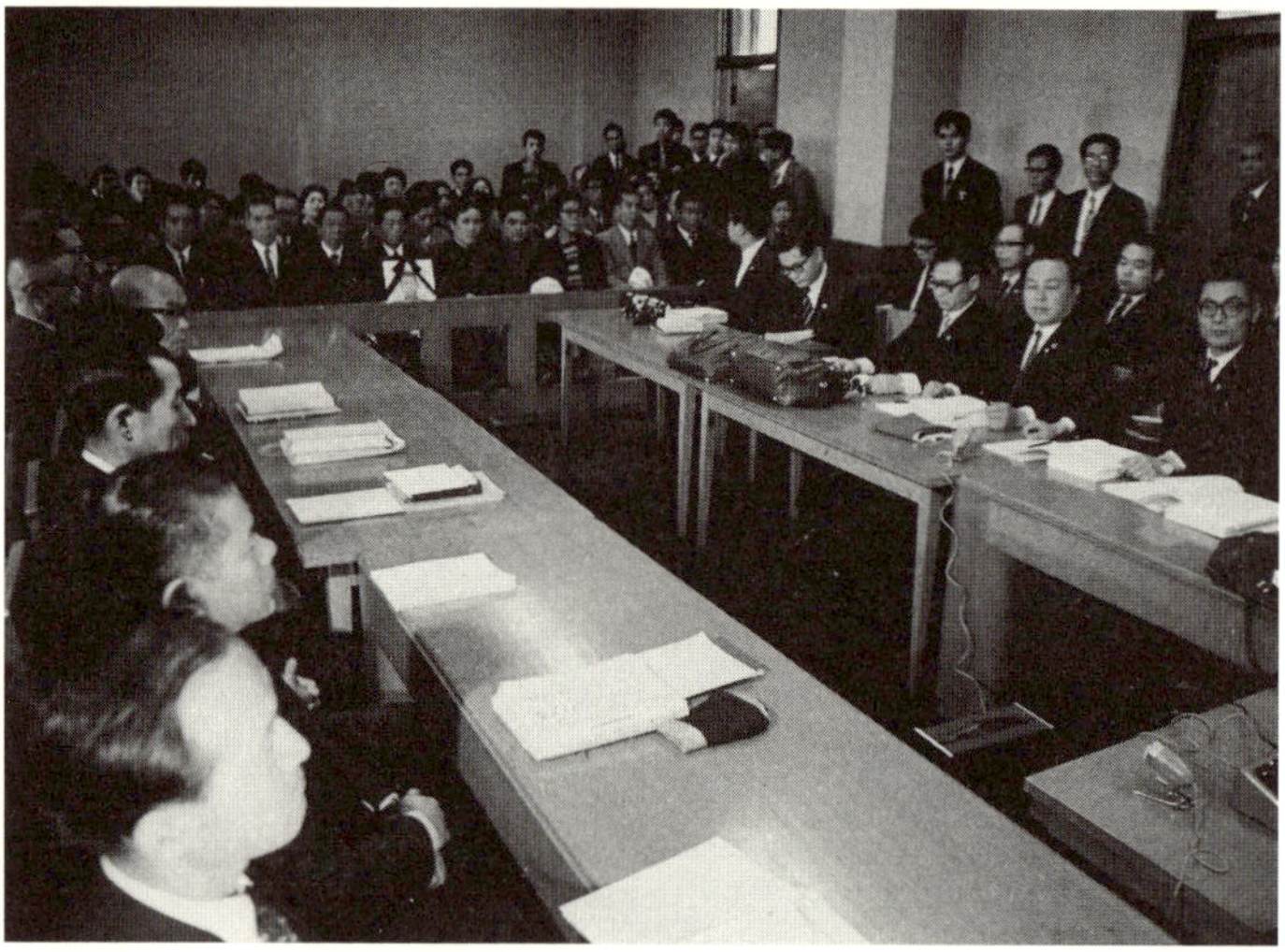

1971年３月18日、第１陣の第１回口頭弁論。正面は傍聴席に座る原告団、向かって右は原告側弁護団、左は被告側代理人（読売新聞西部本社提供）

にかかった」と、カネミ倉庫が製造した米ぬか油と油症の因果関係については認める答弁をした。

しかし、行政責任については、「食品衛生法上は国民に有害な食品を食べさせないようにする直接の義務はなく、ＰＣＢの混入を見過ごしたという責任はない。危険な食品を製造・加工しない義務は業者にあり、行政官庁は有害な細菌、物質が含まれる危険がある場合にのみ監視すればよく、今度のように製造工程の安全性が高く、ステンレスパイプの中のＰＣＢが米ぬか油に混入することがほとんど考えられなかったケースでは監視の義務はなかった」などと反論した。

カネミ倉庫側は「全面否認」の答弁書を提出している。

第一回口頭弁論のあと、原告と弁護団は地裁小倉支部内の弁護士会館で報告集会を開いた。内田弁護団長が「カネミ倉庫側は終始、カネミ油と油症との因果関係を否認しているが、立証の自信は十分にある。最近は学者の間でも過失論は積極的に拡大解釈されており、特にカネミ倉庫が食品製造業者として最終的な製品検査を十分に行っていれば、事故は防止できたという点さえ立証すればよいわけで、極めて有利だ」と報告した。

鐘化を被告に追加

原告弁護団は、第一陣第一次提訴の段階で、鐘化を被告に据えるかどうかは「保留」としていた。しかし、カネミ油症事件がＰＣＢによる食品公害事件であることと、被害者の現実的な救済を考えれば考えるほど、鐘化を追及し、野放しにされた合成化学物質の大量消費に歯止めをかけるべきだとの意見が弁護団内で強くなっていった。

それには、ＰＣＢとはどんな化学物質なのか、人体への有毒性、販売体制などを把握する必要があった。弁護団は手分けして、図書館、化学企業、大学に通い資料探しを続けたが、決め手になる資料は見つからなかった。手元にはＰＣＢカタログが三、四点あるだけで、それらからは、ＰＣＢの用途、化学的特性、熱媒体としての優秀さがわかるだけだった。

そんな中、一九七〇（昭和四五）年に琵琶湖と瀬戸内海でＰＣＢに汚染された魚が発見された。翌年の初めにはＰＣＢによる環境汚染が大きな社会問題になり、化学専門家が一斉に研究に着手した。

資料を探し続けていた弁護団は、岩波書店発行の科学雑誌「自然」（一九七一年六月号）に掲載された一つの論文にたどり着いた。立川涼愛媛大学助教授と磯野直秀東京都立大学助手の「ＰＣＢによる新環境汚染」だ。論文は、わずか一〇ページだったが、その中で立川助教授らは、ＰＣＢとはどんなものか、その性質や用途などを基本知識から説き起こし、「生体内のＰＣＢ蓄積量は農薬以上になりつつある」と衝撃的な報告をしていた。

立川助教授らはＰＣＢの化学的性質、生体内への蓄積毒性や濃縮などを指摘し、「日本でもＰＣＢを用いるコンデンサー工場で塩素痤瘡状の症状を持つ従業員がかなり発見されたという報告（原、一九六九）があるが、日本最大の、いや世界最大のＰＣＢ中毒はカネミ油症事件である。この事件に関する国内の関心はあまり高いとはいえないが、諸外国では水俣病などと同様に非常に深い関心を示している」と油症事件の重大性を指摘。これからの課題として、「悪いのはＰＣＢだけという受取り方ではなんにもならない。あわててＰＣＢの規制をして事足れりとするのではなく、その背後に潜む無数の合成有機物と人間の関係を、もう一度考え直してかかる必要があるのではないか」と警告していた。これは、わが国で初めてＰＣＢによる環境汚染を警告した文献で、油症事件の問題を掘り下げ、過失をどうとらえるかを考えるうえで極めて貴重なものでもあった。

　この論文との出合いは、「保留」という暗箱に光を呼び込む大きな穴となり、弁護団に、鐘化を被告、それも根本的な責任を負うべき被告として据える決意を固めさせることになった。

　ＰＣＢ汚染が社会問題化したあと、大学など日本各地の研究機関が次々にＰＣＢに関する論文を発表、弁護団のもとに学者、専門家から資料が提供された。鐘化のパンフレットやカタログなどの基礎資料も手に入れた。そのカタログは、ＰＣＢの（蓄積）毒性や金属腐食性を正しく指摘したり警告したりせずに、利点を強調する内容だった。

　弁護団はこれらの資料をもとに、一九七一年八月、福岡県添田町での「英彦山合宿」で資料を検討した。この合宿には全国民事弁護団員だけでなく、広島訴訟弁護団から鶴敍《のぶる》弁護士も参加し、鐘化の責任論について積極的な意見を述べた。その後も繰り返し検討した結果、ＰＣＢを製造した鐘化を被告に追加することを決定。一一月一一日、追加提訴した。

　原因物質を製造した企業の法的責任を追及するのは、公害裁判の中でも初めてのことである。当時の法理論や判例のレベルからみれば、かなり難問題と言えた。

当時、製造物責任については、直接のメーカーに過失責任を負わせるかどうかが議論されている段階で、原因物質の製造者の責任に焦点を当てた研究や取り組みは、ほとんどなかった。しかし、この事件の被害の大きさに比べ、カネミ倉庫は企業としてあまりにも小さく、カネミ倉庫の責任追及だけでは、被害者の現実的な救済にはならない。また、食品公害発生のメカニズムを明らかにし、食品メーカーだけでなく、関連企業にまで製造物責任があるということを明確にすることが、再発防止のためには不可欠であった。

弁護団は裁判を進めながら、科学者や医学者に協力を求め、その研究の成果を証言や書証として裁判所に提出し、準備書面にまとめる作業をした。訴訟の進行とともに多数の研究者の協力を得ることができ、PCBの毒性が指摘されたり、警告がなされていたりしたことも明らかになった。

こうして、直接の製造企業であるカネミ倉庫、原因物質を製造した鐘化、食品の安全性を国民に保証すべき国、この三つの責任を明らかにし、これらの責任のもとに被害者を救済させ、再発を防止する、これがカネミ油症裁判の目的となった。

弁護団が鐘化を被告に追加したのと同じ一一月一一日、衆議院では公害対策特別委員会が開かれた。いわゆる「公害国会」である。

日本経済が世界に例を見ないほどの飛躍的発展を遂げるのに伴い、近代化による施設の大規模化、人口の都市への流入、産業燃料の改革と消費量の増大、自動車の増加など、産業構造は大きく変化した。その結果、環境を汚染し、住民に深刻な健康被害をもたらした。このうち被害の大きいものが、熊本水俣病、新潟水俣病、イタイイタイ病、四日市ぜんそくの「四大公害病」である。

当時、公害問題をいかにして解決するかは、国の最も重要な課題の一つとなっていた。そこで、一一月一一日、公害関係法令の抜本的な整備を目的として臨時国会が開かれ、集中的な討議が行われた。ここで、公害対策基本法、大気汚染防止法が改正され、新たに水質汚濁法が制定されるなど、関連する一四の法律が整備された。環境庁（現・環境省）の設置が決定されたのも、この年である。

すでに、公害によって踏みにじられた被害者の被害と尊厳の回復と救済を求めて大型訴訟が提起されていた。一九六七年六月提訴の新潟水俣病、同年九月の四日市公害、六八年三月のイタイイタイ病、六九年六月の熊本水俣病、同年一二月の大阪国際空港騒音公害などである。それぞれの弁護団は、国民の生命や健康よりも経済の発展が優先されている現実に直面し、公害被害者の救済と再発防止に役立つ、より実践的な法理論の構築と、弁護団相互の交流・支援体制の確立などを目的に、一九七二年夏、「全国公害弁護団連絡会議（以下「公害弁連」と略）」を設立。全国各地の弁護団が結集し、情報の共有や運動の団結と統一を図ることとなった。

広島、五島の患者も提訴

第一回口頭弁論から三か月あまりが過ぎた一九七一（昭和四六）四月二四日、広島地区カネミライスオイル患者の会の三九家族五一人が、カネミ倉庫と加藤社長、国、北九州市、それに鐘化の五者を被告に据え、総額一億八二〇〇万円余の損害賠償を求める訴えを広島地裁に起こした。

カネミ倉庫、加藤社長、国、北九州市に対する訴えは、全国民事第一次提訴の内容と変わらない。鐘化に対する訴えも、のちの全国民事の追加提訴と同じであり、いわばその先鞭をつける取り組みであった。この訴訟はのちに、広島の弁護団の意向を受け、全国民事訴訟第一陣と併合審理するため、福岡地裁小倉支部に移送され、第一陣と合流することになる。

一方、カネミ倉庫と補償交渉を続けていた五島・玉之浦町の油症患者の会（六三世帯、一八三人）は、広島の提訴から五日後の四月二九日、町役場で臨時総会を開いて、カネミ倉庫側の提案を受け入れて妥結することを決めた。示談で妥結を決めたのは全国でも初めてのことだった。

この二か月前の二月一四日に開かれた患者の会の総会で、カネミ倉庫側が提案した、①補償金は軽症二〇万円、中症三〇万円、重症四〇万円とし、一二歳未満はその七〇％、七〇歳以上は八〇％とする、②会社側は油症問題について法律上の責任はないものとする、③患者は示談成立後、改めて補償金などを要求しない──などの補償案をめぐって、玉之浦町の約一〇〇世帯、約三〇〇人の被害者が示談派と反示談派に分裂、三〇世帯、七一人の示談反対派は、別に「油症対策患者の会」を作り訴訟手続きを進めていた。

示談派が北九州市で妥結調印した翌日、五月八日、同じ五島・奈留町の油症患者の会（二一世帯、八七人）は第一陣訴訟に参加することを決めた。こうして奈留町と玉之浦町の示談反対の被害者は七月二二日に提訴した（第一陣第三次提訴）。

法廷闘争

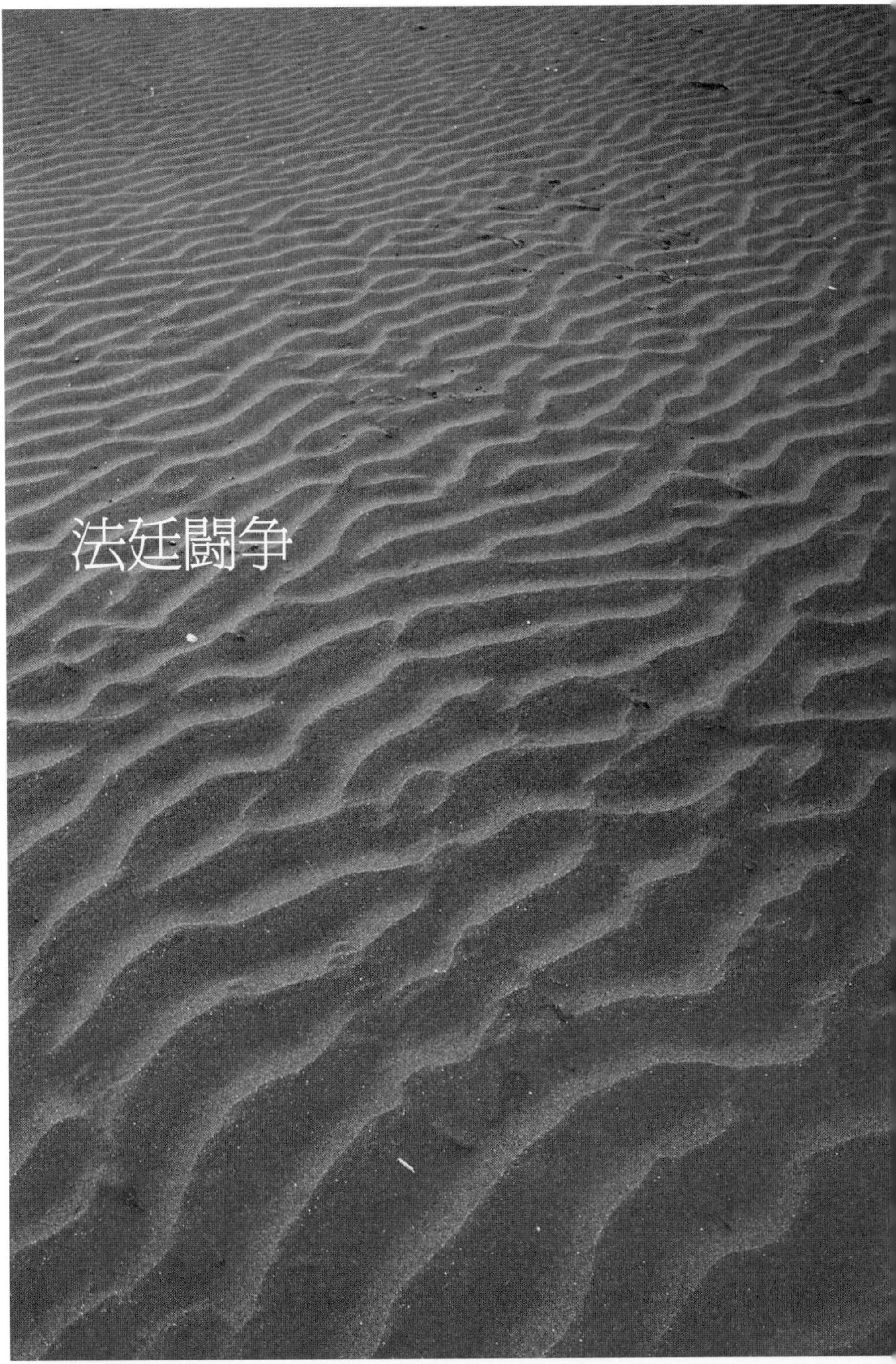

裁判の中で明らかになったこと

カネミ油症事件全国民事訴訟（第一陣）の口頭弁論は、一九七一（昭和四六）年三月一八日の第一回以降、福岡地裁小倉支部で月一回程度のペースで行われた。北九州市民公害研究所の梅田玄勝医師、九州大学油症研究班の倉恒匡徳教授や塚元久雄教授、九州大学工学部の徳永洋一教授、熊本大学の野村茂教授ら学者、研究者らが出廷、油症被害の実態、カネミ倉庫の責任、ＰＣＢの危険性、鐘化の責任などについて証言した。

まず、被害の実態については、油症患者の検診や治療を多数手がけた梅田医師が、「油症は発症当時、あたかも皮膚障害が最も特徴的であるかのように考えられていたが、実際は年々むしろ内臓障害を伴うようになっている」と証言、その後の研究の結果を踏まえて、ＰＣＢが脂肪と親和性があり、骨髄、心臓、大脳、小腸など体内の脂肪のある部分にくまなく分布し、計り知れない被害をもたらしていると指摘した。また、動脈硬化症、心筋梗塞などの心臓や血管系の病気と関連が深く、脳中枢神経の老化を促進する過酸化脂質が、患者の血中には普通の人より異常に多いことも明らかにした。さらに、皮膚症状、手足のしびれ、記憶力減退、高血圧などだけでなく、脳血管障害、ガンなどを誘発する恐れがあることや、母胎のＰＣＢが胎児に高濃度で移行していた油症新生児の具体的事例、加えて、一九六三年ごろからすでに患者の出ていたことも把握していた。

梅田医師は、「被害者の苦しみは同時に医師たちの苦しみでもある。なんとかしてあげたい」「現状では、研究の体制、治療の体制は、なお私たち限られた治療機関、限られた医師だけしか取り組んでいない。これでは解決にほど遠いと思います」と訴えた。「医学からの告発」は油症被害の深刻さを如実に示すものだった。

カネミ倉庫の責任については、裁判の早い段階で、倉恒、塚元、徳永各教授が、油症事件はカネミライスオイルの製造工程で熱媒体のPCBがライスオイルに混入したことが原因であると証言した。カネミ倉庫は食品を製造する企業で、消費者に提供する食品の安全を守る義務（食品製造業者の安全確保義務）があることは明らかなので、食品の製造工程で人体に有毒な物質を使用する場合、その有毒物質が食品に入らないようにすることは最小限の義務である。これらの証言を得、弁護団はカネミ倉庫の責任は確実になったと判断した。

一九七二年四月と六月には、熊本大学の野村茂教授が出廷した。

野村教授は労働科学研究所の研究員だった一九四八年にPCBをネズミの皮膚に塗布する実験を行っており、その結果、PCBを皮膚に塗ったネズミは肝臓などの内臓各部が侵されて、すべて死亡した。その実験結果を一九五三年に労働科学研究所が発行した専門誌「労働科学」に発表、「塩化ビフェニールは、私どもの実験においても極めて激しい肝臓障害作用を示し、動物はいずれも激しい肝臓の中心性脂肪変性を来して早期に死亡している」、「わが国の塩化ビフェニールを試験的に試用した工場では、毒性を否定する向きもあるが、これは皮膚障害のみを目標として考えたためではないかと思う。長期間本物質を取り扱うことについては、今後細心の注意が必要である」と警告していた。

野村教授は法廷で、この実験結果とPCBの有毒性が職業病としては戦前より報告されていたことを証言。これにより、PCBという有毒物質を米ぬか油の製造工程で使用しながら、製品検査を行わなかったカネミ倉庫の責任がより明らかになるとともに、鐘化がPCBの生産を始める以前から有毒性は発表されていたが、その危険性について十分な説明をすることなく製造販売してきたことが浮かび上がった。

ＰＣＢの危険性については、多くの学者、研究者、労働者が証言した。

東京工業大学の佐治孝助教授は、「金属の腐蝕は、まだ学問的にはほとんど未開拓の分野で、その意味では、いつどのようなことが原因で伝熱管が腐蝕してピンホールが生じるかわからない。したがってＰＣＢを食品製造工程で使うのは非常に危険である」と証言。九州大学の吉村英敏教授、愛媛大学の立川涼助教授はともに「ＰＣＢが食用油に混入した場合に、それを発見することは困難で、少なくとも環境汚染が問題となる以前にはその方法も確立されていなかった。したがってＰＣＢを食用油の製造工程で使った場合、万一ＰＣＢが食用油に入れば発見できないので危険である」と証言した。

さらに食品労連西日本ブロック担当でニビシ醤油労働組合の花田善七氏が一九七三年六月に、また化学同盟中央執行委員でもある吉原製油労働組合の水田勲氏が同年一二月にそれぞれ出廷、ともに「食品工業は中小零細企業が多く、製品検査も十分行われていない。ましてその製造工程での事故は頻繁に起こっているので、ＰＣＢのような有毒物質を食品工業で利用すると、いつ、どんな機会に食品に入るかわからない。食品工業には、ＰＣＢのような危険物を安全に利用することは期待できない」と証言した。

ところで、ＰＣＢを生産し、食品工業に宣伝・販売した鐘化の態度はどうだったのか。この点について、鐘化がＰＣＢを開発する際の責任者であった元生産技術部長を四回にわたり尋問した。すると、「ＰＣＢが有毒であることは知っていたが、鐘化としては、有毒だからといってその毒性を調べるために動物実験をするということはない。製造現場で従業員がＰＣＢの蒸気を嗅ぐこともあるが、私の在任中に職業病になってない」という乱暴極まる証言をした。

また、カネクロール担当課長への一〇回にわたる証人尋問では、「（ＰＣＢの毒性についての文献には）一九七一年末ごろ、ＰＣＢの環境汚染が問題となって初めて目を通した」という証言を得た。この課長は、一九六一年から十数年間、カネクロールの担当をしていたのである。

鐘化のカネクロール生産量は合計で五万トン以上に達しているのに、この二人の証言だけを聞いている限り、鐘化はＰＣＢの有毒性については漠然と知っていた程度で、従業員の安全性に配慮しないまま生産を続けていたことになる。

それでは、鐘化はＰＣＢをどのように宣伝し、販売したのだろうか。

弁護団は、鐘化がＰＣＢの宣伝・販売のために一九五七年に作成した「一般的性質及び用途」というカタログを裁判所に提出した。それには、使用装置一覧に「食用油脱臭」とあり、「カネクロール四〇〇は加熱温度三〇〇度C迄の種々の用途の熱媒体として優れた特性を持って居ります。次に特性を簡単に列挙致しますと①発火、爆発の危険性が全くありません②熱安定性が良好であります③沸点が高いので液状で使用出来ます④鋳鉄、銅、ステンレス、亜鉛、アルミニューム等の材質に対して腐食性がありません」と書かれていたが、毒性や危険性に関する記述はない。毒性を利用者に積極的には知らせようとしていなかったのである。

そのことを法廷で鋭く指摘したのが、九州大学の安東毅教授だ。安東教授は、鐘化のカタログに記載されているさまざまなデータをアメリカの文献と比較したうえで、鐘化が我田引水とも言えるデータの使い方をしていることを明らかにした。

鐘化の食品工業界へのＰＣＢの売り込み方法は刑事裁判の記録から浮かび上がる。

カネミ倉庫から米ぬか油の製造プラントの開発を委ねられた企業の技術部幹部は、脱臭工程の熱媒体にＰＣＢを選定したことについて、「カタログを持参した鐘淵化学工業から説明を受けた。最初は営業関係からで、二回目は技術関係も同行した。毒性については、動物実験をやった結果、全然支障ないということだった」と証言していた。弁護団は、ほかにも鐘化の社員が「人畜無害」としてＰＣＢを販売した証拠を数多く法廷に提出した。

ＰＣＢの熱媒装置の設計・製作などを数多く手がけた技術者は、ＰＣＢの危険性について、「じかに皮膚についたら荒れる、ガスを吸い込むと粘膜をやられるのでマスクをするなどしていた。肝臓障害が出ることなどは聞いていなかった」とし、ＰＣＢの本当の毒性は認識しておらず、知識も与えられていなかったと証言した。

つまり、鐘化は食品工業で利用した場合の危険性については、その指導・啓発を含め対策を講じていなかったのである。弁護団は、そこに利益第一、安全無視の姿勢が如実に表れていると判断した。

被害の実態と多様性

鐘化の責任追及と併行して、原告の被害の実態と損害を立証するために、一九七三（昭和四八）年の夏から本人尋問が始まった。

この裁判は、原告が多く、しかも広い地域に分散していて、被害者の会がつくられている地域だけでも六県一一地域ある。入院中の二人を除いた原告七〇五人の本人尋問は、月二回の弁論の合間に、二年間をかけて現地出張尋問のかたちで行われた。

「油症患者の苦しみを、被害者自身がナマの声で裁判所に訴える、カネミ油症事件はじめての本人尋問が、七月二七日から（長崎県五島の）玉之浦地区で、八月四日から奈留地区ではじまりました」――一九七三年一〇月五日付の「カネミ油症弁護団ニュース」は「わかって！　こん苦しか思い　涙と怒りの本人尋問」の見出しを掲げて取り上げた。

「弁護団ニュース」は、裁判期日や裁判での証言内容、弁護団の方針などを原告一人ひとりに伝えるために、一九七〇年一一月一〇日に第一号が発行された。サイズはＢ４判が中心だが、手書きのＡ４判が交じることもあった。

その「弁護団ニュース」は、まず、弁護団弁護士一三人、事務局員二人で、のべ四二五日間にわたって被害者二〇六人から聞き取ってまとめた二〇〇〇ページあまりに及ぶ「陳述書」を七月一〇日に裁判所に提出したことに触れ、本人尋問の模様を伝えている。

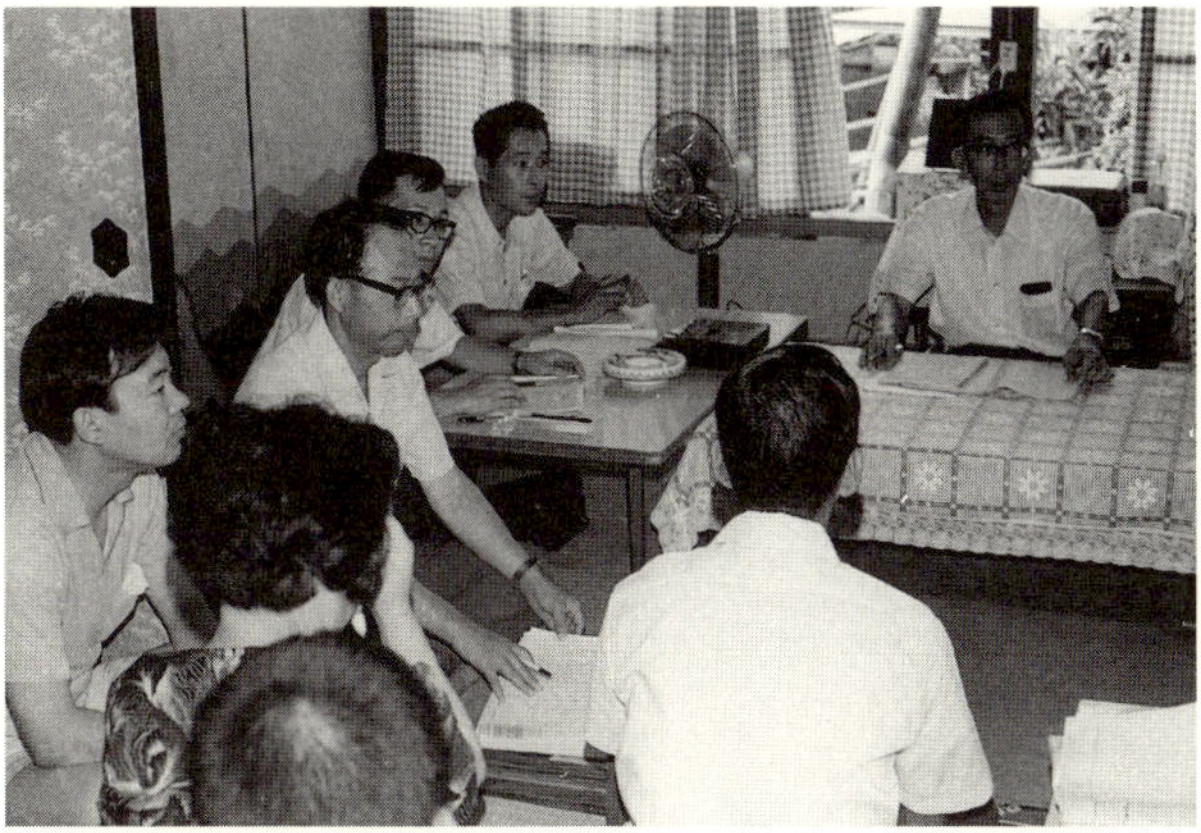

五島・玉之浦での本人尋問の様子（正面奥は森永龍彦裁判長）

「本人尋問は被害者の各家庭で行われました。初日の七月二七日朝九時には、裁判所の宿舎・玉之浦の『唐津屋』旅館前に、裁判所（九人）原告弁護団（一〇人）、被告弁護団（カネミ倉庫三人、鐘化三人、国市、弁護士一人と指定代理人数人）、被害者を守る会会長の藤原弁止《べんし》さんが集まり、二十数名の報道陣が見守るなかを（法衣ではなく）平服でげた履きの裁判所関係者は三班に分かれ（略）出発しました。

一方被害者の家では、前日までに証言の打ち合わせも終り、また二七日当日も、裁判官や、被害者自身がどこにすわってどう話すか最終的な打ち合わせを朝早くから行うなど、こうして九時すぎから各家庭で本人尋問が始まりました。（略）最終日まで一人の裁判官が約四〇時間にわたり、四〇人をこえる被害者や証人から各家庭で証言に耳を傾けました」

長崎県五島の小学校五年の女児は作文に次のように書いた。

クラスの女の子の中で身長は六番目に高く、一三四センチぐらい、体重は二八キロあまりで、「運動会では走るのが速かった。一番になりよった。（略）食べ物のうちニンジンやホウレンソウは好かんだったけど、ほかは普通に食べよった。母ちゃんが作ったドーナツやイモの天ぷらはよくおやつに食べよりました。野菜いためや魚を揚げて食べよりました」。

ところが、小学校に入学して一か月たった五月ごろ、異変が襲う。「朝、目がくっついてあかんで痛かった。目のそばやほっぺた、耳にぶつぶつが出て黒くなりました」。油症の発症である。「母ちゃんが黒いとば、つめの先で取ってくれよったけど、ジーンと痛かった。つめは黒く曲がって痛くなった。ぶつぶつは、背中やおしりにも出よった。学校で勉強しよって、背中が痛うなる。頭がガンガンしたり、へそのまわりがきりきりと痛かった。痛うしてこらえきらんときは先生に『胸の痛か』と言うて保健室に行って寝ます」。症状は進行する。

作文はこう続く。

「二年生のころから歯と歯の根っこが痛くなり、浮いた歯ば自分で抜いてしもうた。そのままにすると痛くて食べれんから……。今までに八本抜いた。（略）道を歩いていると、つぶし（ひざ）がガクンとして歩けんようになります。四年生の春ごろじゃったか、足にコブができたようにはれて歩くのも痛かった。このごろ一番苦しいのは、はらが痛うなることです。毎日のようになります。

四年生のころから成績がクラスで三〇番ぐらいに下がりました。学校から帰って来るときつくて『あーあ！　きつさよね』と言ってゴロッとなります。勉強をしとうなか。休み時間に、男の子から『ぶつぶつのべっしゃでけとる』と言われくやしかった。

なおりたか！　前みたいに走りたか！」

差別を受けたり、偏見にさらされたりもした。いわゆる〝黒い赤ちゃん〟を出産した女性は、夫から外国人との関係を疑われ、周囲からも同じようなうわさを立てられた。子どもの結婚に支障が出ないよう、子どもにさえ自分が油症の被害者であることを秘密にせざるを得ないという家族も多い。油症であることを隠して結婚し、後に発覚して離婚した人もいた。前途を悲観して自ら命を絶った人もいる。

聴力障害は、外見でわからず、より大きな誤解や偏見を生み出すことになった。意思の疎通ができない、夜・昼となく襲ってくる耳鳴りは安眠を妨げ、神経をいらだたせる。

原告の一人は、「学校で水泳の時間、海水パンツに着替えてプールのそばへ行くと、先生が私の体を見て『お前の吹き出物が皆にうつるといけないからプールに入るな』と言った。その時に受けた屈辱感は今でもはっきり覚えている」と証言。別の原告は「娘は油症発症後に小学校に入学した。他の子どもたちから『うつるから手をつながない』とか『お前は色が黒い』、さらに顔の吹き出物の跡を指さして『月面クレーター』とか『アポロ』とか言われ、よく泣いて帰り、学校に行きたくないと訴えていた。友人もできず、のびのびしたところがなくなった」と訴えた。

請求に応じた賠償額を勝ち取るには、被害の立証がポイントとなる。弁護団は、患者が示す一つひとつの症状の背後にある膨大な被害の事実を裁判所に理解してもらい、患者救済に役立つ判決を得るため、一九七四年八月中旬から始まった福岡県の本人尋問で、特に悲惨な生活を強いられている福岡、田川両市の患者を選んで、その訴えを同席した医師の証言で医学的に裏づけていく重点立証方式を採用した。

五島から始まった本人尋問も終わりに近づいたころ、ある女性の尋問が行われた。夫婦ともに油症に冒され、二五歳の時に一度〝黒い赤ちゃん〟を死産していた。しかし、子どもがほしいという気持ちをあきらめ切れず、「どんな子どもが産まれても後悔はしない」との悲愴な決意で再び出産を決意。しかし、夫婦の望みは叶わなかった。死産した赤ちゃんの皮下脂肪のＰＣＢ濃度は、母体血液中のＰＣＢ濃度の一三〇倍にも達していた。

その被害を本人尋問で訴えるために控室で待機していた時のこと、たまたまほかの弁護士と私との会話の中で、その月に私の妻が五人目の子どもを出産するということが話題になった。すると突然、彼女が「吉野先生、先生の五人目のお子さんを私にください」と真顔で迫ってきた。私はただ絶句し、何と返事したのか覚えていない。これまで四二年の弁護士活動でいろんなことに出合ったが、自分がどんな応対をしたのか全く覚えていないのは、この時だけだ。

学者・専門家の支援

一九七一（昭和四六）年九月、新潟水俣病一次訴訟の判決が新潟地裁であった。判決は、公害による住民の健康被害の発生に対して、企業の過失責任を前提とする損害賠償を認めた画期的なものだった。この判決の応援に行った私は、東京工業大学工学部講師の加藤邦興氏に出会う。

加藤氏は、技術史、技術論が専門で、化学工業界には国民や消費者の立場からのコントロールが必要であり、公害問題がそのための突破口となって方向づけができるのではないかという問題意識を持って、数多くの公害裁判を支援されていた。私は、加藤氏にカネミ油症裁判への協力を求めた。

鐘化の責任追及のためには、ＰＣＢの危険性、米ぬか油に混入した場合の発見の難しさ、ステンレスパイプの腐食の問題などを明らかにすることが不可欠だ。そのためには、学者や専門家にＰＣＢの危険性や食品工業の実態についての専門的な知識面での協力と援助を求めるしか方法はなかったが、「証人として法廷に立つ」となると、同意を得るのは困難を極めていた。

この困難を乗り越えるのに大きな力になったのが、一九七三年九月に日本科学者会議が北九州市で開催した全国公害シンポジウム「PCBをめぐる諸問題」だった。日本科学者会議は、日本の科学の自主的・総合的な発展と科学者としての社会的責任の遂行のために結成された組織で、加藤氏は一九六九年より全国常任幹事を務めておられた。加藤氏の尽力により、北九州市での開催が実現したのである。

PCBは、その有用性から広く使用されていたが、一九六八年のカネミ油症事件によって毒性が社会問題となり、一九七一年には、東京湾、瀬戸内海、琵琶湖などの魚類、鳥類、土壌、底質、水中、さらには母乳などからも検出されたことで、新しい環境汚染物質として問題となっていた。

このシンポジウムは、PCBという合成化学物質の問題をさまざまな角度から解明し、今後の総合的研究の足がかりをつくろうと、全国の学者・専門家に参加を呼びかけ、一五、一六日の日程で行われた。

シンポジウムの前日、公害問題の研究者が集まり、洞海湾汚染の調査見学会が行われた。当時の北九州市は四大工業地帯の中でもっとも公害が深刻で、洞海湾は工場排水により大腸菌も棲めない「死の海」と呼ばれていた。その日の夜には、カネミ油症問題についての正しい理解とその理解を広めるために、愛媛大学の立川涼助教授と梅田玄勝医師、内田茂雄弁護団長による公開講演会が開かれ、二〇〇名あまりの市民が参加した。

一日目の午前中は、立川助教授がPCBによる環境汚染の現状と課題について、梅田医師が原告ら油症被害者の健康被害の実態について、それぞれ基調講演を行い、午後は、環境と人体の汚染問題と、全国のPCB問題住民運動の報告が行われた。夜にはシンポジウム参加者とカネミ油症患者との懇談会が開かれた。定

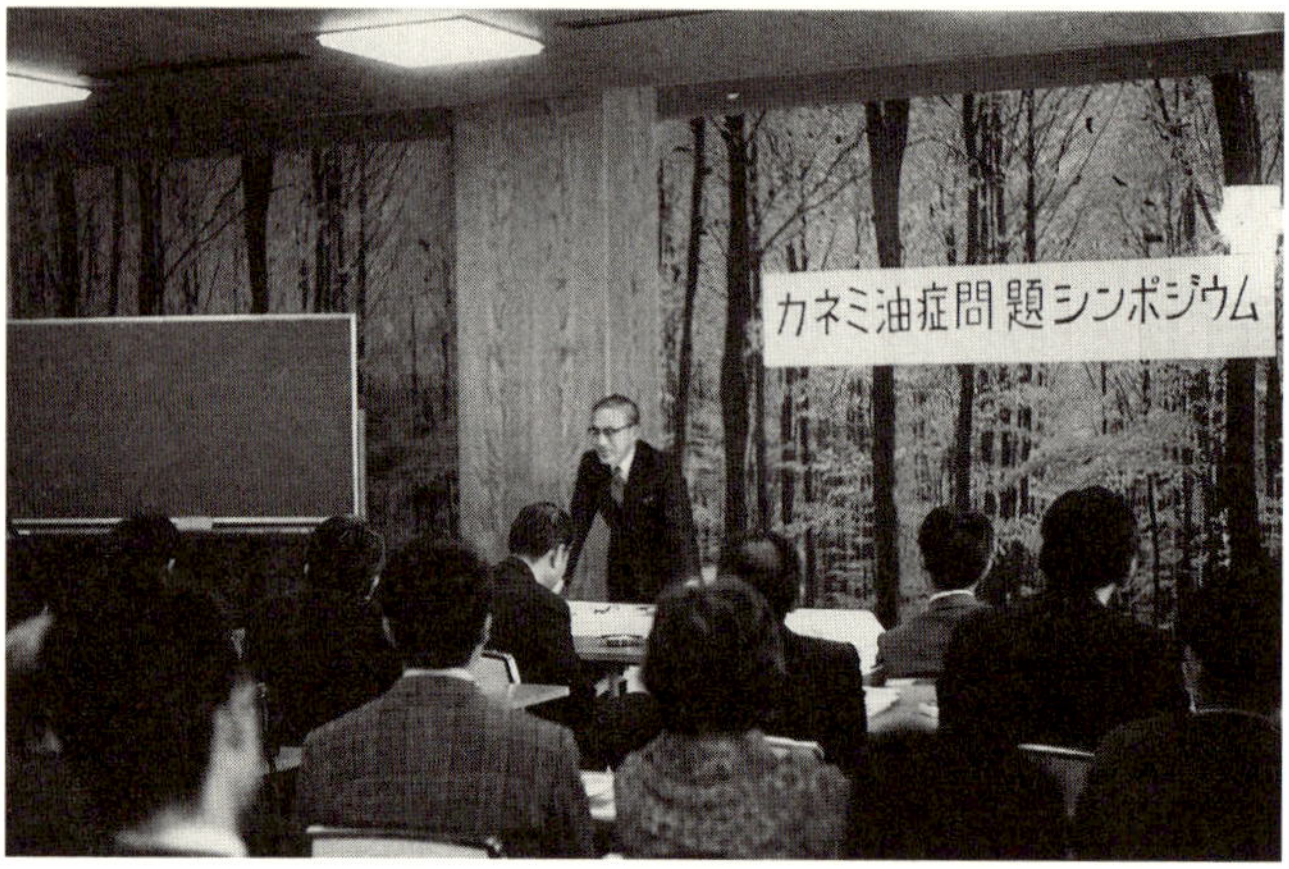

シンポジウムの分科会でカネミ油症について語る梅田玄勝医師（1973年９月15日）

員一〇〇名ほどの会場に身動きできないほどの人が溢れ、患者からの生々しい症状の報告、自治体の責任や研究者への不信が訴えられた。翌日はＰＣＢが人体や環境に及ぼす影響が議論された。

二日間の報告内容は、油症の治療や認定、環境と生物・食品汚染とその規制基準、ＰＣＢ汚染に関する企業と行政の責任、食品加工企業や化学企業の実体など多岐にわたった。シンポジウムの参加者は、九州大学や関西医科大学などの教授、油症児童の発育状況を調査した長崎大学の関係者、各地の市民団体代表らで、一〇〇人を超えた。これは、全国の研究者や市民の間で公害への取り組みが深まっていることの表れだった。

これらの議論の中で、弁護団はＰＣＢという自然界にはない有毒で壊れにくい化学物質を大量に生産し、食品工業などを含む業界に販売した責任を追及することが、カネミ油症の被害者の救済のためにも、再発防止のためにも不可欠であると確信することができた。

またシンポジウムによって、科学者と原告・弁護団とのつながりができ、裁判に証人として協力してもらえる関係が築けたことも大きかった。このシンポジウムは、その後のカネミ油症裁判の帰趨《きすう》を決したといっても過言ではない。

ＰＣＢ汚染に対し、政府は一九七二年に「ＰＣＢ汚染対策推進会議」を設置、ＰＣＢの製造・輸入・使用の中止、回収などの指示をし、翌年に「化学物質の審査及び製造等の規制に関する法律」が制定された。これによりＰＣＢは同法に基づく特定化学物質の第一号に指定され、ＰＣＢを含む廃棄物は国が具体的対策を決定するまで使用者が保管すると義務づけられた。ＰＣＢは非常に安定した物質で、焼却によりダイオキシンを発生することから安全な処分が難しく、その多くが今でもどこかに眠ったままである。

第四回準備書面の提出

一九七三（昭和四八）年は、カネミ裁判にとって大きな前進の年となった。ほぼ毎月開かれる法廷での証人尋問への取り組みに加え、年明け早々の五島の原告・被害者の現地事情聴取、夏の五島の本人尋問、九月のＰＣＢシンポジウム、一〇月の広島地区の本人尋問、一一月の長崎地区の本人尋問と、多大の労力と費用が必要であった。私自身も弁護団も多忙を極めた。しかし、今後の裁判に見通しが立ち、確かな手応えを感じてもいた。

その年の暮れ、カネミライスオイル被害者の会全国連絡協議会が解散した。被害者運動への取り組みに対する考え方の違いによるものであった。

カネミ油症の被害者は、広い地域に分散しており、生活環境も考え方もそれぞれで、カネミライスオイルを食べたという以外には被害者に共通性はない。しかし、これはスモンなどの薬害も同じである。

カネミ油症裁判がそれらと違っていたのは、裁判の複雑さと困難さにあった。

直接の加害企業カネミ倉庫に勝利しただけでは、第一陣訴訟の原告だけで七〇〇人に及ぶ被害者の救済は不可能だ。したがってＰＣＢの製造企業・鐘化の責任追及が焦点になる。

このような法的責任の追及は、カネミ油症裁判が初めて直面したと言ってよい課題だ。弁護団自体、当初は鐘化を被告に含めることは保留していた。まして原告が鐘化への勝利に確信が持てないのは当然であった。しかも弁護団は、法廷の内外で勝ち取りつつある成果を被害者や支援者に伝えることに熟達していなかった。その結果、被害者や支援者の一部に「公害裁判はむなしい」、「裁判は生命の売買」との裁判否定論が見られ、運動に少なからぬ影響を与えたのだった。

年が明け、一九七四年を迎えた。弁護団はそれまでの法廷闘争の成果を総括し、鐘化の責任を明らかにする準備書面の作成に入った。

まず原案を作り上げ、一〇〇部を印刷。これを学者や全国の公害弁護団に送って意見を求めた。

ここで弁護団は関西大学法学部の沢井裕教授（民法学）と出会う。沢井教授は、公害が社会問題化する前の一九六九年に『公害の私法的救済』（一粒社）という先駆的な研究書を出されており、四日市や西淀川の大気汚染、大阪空港や名古屋新幹線の騒音問題、熊本水俣病・スモン、水質汚濁などの公害弁護団を強力に支援され、実践的な訴訟理論の構築に指導的な役割を担っておられた。私たちカネミ油症弁護団も裁判が終わるまで支えていただくことになる。

沢井教授と弁護団は、三か月あまりの時間をかけて徹底的に議論を重ねたうえで原案を全面改定、四月二四日に第四回準備書面として裁判所に提出した。

この準備書面は、それまでの口頭弁論でカネミ倉庫と鐘化について述べてきた原告側の主張、証言内容、本人尋問で明らかになった油症被害の深刻な実態を「損害論」、「因果関係」、「責任論」の三章にまとめた。「責任論」では、鐘化の責任について三段階に整理して主張した。

第一は、ＰＣＢのように毒性が深刻なものについては大量生産、大量販売すべきでないという立論。合成化学物質製造販売業者としての注意義務であり、合成化学工場は安全性の確認されない廃液、または製造物を社会に出すことは許されない。

第二は、ＰＣＢのような毒性の強い物質を、食品製造工程における熱媒体として使用させるべきでなかったという立論。危険物を食品に接近させるべきでないことは、食品関連業者としての基本的な注意義務である。この立場では、たとえ適切な情報提供、警告義務を尽くしたとしても、製造業者は責任を免れない。

第三は、食品業界にＰＣＢを販売するには、その毒性を明示し、適切な取り扱い方法を指示しなければ、責任を免れないという立論。

カネミ油症被害の実態をまとめた「損害論」では、被害の程度に差はつけられないとし、それまでのランクづけ請求（死者一律一〇〇〇万円、生存者は被害の程度に応じて三五〇万–六五〇万円、総額三〇億三五一八万円）に代えて、包括一律請求方式を採用。これまで区別されていた精神的慰謝料と財産的損害（逸失利益）を慰謝料として一つにまとめ（包括）、また患者の苦しみに個人差はない（一律）という考え方である。熊本水俣病訴訟で原告側が採用した方式で、判決では一律請求自体は否定されたが、被害者側にかなり有利な金額が認容されており、結果的には成功したと言ってもよい。私たちはそうした成果を踏まえ、請求額を死者二二〇〇万円、生存患者一六五〇万円（いずれも弁護士費用を含む）、総額約一一五億五〇〇〇万円に増額した。賠償額の増額は一九七一年に次いで二回目である。

こうして、それまでの法廷闘争の成果を総括した第四回準備書面の提出により、原告・弁護団は鐘化への勝訴の展望を開き、裁判だけでなく運動としても鐘化の責任追及を進めていくことになる。

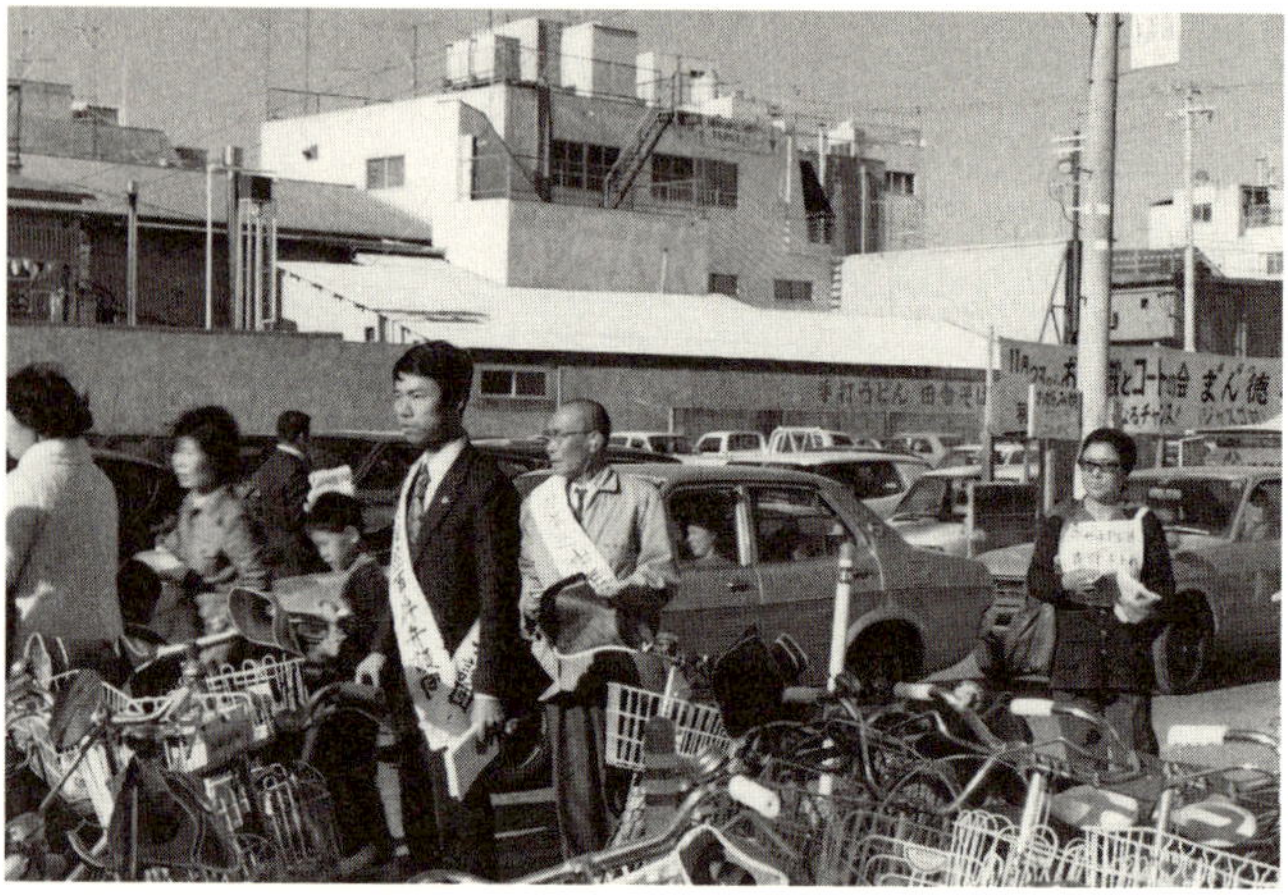

1974年11月30日、鐘化・高砂工場への抗議行動

広がる支援の輪

弁護団が第四回準備書面を福岡地裁小倉支部に提出したのと時を同じくして、鐘化が証人数十人による立証計画を明らかにした。これを裁判の引き延ばし策と受け止めた弁護団は、学習会を繰り返す中で「早期公正判決要請署名」運動を提起、一八万人余の署名を集めて裁判所に提出した。

さらに一九七四（昭和四九）年一一月に被害者とともに鐘化に抗議行動を行った。高砂工場への抗議行動では、工場付近でＰＣＢが問題になっていたこともあり、地域の労働組合の人たちの支援を得られた。しかし、引き続き行った本社では、支援者はなく、原告と弁護団のみの行動となった。

これにより、弁護団は大阪での支援運動が必要だと痛感した。というのは、カネミ油症事件は一地方で起こった装置の事故という偶発的なものと理解されているのではないかとの印象を受けたからである。しかし、大量生産の現在、このままでは同様の事故は起こりうる。その危険性を知ってもらい、明日は我が身という切迫感をもてるような運動を展開する必要がある。また、カネミ油症被害の現実と、その根本原因が鐘化が製造したＰＣＢにあることを本社のある大阪の人々に知ってもらい、鐘化を包囲していくことが、裁判の勝利と被害の全面解決につながるとも考えた。

私たちはすぐに行動に移した。

一九七五年一月二〇日、原告団事務局の伊藤美代子さんと小島肇弁護士、私の三人が大阪駅に降り立った。私たちは、大阪での運動が広がるか否かが勝敗を決する、何としてでも支援の組織をつくろうとの固い決意に燃えてはいたが、あてがあるわけではなかった。たった一つの拠り所は、伊藤さんが前年一一月、大阪総評の政治局長・岡本知明氏にじっくりと訴えを行ったことだけだった。

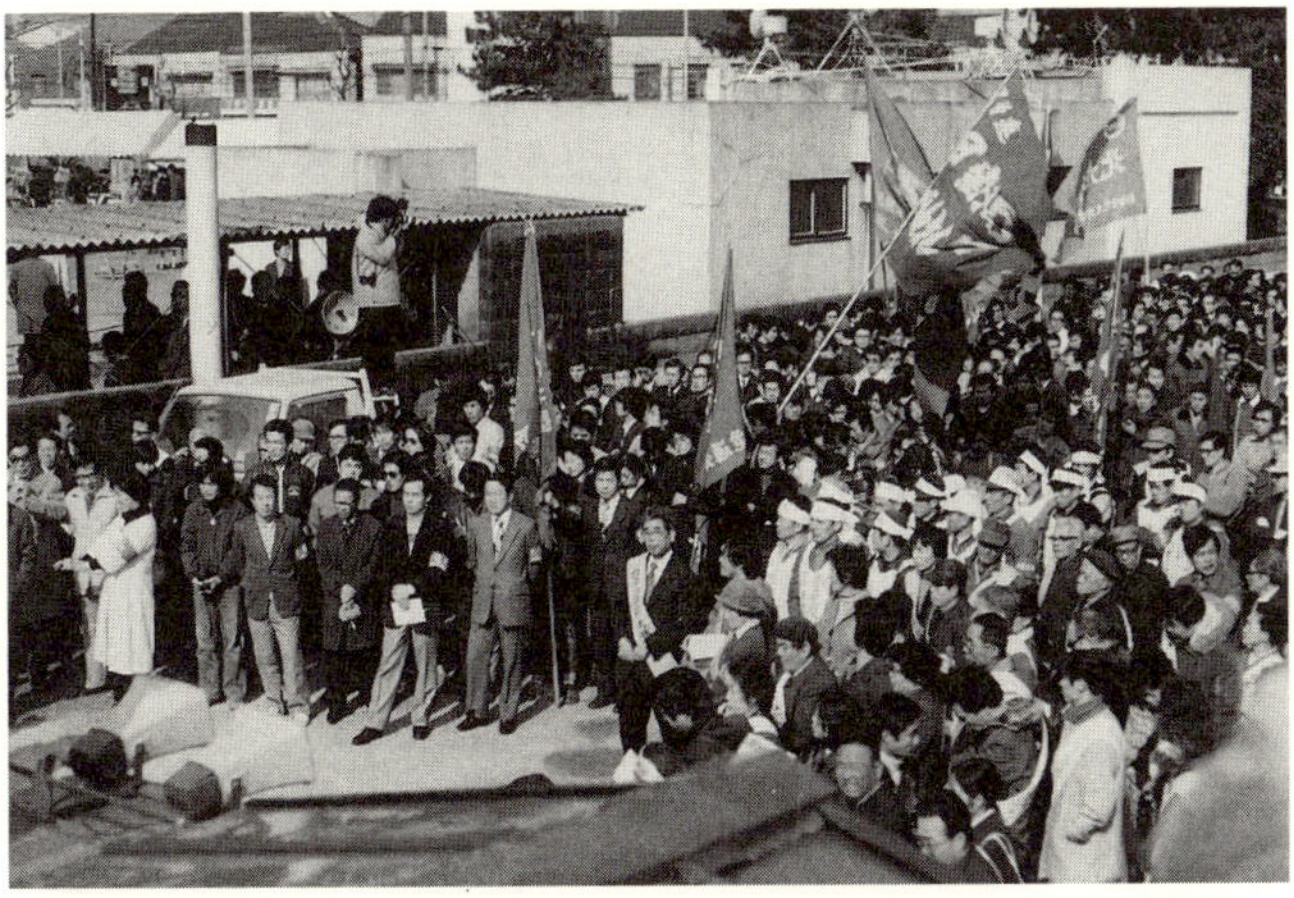

1975年、フェリーで関西へと向かう原告と弁護団を見送る支援の人々（北九州市・日明港）。交通費節約のため関西へはフェリーを利用した

私たちは大阪総評に行って大阪へ来た目的を話し、紹介してもらった全逓会館に泊まり込んで、猛烈なオルグを開始。一〇日後の二月一日には、大阪府立労働会館で一三団体が参加して第一回準備会が開かれた。

その後も、関西化学産業労働組合協議会の事務局に四カ月間に数十日も足を運んだり、民主法律協会（以下「民法協」と略）の事務局長から助言をもらったりした。全大阪消費者団体連絡会（略称「大阪消団連」）では、留守であっても事務局長が帰ってくるまで、ドアの前で何時間も待つこともあった。

暗中模索のオルグであったが、五月に入って急速に実を結ぶことになる。二〇日、大阪総評、関西化学産業労働組合協議会（略称「関西化労協」）などが中心となって実行委員会をつくり「ＰＣＢ油症裁判闘争支援、合成化学物質による公害と市民運動討論会」を開催、その集会の最後に関西化労協事務局長の坂井宝真氏が、「ＰＣＢ公害追放・カネミ油症闘争支援大阪連絡会（以下「大阪連絡会」と略）」を大阪総評、関西化労協、大阪消団連、民法協が構成団体となって結成することを提案し、万雷の拍手を受けて承認されたのである。

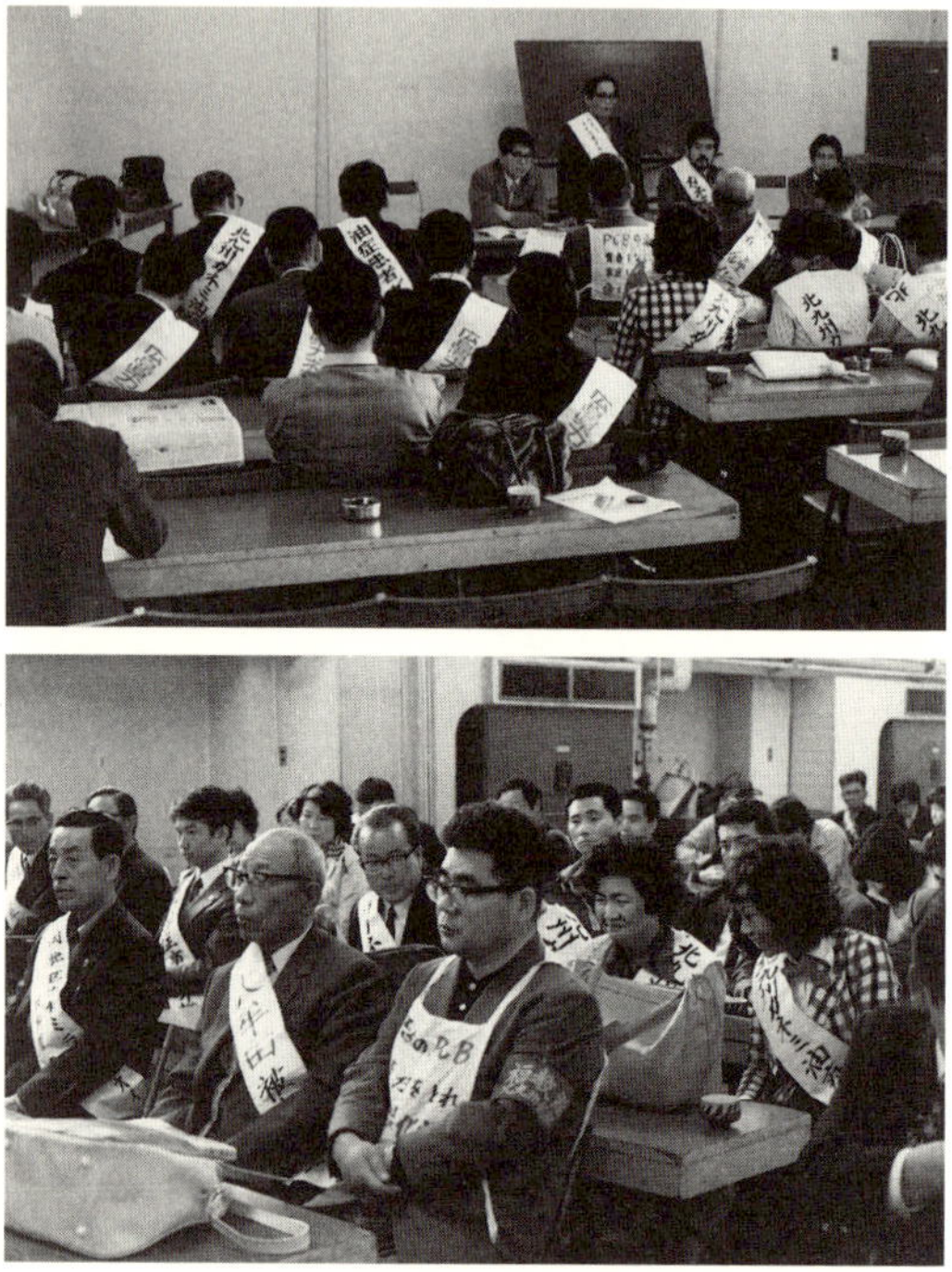

カネミ油症闘争支援大阪連絡会の結成へ向けての集会（1975年５月）

大阪連絡会は、ただちに行動を起こし、裁判所への要請はがき、学習会、鐘化や鐘化の取引銀行に対する申し入れなど、さまざまな活動を展開した。

同年一〇月には、全国のカネミ油症の被害者、支援団体、弁護団が「カネミ油症事件全国連絡会議（以下「全国連絡会議」と略）」を結成。結成大会では、カネミ倉庫に対する要求交渉を継続し、特に治療費、入院時の諸経費問題で社長と交渉すること、鐘化に抗議団を送り社長面会を求めることなどを決めた。

結成したばかりの全国連絡会議は一一月一二日に鐘化を訪れ、社長と初めて会談、次の内容の「確認書」を交わした。

①鐘化は今後、政府と十分協議し、油症問題解決のため誠意をもって努力する
②問題解決のための具体的な協議のあり方、方法については患者代表を窓口にして引き続き協議する

その後、公害弁連総会で全国各地の公害被害者や住民団体、弁護団と交流したり、「ＰＣＢカネミ油症裁判の勝利をめざす大阪大会」を開催したりする中、裁判は結審を迎えようとしていた。

油症の発症が報じられてから八年目を迎えた一九七六年五月一七日、カネミ油症全国民事訴訟第二陣の原告団結成大会が、北九州市の小倉労働会館で開かれた。原告団に加わったのは、第一陣に参加できなかったり、その後に認定されたりした福岡、山口、広島、高知、長崎各県の被害者で、第一次提訴は一五五人となる。

内田弁護団長は「第一陣と一緒になり、裁判に勝利するまでみなさんとともに闘う」と述べ、原告団長に選ばれた北九州カネミ油症患者の会会長・横地秀夫さんが、「裁判には死んでも勝たねばならない」と決意を述べた。最後に、「被告に限りない憤りをもって抗議し、再び油症事件のごとき国民に被害を及ぼすいまわしい事件が起こらぬよう、万全の措置を取るまで闘う」との宣言文を、参加した全員一致で採択した。

最終弁論へ向けて

第一陣の最終弁論が一九七六（昭和五一）年六月二三日から三日間にわたって行われることになり、弁護団はこれまでの訴訟の集大成として、最終準備書面の作成に全力をあげた。完成した最終準備書面は約二〇〇〇ページに及び、その三分の一に相当する約六七〇ページを「損害論」に割いた。

症状として、①油症新生児（黒い赤ちゃん）、②目やに、③視力の低下、④めまい、⑤耳鳴り、⑥歯と歯

茎のさまざまな症状、⑦味がわからない・舌のしびれ、⑧ノドの痛み、⑨頭痛・頭重、⑩髪が抜ける・毛が抜ける、⑪吹き出物、⑫こぶ・ぐりぐりができる、⑬魚の目、⑭吐き気がする・吐く、⑮乗り物に酔う、⑯腹痛、⑰下痢、⑱便秘・痔、⑲血を吐く、⑳しびれる・ジンジンする、㉑けいれんする・つる、㉒関節痛・手足の痛み、㉓寒い・冷える、㉔肩がこる、㉕疲れる、㉖ツメの変形・変色、㉗眠い、㉘汗がよく出る、㉙発熱、㉚せき・たん・ぜんそく、㉛風邪をひきやすい、㉜呼吸困難、㉝物忘れ・記憶力の低下、㉞いらいらする、㉟成績が下がる、㊱食欲がない、㊲身長が伸びない・体重が減る、㊳骨の異常、㊴性欲がなくなった・性欲が弱くなった、㊵月経不順・流産・中絶、㊶治療の苦労、㊷将来に対する不安、㊸子供の将来に対する不安、㊹死の実態、㊺死に対する不安——を列挙。

そのうえで、例えば「手足のしびれ」一つをとってみても、その障害と苦痛は食事、用便、学習、仕事など日常生活の全体にさまざまな被害を発生させていて、患者が示す一つひとつの症状の背後に膨大な被害の事実が複雑に関連しあって存在しているのであり、関連しあって生じるすべての悪循環を総体として理解する必要がある、と述べた。そして、原告らがこうむった社会的、経済的、家庭的、身体的、精神的被害などのすべてを有機的、総合的、包括的にとらえなければならないと考える、と展開した。

こうした被害の実態と特性を矮小化せずに正しく認定するためには「包括請求」以外にはありえないとし、この訴訟のすべての死者とすべての被害者とについて、それぞれ一律の金額を要求。そのうえで「①原告らが請求している金額は、原告らが現実に受けた損害のうち、ほんのささやかな一部でしかない、②そもそもランク付けするとしても、その判断をなす基準が存在しない」として、包括一律請求の正当性を強調した。

因果関係論では、カネミ倉庫は「食品製造販売業者としての極めて高度の注意義務に反してカネクロールをカネミライスオイルに混入し、それを食した原告ら（原告らの被相続人）が油症被害を受けた。従って、ライスオイルの製造販売と油症との間に因果関係があり、原告らの全損害について賠償すべきは当然である」と主張。鐘化については「食用油脂工業の熱媒体として販売するに際してその危険性（人体に対する有毒・有害性など）を隠蔽」した。その結果、「日本油脂協会の業界などでも、カネクロールが食用油に混入して危険であるという認識もその対応もない状況で利用され、カネミ倉庫も、まさにこの業界と共通の認識と対応のもとに、カネクロールを熱媒体として利用した。この結果、本件が発生した以上、因果関係があることは明々白々」としたうえで、責任論に言及した。

鐘化については、「第一の責任」、「第二の責任」を指摘。

「第一の責任」。ＰＣＢが環境と人体にとって極めて危険な物質であることは、油症事件やＰＣＢ汚染が問題になる以前から多くの学者や研究者の努力によって明らかにされ、警告が発せられていた。ＰＣＢの危険性は十分予見できたにもかかわらず「何ら安全確保の努力を尽くすことなく、ＰＣＢを大量生産し、積極的に多方面に販売した以上、被告鐘化はＰＣＢによって生じた人体被害を賠償する責任を負う」と主張した。

「第二の責任」。食品は何よりも安全でなければならないのだから、ＰＣＢを食品工業用の熱媒体として宣伝、販売し、食品工業の利用に供する場合には、安全確保義務はより一層重くなると指摘。「ＰＣＢを食品工業用の熱媒体として使用すれば、ＰＣＢが食品に混入する事故は避けられず、その有毒性などのため消費者に重大かつ深刻な被害を及ぼすことになる」からで、鐘化は「こうしたことを認識していたにもかかわらず、ＰＣＢを食品工業の熱媒体として積極的に宣伝し、販売しながら何らの安全確保の措置を講じなかったため、本件油症事件が発生した」と切り込んだ。

さらにＰＣＢを熱媒体として使用する場合、熱交換器がさまざまな原因と態様で劣化、損傷を生じることは常識といえ、これを防止することは困難であり、したがって鐘化には「これらの劣化、損傷について適切に処理し、危険を除去するための手段、方法を尽くす安全確保義務がある。それにもかかわらず、食品工業用の熱媒体として積極的に販売」した。油症被害者を多数つくり出したのは「これまでに例をみない人体実験であり、何よりも憎むべき社会的犯罪である」と厳しく指摘した。

カネミ倉庫の責任については、「カネクロール利用の脱臭装置を漫然と導入・運転し、カネクロールの毒性、危険性、混入防止法、検出法などについて何一つ検討せずに操業した」と弁じ、カネクロールカタログを軽信して保全管理を怠り、「注意義務違反の結果、事件が発生した」と指弾した。

加藤三之輔社長については、製油部担当取締役であり、熱交換器の劣化、損傷、腐食について確実に発見する手段と方法を、またカネクロールが米ぬかに混入した場合の確実な検査の人的・物的体制を、それぞれ講じるべきであったのに、これを怠っており「責任は免れえない」と結論づけた。

国の責任については、「憲法上、国民は『生存の保護』を内容とする権利、国に対する食品の安全確保を要求する権利を有する。この権利を具体的に保障するための基本法として食品衛生法があり、これによって食品の安全確保が法認されているというべきである」と述べた。しかし、ＰＣＢによる食品汚染（米ぬか油へのＰＣＢの混入）とそれに伴う重大事態（カネミ油症事件）が起きているのは「衛生行政上、①安全性確認の上で不可欠な研究、調査体制に欠陥がある、②各種審議会に欠陥がある、③規制について消極的——だからである」とし、国が食品工業の発展とそれに伴う食品への影響などに注目し、科学的に対応していれば、食品工業におけるＰＣＢの熱媒体利用に対し、規制の可能性が十分にあった。国が製造工程における化学物質を規制しなかったのは、食品の安全確保義務違反以外のなにものでもないと指摘した。

国（機関としての北九州市長）は食品衛生法によって、監視を適切に行っていれば、ＰＣＢの食品混入は防止できた。監視を怠った過失は大きいとした。

さらに一九六八年二月中旬から西日本一帯で鶏が大量に死亡したり重体になったりした「ダーク油事件」が発生しており、これらから本件カネミ油症事件を予見することは極めて容易であったが、食用油汚染の調査を怠ったと主張した。

ダーク油事件とは、岡山以西の一六県、三一七養鶏場（農業を含む）の鶏約二〇〇万羽が、カネミ倉庫の米ぬか油製造工程初期に出る副産物「ダーク油」を添加した配合飼料で被害に遭い、うち約四九万羽が死んだ事件である。「わが国養鶏史上、最大の飼料中毒事件」と言われる。

被告側の主張

鐘化も三〇三ページの最終準備書面をまとめた。「本件はカネミ倉庫が事故に対する常識的な防御体制すらとっていなかったために生じた大私害」であり、「鐘化の責任を問う不合理さは何人にも容易に理解されるところであり鐘化に責任のないことは明瞭である」と、原告へ全面反論した。

事故の原因については、カネミ倉庫が脱臭装置を無謀改造、無謀運転したり、定期検査や安全確認の検査、工程管理を行わなかったり、さらに工程検査、製品検査もずさんであったという数々の過失が積み重なった結果発生したものであると、すべてはカネミ倉庫の責任だと強く主張。

原告が指摘する責任論に対し、「今日の社会通念においては、毒性のあるもの、危険なものの製造・販売をすべて禁ずべしとしているわけではない。毒性があるもの、危険なものであっても管理さえ適切であれば安全に利用できるとするのが社会通念である」と述べ、「現在、毒性のある多くの物質が食品添加物や食品製造工程中の処理薬品、熱媒体として使用されており、しかも、塩化ビフェニールは『低毒性』と評価され、世界各国で古くから広範に使用されている」と述べる。こうした事実に照らしても、「塩化ビフェニールの製造、販売をもってこれを違法と評すべきでないことは明らかである」と反論、違法性はないと主張した。

因果関係についても、カネミ倉庫の生産の過程で起きた出来事である、油脂脱臭装置もカネミ倉庫が別の企業から導入し、技術指導を受けたものであり、鐘化の関知するところではない、カネクロールの販売は販売店を介して行われ、鐘化が直接接触した事実はないと反論。さらにカネクロールのカタログについては「性質を記載し、その毒性を指摘し、使用上の注意を喚起している。カタログの記載を読めばカネクロールを食品に混入してはならないことは何人も常識的に判断できるところである」などとして、「鐘化のカタログの毒性の記載を不当とし、そのために本件事故が発生したかのごとくいう原告やカネミ倉庫の主張は全く理由のないものである」と否定した。

予見可能性については、自動車、電気、ガス、石油ストーブなどを引き合いに出し、使用者の「使用上の過失により事故が発生しても自動車や電気、ガスなどを製造したにすぎないものが責任を問われることはない」と主張。そして、「これを予見可能性の側面からいうと、たとえ危険なものであっても、その使用者が十分な管理を行って事故を防ぐとの社会的な期待と信頼が存在するから、万一使用者が十分な管理を行わずに事故が発生したとしても、製造者には発生事故についての予見可能性はなかったというべきである」と強調し、カネクロールを食油に混入させるようなことは、鐘化としては到底予見できないところであり、油症事件について鐘化に予見可能性はなく、したがって責任はないと全否定した。

一方、国、北九州市の最終準備書面は約二〇〇ページ、「責任論」と「損害論」から構成されていた。

責任論では、「食品衛生法に定める厚生大臣らの権限は政治的行政的責任」であり、食品衛生法は「食品の製造、加工業者に対して営業の許可、施設の監視などを定めているが、それによって国民は安全な食品を入手できるという反射的な利益を受けているに過ぎない」としている。つまり、食品衛生法は製造・加工業者を指導・監督するのが目的で、その指導・監督の結果、国民は安全な食品を手にすることができるのであり、「有害な食品の供給を防止する法律上の義務はなく、食品の品質を国民一人ひとりに保証しているわけではない」と述べる。「したがって食品衛生監視員が有毒、有害物質の混入を見過ごしたとしても、直ちに法的責任は生じない。（略）行政庁が権限の不行使によって責任が問われるのは、行政の自由裁量が著しく不合理な場合、つまり明らかに危険が生じているのにその権限を行使しなかったときに限られている」と主張。

さらに、「それまでＰＣＢが食用油に漏れたこともなく、食用油脂製造業は安全な業種として広く認識されており、監視の対象外だった。また、ＰＣＢの存在とその毒性を知らなかった監視員に、腐食孔の発見を要求するのは不可能で、その能力を超えている。同法では年一二回の法定監視回数を定めているのに対し、カネミ倉庫の監視は当時、二回しか行っていなかったが、監視回数はあくまで訓示規定で、たとえ法定通りの監視をしていたとしてもＰＣＢの食用油への混入を防げたとはいいきれない」と真っ向から反論した。

さらにダーク油事件については、「原因物質が何であるか不明の段階で、国が何らかの対策を講じるべきだったとする原告の主張は到底受け入れられない。食品衛生法に基づく権限を行使するには、それ相当の蓋然性が必要で、規制措置をしなかったからといって直ちに裁量権の不当行使（不作為）とはいえず、したがって責任はない」とはねつけた。

包括一律請求についても「原告各人の損害の程度に差がないとはいえず、明らかに不当な請求。症状は、全体的に見れば、重症患者は全体の二割程度で、残りは軽症か、継続して注意の必要な被害者といえる。視力障害のほか、頭痛、頭重、腹痛、呼吸器系障害、肝臓障害などさまざまな症状を訴えているが、油症治療研究班の臨床例では、皮膚症状と心因性の自律神経失調（変調）による内科的症状を除けば、いずれも異常を認められないか、認められたとしても当初より大幅に回復している」と決めつけた。

「新生児症（黒い赤ちゃん）の場合も、はっきりした障害は認められず、奇形や運動神経障害の報告例もない。成長度も健常児とほぼ同じだ」、「原告の中に四八年九月現在、死者が二二人含まれているが、油症との因果関係はない。ＰＣＢに発がん性がないのは現在では医学的に裏付けられている」など、ことごとく反論、否定した。

最終弁論始まる

一九七六（昭和五一）年六月二三日、全国民事第一陣の最終弁論の日を迎えた。日程は二五日までの三日間で、二三、二四日が原告、二五日が被告の弁論に充てられている。最終弁論の期間が三日間というのは異例の長さだが、それはそのまま、この裁判の困難さ、複雑さを示すもので、カネミ油症裁判で最終弁論に三日間を充てたのは、この第一陣第一審の時だけだった。

開廷に先立ち、原告と弁護団、大阪空港訴訟、北陸スモン訴訟、熊本水俣病訴訟の被害住民らとその弁護団、法学者、支援グループ合わせて約三〇〇人は、午前九時半から地裁小倉支部脇の小倉弁護士会館で集会を開いた。

北九州被害者の会会長は、「長い間の支援を感謝します。被害者も苦しい中、やっとここまでこぎつけました。持てる力をこの最終弁論にかけたい」と言葉に力を込めた。

午前一〇時すぎに開廷。静まり返った福岡地裁小倉支部で最も広い二〇五号法廷で、まず内田弁護団長が弁論。五年半にわたった審理を振り返りながら、「油症裁判もこの日で八〇回の審理を重ね、この間六〇日以上に上る現地本人尋問などが行われた。数々の障害を克服し、審理の進行に尽くされた裁判所に敬意を表したい」と、森永龍彦裁判長ら三人の裁判官に謝意を告げた。そして、「本件は戦後のわが国の経済的・社会的条件のもとで必然的に起こった合成化学物質ＰＣＢによる人体実験である。この裁判は、人間が健康に生きる権利を持っていることを明かすという歴史的役割を背負っている。われわれはこれまでの審理を通じて、被害の実態や被告の責任を余すところなく立証した。事件の本質を十分に理解したうえで迅速、公正な判決を期待する」と要望した。

　続いて私が、カネミ油症事件は「合成化学物質の大量生産、大量消費に伴って、企業が利潤の追求と生産性の向上のために、人体の安全や環境の保全に関する費用を節約し、国（自治体を含む）が合成化学物質による環境と人体の被害を防止する政策を怠り、人体の安全と環境の保全のための公共支出を十分に行わない結果として発生した」と論じ、カネミ油症事件の本質を「合成化学物質による公害、ＰＣＢ公害と規定しなければならない」と指摘した。

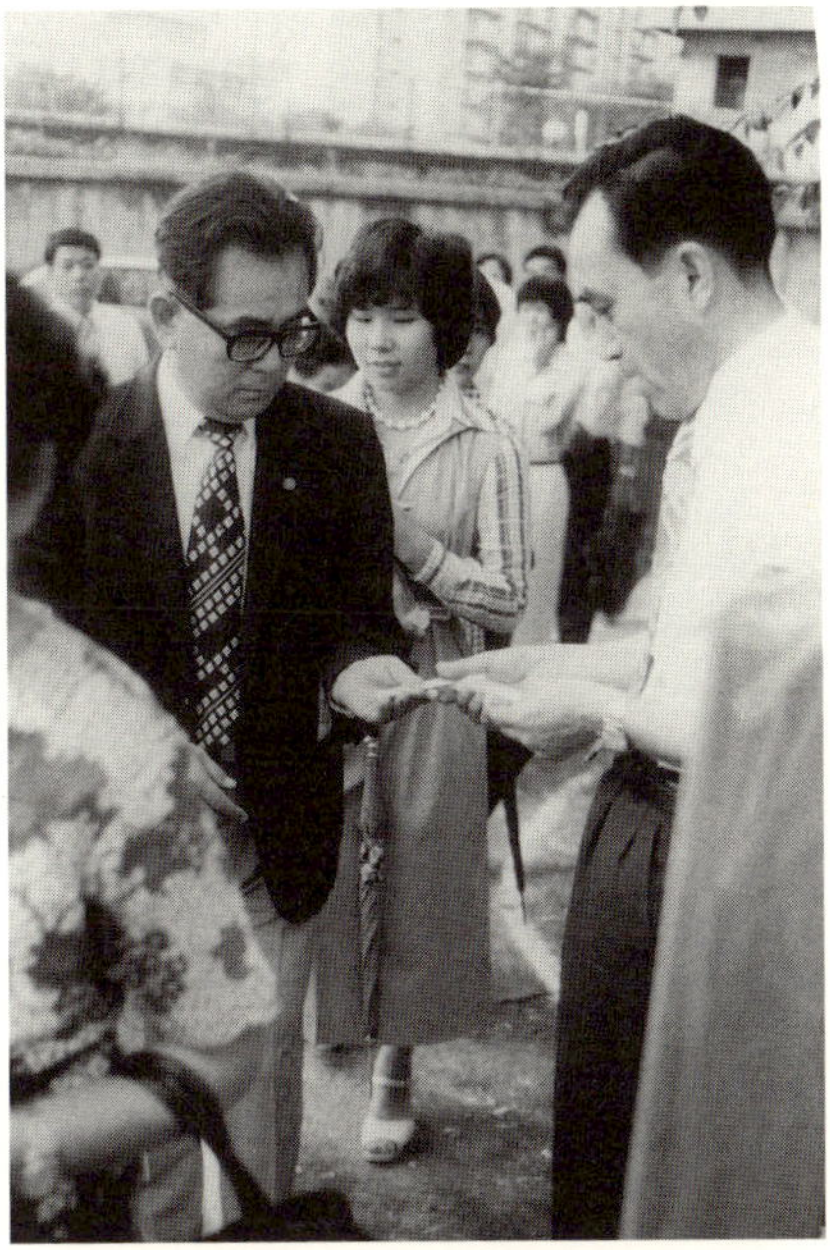

第１陣最終弁論の傍聴券を受け取る
（1976年６月23日、福岡地裁小倉支部）

　馬奈木《まなぎ》昭雄、中村照美両弁護士はそれぞれ、「社会的・経済的・精神的被害などすべてを包括してとらえるべきで、その被害が完全に掌握できない以上、原告の訴えを尊重し、年

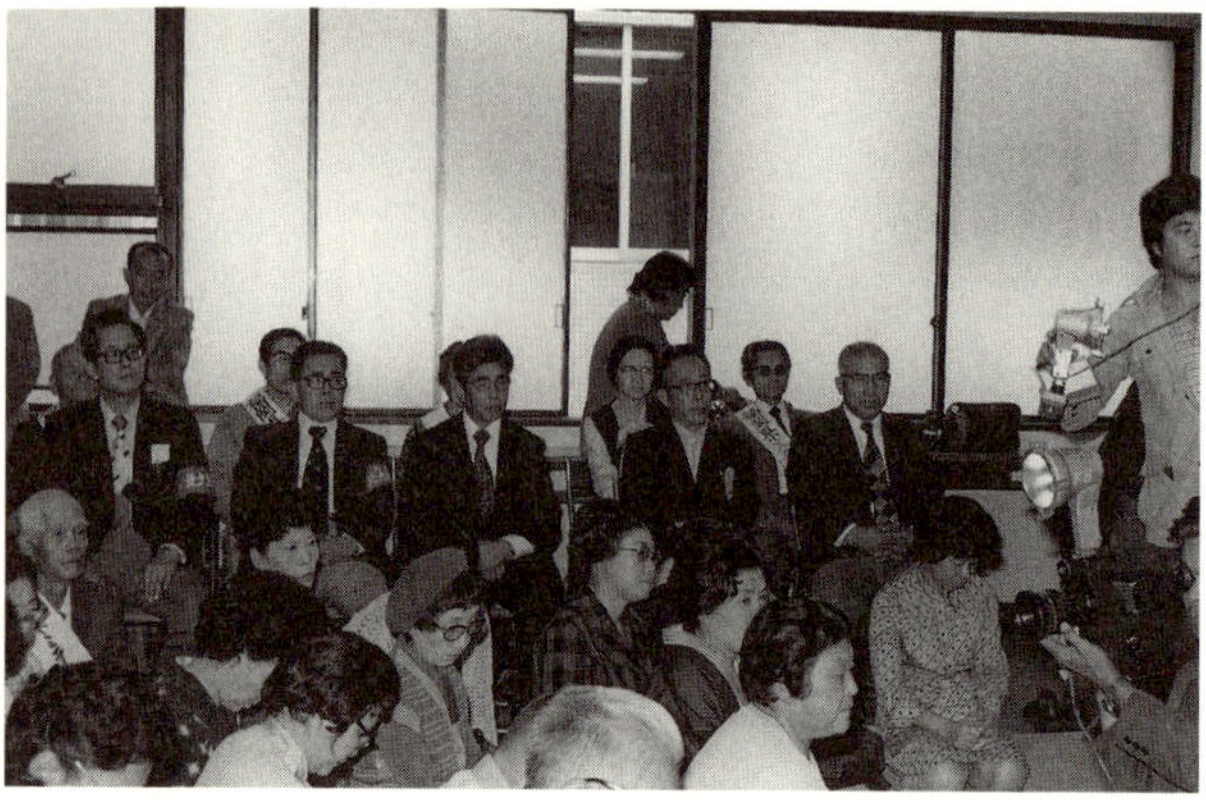

最終弁論の法廷内に入れない原告支援者のために小倉弁護士会館で開かれた交流集会の様子（1976年６月23日）

齢、男女などに区別すべきではない」、「油症はＰＣＢの経口摂取による人類史上初の人体実験で、病状を明らかにするには被害者から学ぶ姿勢が必要だ。また病状の一つひとつが被害者の生活障害にいかに大きな影響を与えているかを理解してほしい」と訴えた。

その後、四一歳の女性原告が陳述した。

「油症にかかる前は子どももすくすくと育ち、主人も健康そのもので、何ひとつ心配もなく、それは希望に満ちた家族でございました。……私は実家に帰って、年老いた両親によく申しておりました。『こんなに幸せでよいものだろうか。いつまでこんな幸せが続くのかこわいみたい』と……」。精いっぱい気を張りつめていたが、やはりこらえきれなかった。涙で声がうわずり、言葉が途切れる。顔を裁判長に向けたまま、「……昨年の暮れ、油症にかかって心身ともに疲れ果てている時に、追い打ちをかけるかのように、私にがんの宣告がされたのです……。何ひとつとっても将来に明るい材料はございません。せめて子どもが高校を卒業するまで……私は生きていたいと思います」。

昼休みを挟んで、午後も被害者は法廷に立った。

三三歳の主婦は、「私は、おなかの中で、臨月まで子どもを育みながら二度、死産しました。ＰＣＢのために……。私たち夫婦も人並みに子どもがほしい。けれども、いまのままでは不安で身ごもることができません。陣痛の苦しみには幾度も耐えられますが、子どもを失うことは……もう……できません。PCBの犠牲になった子どもを返してください。何も言いません……子どもだけ、子どもだけを返してください」。

三七歳の主婦は、「私の長男は、母乳を飲ませたために……油症になりました」と声を震わせた。「初めての子どもで、お乳の出がよかったので母乳で育てました。五か月ぐらいたって爪の色が真っ黒になるなど油症の典型的な症状が出ました。今その子は小学校三年生で、自分が油症であることは知りません。私が何も知らずに与えたのです、お乳を……。どう説明してやったらいいのでしょう」。そう言って絶句した。

この日は八人の原告被害者が、それぞれの被害の実態と苦しみとを陳述した。

弁護団も、安部千春弁護士が被害者の一日の生活に見られるさまざまな障害を挙げながら、「油症は一つの健康障害が原因になって数多くの生活破壊をもたらしている」と訴え、高木健康《たてやす》弁護士が梅田玄勝医師の臨床データなどをもとにしながら、「世界で初めてPCBによる人体汚染被害をこうむった原告の病像は複雑で、現代の医学では十分に解明されていないが、現在までにわかっているのは内臓、神経障害を伴う全身性疾患である」と述べた。さらに、島内正人弁護士が「家族ぐるみの被害の深刻さ」を、公害弁連の豊田誠弁護士が「これまでの公害裁判の到達点」について述べ、初日の弁論を締めくくった。

最終弁論二日目の二四日は、午前一〇時から原告側の鶴敍、小島肇、松本洋一各弁護士と私が、鐘化と国・北九州市の責任論について意見陳述。最後に内田弁護団長が「……論議の時は過ぎた。当裁判所が正義に立脚し、真に基本的人権を擁護する立場から企業の責任と行政の懈怠《けたい》を厳しく追及するならば、歴史的役割を果たすことになるものと確信する。今や被告らの責任は明白である。当裁判所に課せられた最大の責務は、原告ら被害者の司法的救済である」と述べ、原告側の弁論を終えた。

最終弁論三日目（最終日）の二五日も午前一〇時に開廷。最初にカネミ倉庫の代理人が弁論に立った。

カネミ倉庫側は、この日の最終弁論でも「カネミ倉庫は米ぬか油の脱臭装置とともに技術をプラントメーカーから導入し、ＰＣＢを使用して事件を起こしたが、その原因となったＰＣＢは鐘化が毒性を隠すなど詐欺的な方法でプラントメーカーに採用させたものだ」と、責任を鐘化に転嫁するだけだった。

続いて、鐘化の代理人が弁論。「ＰＣＢが工業製品である以上、毒性調査はコンデンサー工場などで働く従業員を対象にした職業病的観点からの調査で十分。ＰＣＢは食品添加物と違い、食品に混入させてはならないのは常識だ」と強調。そして事件当時の一九六八年一月下旬から二月初旬にかけてのカネミ倉庫におけるＰＣＢ補給量に触れ、「当時、少なくとも二五〇キロのＰＣＢが脱臭缶から食用油に漏れ、カネミ倉庫が大量のＰＣＢを補給した可能性が強い。カネミ倉庫がＰＣＢの補給量を掌握していれば事件は防げたはずで、カネミ倉庫による二重、三重の初歩的なミスが事件の原因だ」と決めつけた。

国・北九州市の代理人は、最終準備書面の内容を陳述し、カネミ油症事件での国の責任を否定した。

原告らは、三日間に及んだ最終弁論が終わるのに先立って、二五日午後〇時半から、小倉弁護士会館で集会を開いた。支援団体、原告弁護団らを含め、計約一五〇人が参加したが、午前中のカネミ倉庫、鐘化の弁論に対して「腹が煮えくりかえるようだった」などと感想を述べあった。このあと代表が全国で集められた二五七六団体と一万九八〇五人の署名簿を森永裁判長に手渡した。

最終弁論後、原告と弁護団は、「弁論を通じて裁判の勝利についてあらためて確信を深めた。深刻化しているＰＣＢなど合成化学物質から国民の生命と健康を守るために必勝を期さねばならない」との声明を発表した。

被告側代理人も記者会見、油症事件の責任はないことを改めて強調した。

カネミ倉庫はこの日、最終準備書面を福岡地裁小倉支部に提出したが、その内容は弁論内容と変わらず、鐘化に一方的に責任を押しつけていた。
このあと第一陣裁判は若干の手続きがあり、八月二四日に結審した。

製造物責任

最終弁論を報じた読売新聞の夕刊社会面に、沢井裕教授の「カネミ訴訟で問われるもの」と題した論文が掲載された。それは、この裁判を通して原告・弁護団が求めてきたものを的確に表す内容だった。

論文はまず、「この油症事件をひき起こしたのは食用油である。健康維持に必要な栄養物で、単なる嗜好品ではない。また多少は副作用も覚悟で用いる医薬品と違って完全に安全だと信頼して購入して食べる食品である」と、油症の特徴と重大性を簡潔に述べる。訴訟の目的についても「直接には被害者の完全な救済を目指しているが、同時に、責任の所在を明らかにすることによってこの種の事件の根絶を図ろうとするものである」と極めて明快だ。

この訴訟は、「まさに現代社会における商品生産にかかわる構造的過失ともいうべき欠陥商品生成のメカニズムを浮き彫りにしている」と指摘する。つまり、「今日の商品の製造・販売の機構は、極限まで合理性・採算性を追求する結果、網の目のように入り組んだ分業と共同の関係からなり立っている。いくつかの段階の企業を通って、商品は生成し流通し、消費者に到達する。しかも何らかの事故が生じたときには、その企業ごとに責任を分断することによって『利益は取得するが損失は負担しない』メカニズムを作り上げようとする。これでは消費者は企業の売りっ放しの犠牲となるだけである」と切り込み、それゆえ明らかにされなければならないのは「個々の生産者ではなく、生産者サイドの責任構造」だとする。

次いで、沢井教授は各被告それぞれの「問われるもの」を列記する。うち最も力を込めて言及しているのが「本件で構造的過失を問われ、真の原因形成者としての責任を追及されている（略）鐘化」についてである。

「従来は間接的原因作成者、例えば交通事故に関し自動車メーカー、工場煤煙の硫黄酸化物被害につき重油供給者、劇薬事故について薬品メーカーがそれぞれ責任を問われるということは、まったくなかった。鐘化は同じ論理で免責を図る。場合によっては自動車メーカーや重油供給者の責任を検討する余地があると思うが、これを一応さておいても、本件鐘化の責任は右の一般論に同化して解消することは許されないものである」

なぜか。沢井教授は「製造物責任」を念頭に続ける。

「鐘化はＰＣＢに関する独占メーカーであり、その強大な力を利用しての需要開拓、販路拡大の一環として、その毒性を隠蔽しさえして――カタログの申し訳程度の毒性表示では意味がない――食品に混入するおそれのある脱臭装置熱媒体に、強引に押し込んだといって過言ではない。今日、各地のスモン訴訟において、副作用の明示のないまま、大量的日常的に販売したことの不当性が追及されているが、利潤追求のためには犠牲をかえりみない企業活動のつけの清算が求められていることは本件と同様である」とする。

そのうえで論文は「製造物責任」という法概念に基づいて鐘化有責論を展開した。

「自動車・重油あるいは青酸カリ等は、その危険性が社会的に十分認識され、その最終的利用者が、その潜在的危険性を具体化しないことの期待の下に、その存在が社会的に許容されているのである。したがって自動車メーカーがたとえ責任を問われないとしても、その論理は鐘化の免責をもたらさない。また最終製造者たるカネミ倉庫の非常識さも、直ちに鐘化を免責に導くものではない。ＰＣＢの毒性が、これに素人であるカネミ倉庫にも周知されており、これに対応する恒常的日常的な危険阻止のメカニズムが確立していてこそ、鐘化は抽象的危険を具体化した責めをカネミ倉庫に帰せしめうる契機をにぎるのである」

第二陣提訴

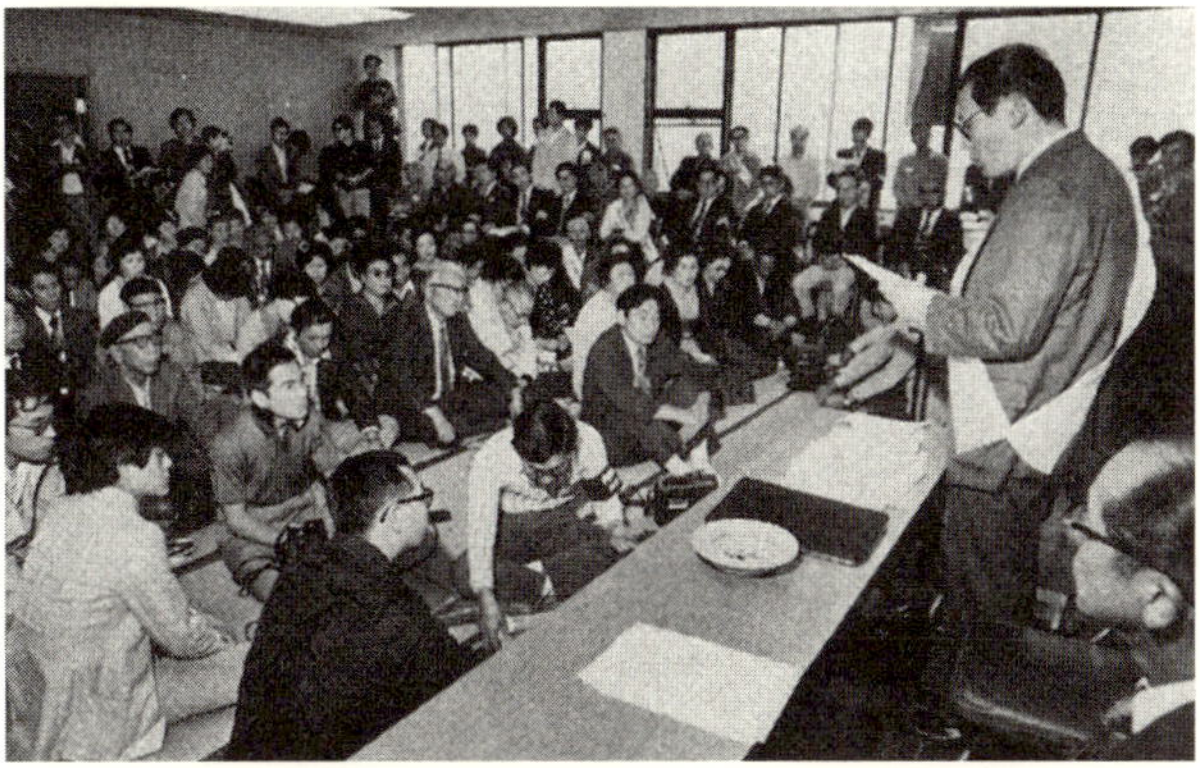
1976年6月23日、第一陣最終弁論の集会で決意表明する横地秀夫第二陣原告団長（小倉弁護士会館）

第一陣最終弁論から約四か月後の一九七六（昭和五一）年一〇月八日、一一五人が鐘化、カネミ倉庫と同社の加藤三之輔社長、国、北九州市の五者を相手取り、総額二五億七九五〇万円の損害賠償を求める第二陣訴訟を福岡地裁小倉支部に起こした。

一一五人は発症当時の一九六八年から一九七六年八月にかけて各県の認定を受けた二歳から七九歳までの被害者で、五月中旬に原告団を結成していた。

三八人が一八歳以下の未成年者で、この中には二―七歳の油症新生児一四人が含まれている。死亡者は北九州市の女性（当時一一歳）一人だけ。原告を地区別に見ると、福岡県一一三人、広島県一三人、山口県一二人、大阪府五人などである。

この第二陣訴訟も包括一律請求方式を採用して、死者二〇〇〇万円、生存者一五〇〇万円を請求。弁護団は第一陣訴訟と同じ内田茂雄弁護士を団長とするカネミ油症事件弁護団。

提訴前、原告、支援者らは小倉弁護士会館で決起集会を開いた。原告約六〇人と支援する福岡スモンの会の人たちとを合わせて約一五〇人が参加、内田弁護団長が第二陣訴訟の意義や取り組みなどについて「第一陣訴訟で立証し残した油症新生児の問題などを重点的に立証していきたい。ＰＣＢの販売を認めた通産省（当時）の責任も追及したい」と述べた。

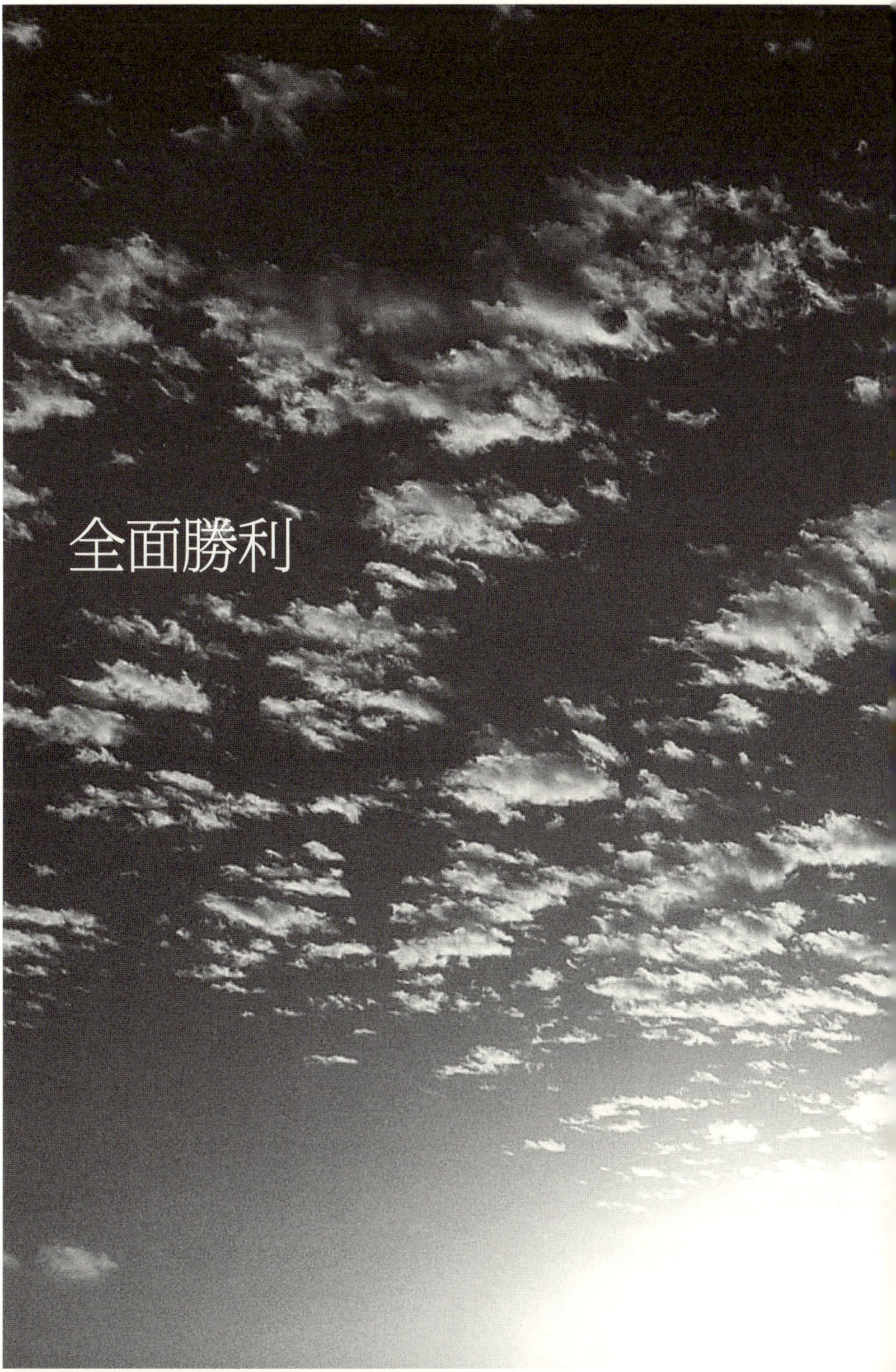
全面勝利

福岡民事訴訟の判決

カネミ油症事件の発生から一〇年となる一九七八（昭和五三）年は、大型薬害訴訟の草分けであるスモン訴訟の判決が言い渡された年であった。スモン訴訟とは、スモン病（亜急性脊髄視神経末梢神経症）の患者が、整腸剤キノホルムが病気の原因だとして国や製薬会社を相手に起こした訴訟で、この年の金沢地裁をはじめ、各地の裁判所で原告勝訴の判決が次々におりた。

この年の一月一〇日、福岡地方裁判所小倉支部（森永龍彦裁判長）はカネミ油症の第一陣訴訟について同年三月一〇日金曜日を判決言渡期日と指定した。

提訴から七年余、最終弁論から一年半。カネミ油症の被害者、特に第一陣訴訟の原告にとっては待ちに待った判決である。原告や弁護団は鐘化への勝訴を確信していた。というのも、前年一〇月五日の福岡民事の判決（福岡地裁）で「鐘化有責」が示されたからだ。

この福岡民事は、全国民事とは別に一九六九年二月に提訴された訴訟で、原告は福岡市を中心として四五人。被告はカネミ倉庫、同社の加藤三之輔社長、鐘化の三者、請求総額は八億七〇〇〇万円である。

判決は、それまで学説の域にとどまっていた「製造物責任」の概念を初めて取り入れて、鐘化の過失責任を認定する画期的なものだった。

「今日の競争経済社会では法により厳しい安全確保義務を課せられている食品業者においても、商品のコストを下げることが最も重要な課題の一つとされ、眼前の利益追求を急ぐのあまり、製品の安全確保のための費用までも切り詰めるようなことも十分考えられることであって、食品の安全確保のため万全の措置が尽くされることに高い信頼を寄せることはできない。したがって、食品製造業者に食品の安全確保の義務があるからといって、被告鐘化がその混入により重大な結果を招来しかねないカネクロールを漫然熱媒体として推奨販売してよいということにはならない。食品の安全性は末端の食品製造業者に高度の注意義務を課するだけでなく、その製造工程において食品の安全性に危険を及ぼすおそれのある資材・原料・装置等を提供する他の業者の寄与があってはじめて万全のものとなり得るのである」とし、「要するに、被告鐘化はカネクロールの毒性・金属腐食性等について十分の認識もしくは認識の可能性を有しながら、それらを正しく指摘し警告することを怠ったまま、食品業界にこれを熱媒体として推奨販売したという基本的かつ重大な過失によって本件油症事件を惹起したものであり、他の被告らとともに損害賠償の責めを免れないものというべきである」と結論づけた。

鐘化は閉廷後の午後一時三〇分に「判決内容は極めて遺憾であり、今後化学物質を製造・販売・使用する関連業界をはじめ、産業界に与える影響が多大で、さらに上級審の判断を仰ぎたい」として、福岡高裁に控訴と執行停止の申し立てをした。

この福岡民事の判決は食品製造関係業界にも深刻な打撃を与えた。鐘化が加盟する化学薬品メーカーの団体・日本化学工業会の専務理事は、「判決に口を挟むケースではない」としながらも、「鐘化の責任が問われたことは業界の常識を根底から覆した新判決であり、化学品製造業者として大きな影響を感じざるを得ない」と述べ、ある食品メーカーの専務は、「他人事ではない。食品を扱う者として厳しさをまざまざと認識させられた。これまでは菌類などに主力を置いていたが、原材料を複合的に使っているので今後はあらゆる面で対応できる体制づくりを急がなければ」と真剣な口調だった。

翌六日の読売新聞朝刊に、関西大学の沢井裕教授が「『油症訴訟』判決を読んで」と題する論文を寄せ、

「『消費者は市場に流通している食品を無条件に信頼してきた。食用油であるカネミライスオイルに有害物質が含まれているかも知れないなどとはつゆ疑うこともなく、それを使った食物を一家だんらんの食卓にあげて食べ続けてきたのである』という考え方こそ、本件のような損害賠償事件における被害者救済の結論を生み出すとともに、将来にわたって、かかる悲惨な食品公害事件を二度と発生させない理論となるのである」と述べている。

また「『カネミ油症』判決と製造物責任」と題する同紙社説で、「製造物、とくに食品による健康被害に対するメーカー側の責任を厳しく追及した判決の内容は、この種の訴訟の先駆的役割を持ち、高く評価される」と書いた。その上で「とくに注目されるのは、次の二点である」とし、「第一は、鐘淵化学、カネミ倉庫の両者に、それぞれ別個の不法行為を認めたことである。(略)これは、メーカーに無過失責任まで科してはいないが、広い意味での〝製造物責任〟の考え方を導入した、極めて積極的な判断といってよい。第二は、製造物の危険や欠陥の予見が不可能であったとか、あるいは、そうした危険性を正しく指摘し、警告を発したとかの事実が立証されなければ、メーカー側の過失が推定される、としたことである。これは言い換えれば、因果関係や過失の有無についての挙証責任を、メーカー側に転嫁させようという、新しい法理を重視したものといえる」と述べ、「製造物の欠陥に対する無過失賠償制度の導入や、製造物責任法の立法を、国は早急にはかる義務がある」と締めくくっている。

十一日には、カネミ倉庫側の弁護士が控訴しないことを明らかにした。その理由について、「加藤社長の意向としては事件以来九年たったいま、これ以上、裁判で争うことは患者にさらに苦痛を与えるものであり、会社、また個人としてもしのびがたいとのことだった。カネミ倉庫の経営困窮についても、苦しい操業だが、患者への治療費支払いは会社が存続する限り続けると言っている」と説明した。

判決前夜

第一陣訴訟の原告と弁護団には、一審判決を前に対応すべき大きな問題があった。判決直後の法的手続きである。裁判では一審で敗訴しても控訴できる。控訴すれば判決は確定しないので、被害者は救済されないまま、裁判の場が高等裁判所に変わるだけで、裁判が続くことになる。これでは一審判決は、裁判確定までの単なる通過点になってしまう。

原告と弁護団は、これに備える必要があった。そのために、鐘化が控訴を断念せざるをえないような世論のさらなる盛り上がりを図るとともに、判決直後に各地で行う強制執行を成功させる準備や、大阪本社交渉で一定の成果を勝ち取るための体制づくりに取り組んだ。

鐘化の本社や工場・支社のある大阪、高砂、東京、大津の各地の市民団体などへ支援の輪を広げるための要請行動もその一つだった。弁護団の河野善一郎弁護士は、判決前の六か月間、手持ち事件を整理して大阪に滞在、伊藤美代子事務局員は一九七五（昭和五〇）年五月から三年弱の間、月の半分を大阪で過ごした。小島肇弁護士は高砂市で市民団体や有識者、労働組合などと数十回の学習会を開催し、強制執行体制づくりに当たった。「法廷闘争の主戦場は法廷の外にある」とはよく聞く言葉であるが、法廷から遠く隔てた地での判決行動準備の活動は、その典型とも言えるものだった。

この準備活動は、判決言渡期日指定によりさらに慌ただしくなった。原告と弁護団は判決期日確定後、各地での活動を強化した。強制執行と鐘化交渉を成功させるためには、弁護士だけでも二〇〇名ほど確保しなければならない。これを公害弁連に要請したが、最初は現実の問題とは考えてもらえなかった。しかし、判決行動の計画を具体的に説明するうち、徐々に協力の体制ができ始めた。

判決を翌月に控えた二月一九日、北九州市で原告団総会が開かれ、各地区の原告代表や弁護団、支援者ら一三〇人が出席した。内田茂雄弁護団長が「鐘化、カネミ倉庫の加害企業だけでなく、国、市の行政責任をはっきりさせる時が来た。判決をてこに生活補償などを盛り込んだ恒久救済も確立させたい」と挨拶し、判決直前の行動を決めた。

判決後の行動は、鐘化の高砂（兵庫県）、坂本（滋賀県）の両工場を中心にした強制執行と、控訴を断念するよう鐘化本社で交渉すること、この二つに重点を置いた。また、判決日には原告患者二四〇人を中心に北九州市で決起集会、鐘化本社で三日連続の交渉、併行して厚生省交渉を行うことなどが打ち出された。強制執行は判決当日の夕方には着手できる見込みで、前後して大阪市内で二〇〇〇人集会を開くことにした。弁護団は、鐘化が控訴と仮執行に対する執行停止申し立てをすることを考慮し、事前にこれらを認めないよう上申書を福岡高裁へ提出した。

判決を翌日に控えた三月九日、この日は春の嵐が吹き荒れ、時折激しい風雨が地面や建物をたたきつける大荒れの空模様で、夜に入ってもおさまる気配はなかった。「カネミ油症裁判勝利を目指す全国交流集会」は、嵐が窓を打つ北九州市小倉北区の「ひびき荘」で開かれた。

たすき・鉢巻き姿の原告や弁護団員、支援団体代表ら約二〇〇人が厳しい表情で参加した。森永達夫カネミ油症事件全国連絡会議事務局長が、「いよいよ判決が出るが、この十年間にわたって、国、北九州市、鐘化、カネミ倉庫は責任を放棄している。判決で国の行政責任、鐘化の製造責任などが明らかにされ、この裁判で完全勝利することが食品公害に対する闘いを前進させることになる。そして、これをてこにして治療法と患者救済のための恒久対策が確立されなければならない」と挨拶。

次いで松本洋一弁護士が、これまでの経過や争点などを報告。支援に駆けつけた熊本・水俣病被害者の会、イタイイタイ病対策協議会、スモン東京原告団、福岡スモンの会から激励を受けた後、被害者を代表して北九州カネミライスオイル被害者の会会長が、「長く苦しかったこの闘いが必ず勝利することを信じ、カネミ倉庫の責任はもちろん、ＰＣＢの毒性を正しく明示せず利益追求のみに力を注いだ鐘化の責任を厳しく問います。また、消費者が食品を検査しなければ安心して食べられない世の中がどこにあるでしょうか。私たちは食品を検査する能力をもちません。だとしたら行政の責任も明らかにしなければならないでしょう」と、声を詰まらせながら訴えた。

ＰＣＢ環境汚染の研究に取り組んでいる京都府立衛生研究所の藤原邦達主幹が、原告を支援する三五九人の学者を代表して学者声明を発表。内田弁護団長も「今度の裁判で明らかなように企業のあり方は間違っており、これらを容認した行政の姿勢を正すのがこの裁判だ。提訴してからすでに犠牲者も出ており、もはや一日も救済の猶予はできない」などと述べた。

曇った勝訴

一九七八（昭和五三）年三月一〇日午前一〇時、前日の嵐の名残をとどめる曇り空の下、春にしては冷たい風が吹いていた。北九州市小倉北区の福岡地裁小倉支部の構内外には、一〇〇〇人を超える支援者や市民が結集し、判決言い渡しを待っていた。

大阪市の鐘化本社には、中之島公会堂からデモ行進をしてきた人々が押し寄せ、本社のある七、八、九階のフロアは、一〇〇〇人近くの支援の人によって埋め尽くされた。

兵庫県高砂市では、二〇名近い弁護士と二〇〇名を超える人々が鐘化の高砂工場への強制執行を支援するために顔をそろえた。

東京・霞が関の東京弁護士会館には、一〇〇名以上の人々が厚生省と鐘化東京支社への抗議交渉に参加すべく集まっていた。

福岡市の福岡高裁六階ロビーには、二〇人を超える弁護士が多くの原告や支援団体の人々とともに、鐘化の控訴と執行停止の申し立てに対して裁判所が公正な態度をとるよう監視するために集結していた。

原告総数七二九人、請求総額一一五億七六三九万円というカネミ油症事件全国民事第一陣訴訟の判決は、福岡地裁小倉支部民事一部で言い渡された。

判決は、油症事件の直接の加害企業であるカネミ倉庫の法的責任はもちろん、原告および弁護団が最も重点をおいて追及してきたPCBの製造販売企業・鐘化の法的責任についても「合成化学物質製造販売企業の安全確保義務を怠った」と明確に位置づけ、「本件油症事件を惹起させる根本的な原因を生来せしめたものは、被告鐘化である」と、その責任を厳しく断罪した。

また損害論においても、原告弁護団が主張した包括一律請求は否定したものの、純粋慰謝料だけの賠償額として死亡者一五〇〇万円、生存患者一二〇〇－六〇〇万円と算定し、総額六〇億円余、遅延損害金を含めると九〇億円の請求を認容した。

合成化学物質については「本来、人体に異質なものであり、時として多数の生命、身体に計り知れない有害な作用を及ぼす危険性を持つ」と述べ、食品についても「絶対に安全なものでなくてはならないことは、至上命令である」と基本的な前提を明確に示した。そのうえで、カネミ油症事件を合成化学物質による公害と捉え、「化学企業は可能なあらゆる手段を尽くして、合成化学物質の利用による危険が生じないようにすべきだ」とした。

さらに、危険な合成化学物質を食品工業で利用すること自体、食品の安全という観点からみて極めて問題であり、「ＰＣＢを食品工業で使用すべきではなかった」という原告側の主張をほぼ全面的に認めた。これは、食品工業における合成化学物質の利用に警鐘を鳴らし、合成化学物質による食品公害の根絶と、無軌道とも言える用途拡大の歯止めになりうるものである。複雑多岐な商品生産構造の現代で、製造物責任の定着にはずみをつけ、大きな意義を持つ判決であった。

国・自治体の責任については、行政庁の権限の不行使が違法となる場合についての一定の基準を定め、しかも油症事件の発生についての行政の怠慢を指摘しながら、結論としては法的責任を否定した。食品の安全性については、「食品衛生法に基づく権限を適確に行使すべき」など、国・行政が個々の国民に直接責任を負うべき場合があることを明確にした点は、行政の権限不行使に対する責任追及の道を切り開いたものと言える。しかし、最後に「権限の行使は行政庁の自由裁量に委ねられており、この責任は政治的行政的責任で

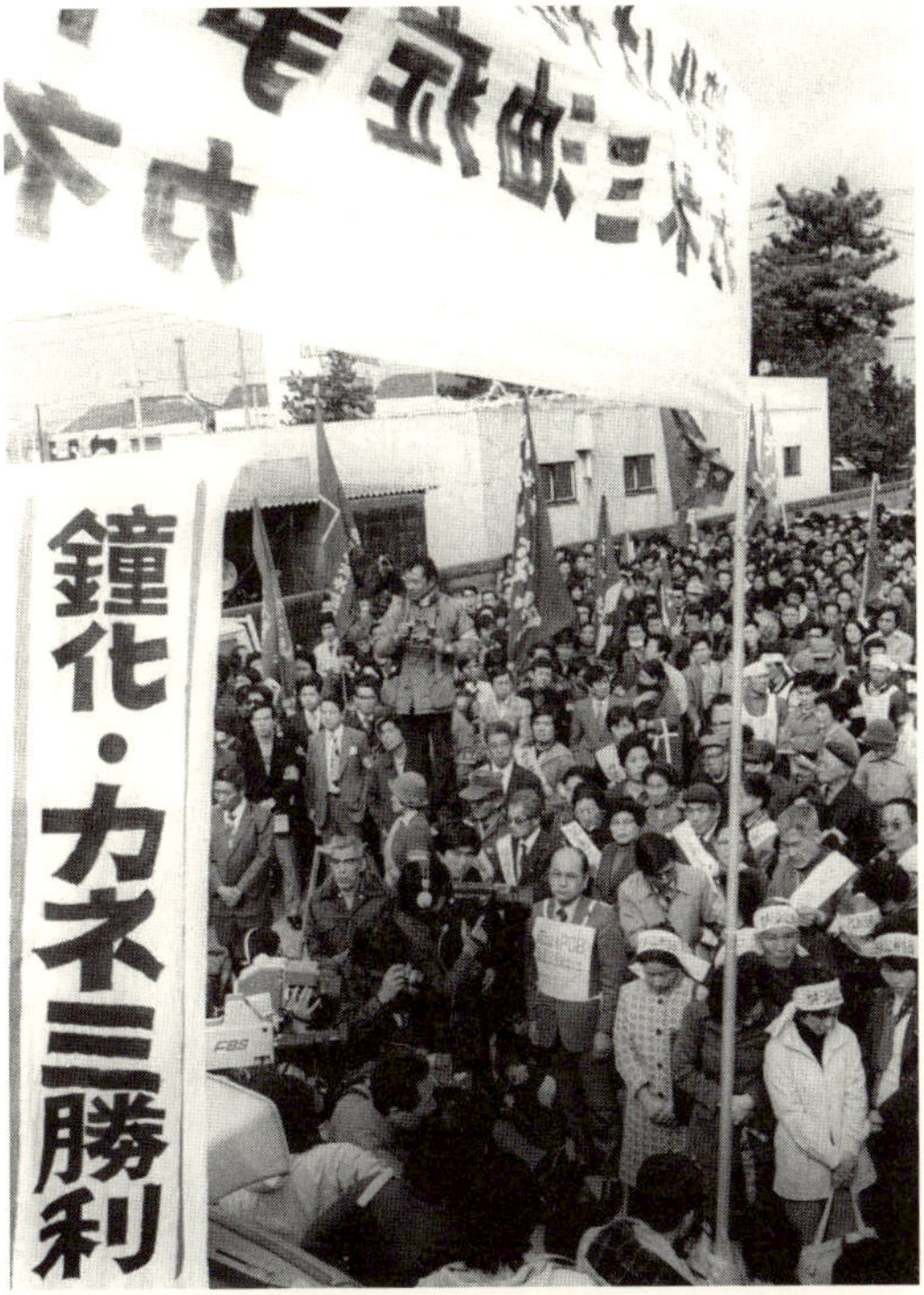

福岡地裁小倉支部横で開かれた第一陣一審判決勝利報告集会（1978年３月10日、読売新聞西部本社提供）

あって、個々の国民に対する法律上の義務ではない」と切り捨て、賠償責任を認めなかった。

この日、私は強制執行と鐘化本社交渉に備え大阪にいた。大阪市では、判決言い渡しの一時間前に、原告約一〇〇人と弁護団、大阪スモンの会など全国各地の公害訴訟団、労働組合や支援団体合わせて約一〇〇〇人が大阪・中之島の市立中央公会堂前に集まり、鐘化本社のあるビルまで約八〇〇メートルをデモ行進。途中、「鐘化はカネミ油症の被害責任を取れ」などとシュプレヒコールを繰り返した。ビルに到着すると、エレベーターで鐘化本社へ行き、会社側に提供された社員食堂で判決のテレビニュースを見守った。

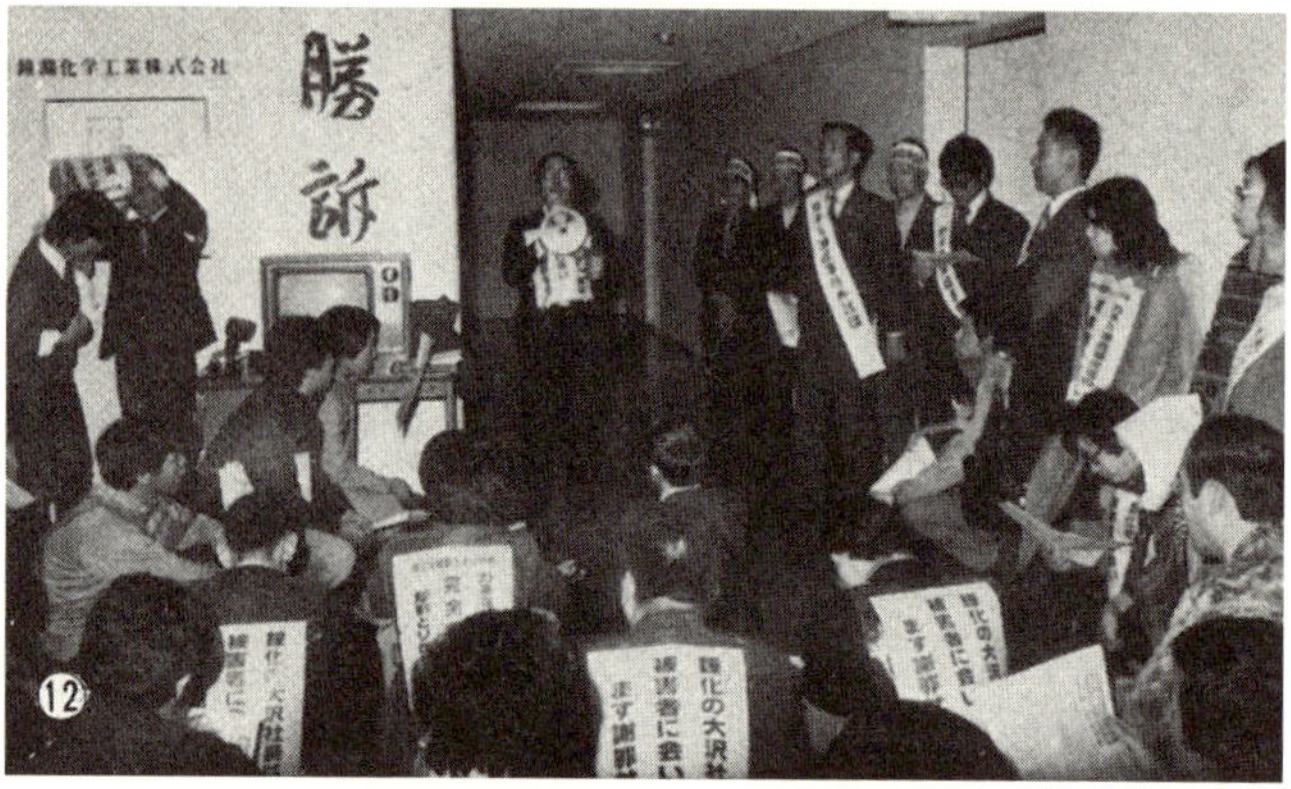

第一陣判決後、鐘化大阪本社での交渉会場から溢れた人々へ経過を説明する支援者（1978年３月10日）

判決は、国、北九州市の行政責任も、加藤社長の責任すらも問うていない。認容額も十分ではない。「全面勝訴」の瞬間を静かに待っていた参加者の中からは、ため息ともつかぬ声が漏れた。そして、鐘化の企業責任が、福岡判決に続き再度問われたことがわかると、馬奈木昭雄弁護士が「勝利です。勝ったのです」と静かに伝えた。その後、午前十一時から社員食堂で会社側と交渉を始めたが、話し合いは平行線のままだった。

福岡地裁小倉支部では、法廷から出てきた松本洋一弁護士が、患者、支援者、水俣病、イタイイタイ病、スモン病などの公害被害者らが待つ東門前の集会場へ駆けつけ、口を「へ」の字に結んで、宣伝カーに上った。車から下ろした垂れ幕には「鐘化・カネミ勝利」とだけ書かれていた。支援者らからは拍手が起きたが、患者たちは顔を曇らせた。

午前一一時、地裁横の小倉弁護士会館で弁護団が記者会見した。内田弁護団長、梨木作次郎・北陸スモン弁護団長ら九人が臨んだが、どの顔も苦渋に満ち、口調は重い。内田弁護団長は、今回の判決が行政責任を不問にしたことについて、「福岡のカネミ判決が鐘化の製造物責任を問うたことを考えると、その延長線上として、業者の自主性だけに食品の安全性を任せないで、当然、国の行政責任を問うべきだった。行政責任を明確にしてほしかった」と述べた。また、原告と弁護団が要求していた包括一律請求が認められなかった点に関しては、「油症被害というものは、口頭弁論での医師の証言にもあったように軽重はつけにくいものだ。この判決は世界にも類のない被害の未知の部分の立証が尽くされていないと判断を下したわけだが、正しく認識してほしかった。そうすれば、認容額はもっと認められたと思う」とした。

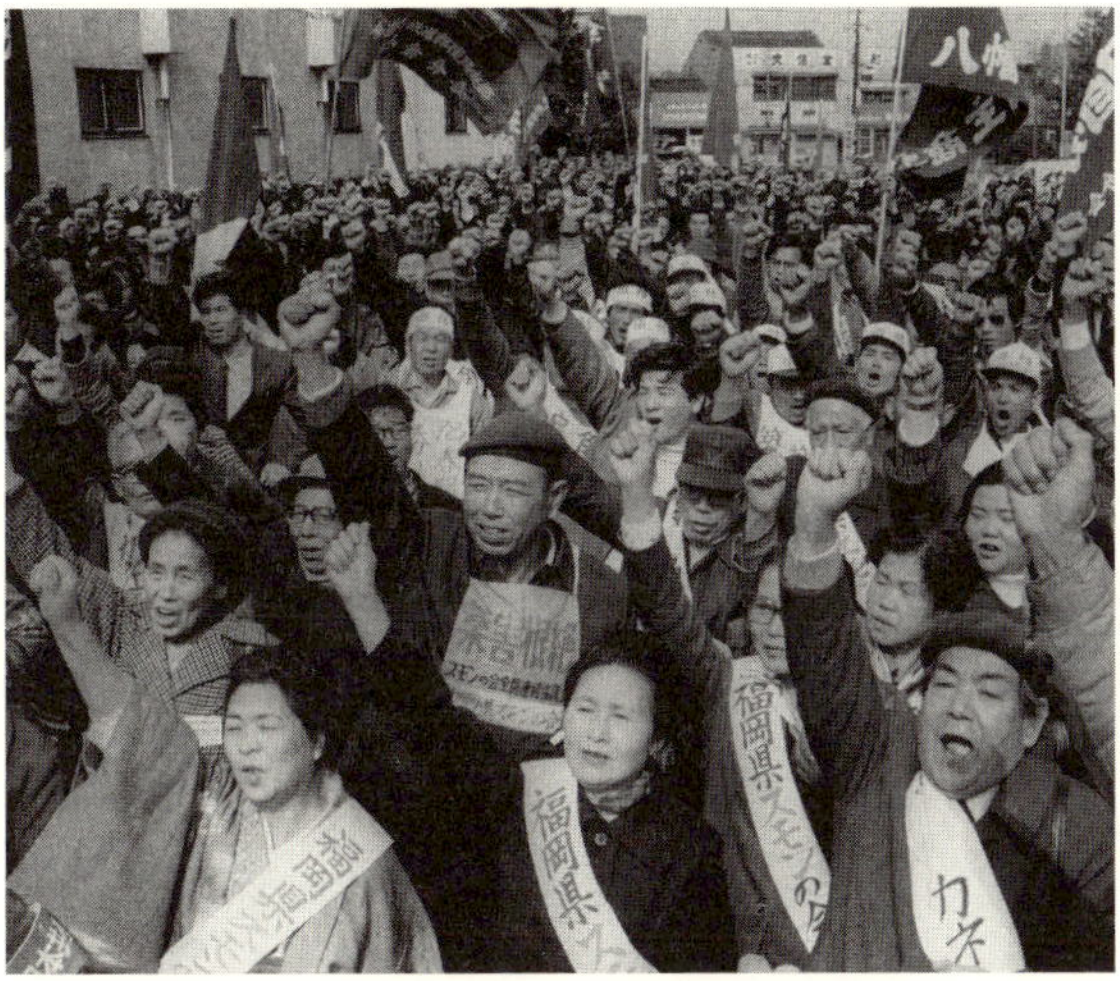

福岡地裁小倉支部横の広場で判決後の行動提起に「ガンバロウ」と応える原告と支援者ら（1978年３月10日。読売新聞西部本社提供）

梨木弁護士は北陸スモン訴訟の判決と比較しながら、「金沢判決では薬事法上の行政責任をうたっているが、今回のカネミ判決は行政責任追及をかわしている。国民が食品を食べている以上、単に食品衛生法上、製造・販売業者にだけ行政指導が及ぶという考え方は、個々の国民の期待とはあまりにもかけ離れ、問題だと思う」と批判した。

一方、全国連絡会議の原告ら約六〇人は午後一時半過ぎから、東京・永田町の参院議員会館で厚生省の食品衛生課長らと交渉。次の三点を強く申し入れた。

①国は法的責任、行政責任を率直に認めること
②国独自の救済に取りかかること
③鐘化の代表者が誠意をもって被害者と直接交渉に応ずるよう指導すること

原告と弁護団、全国連絡会議は次のような声明を発表した。

「鐘化とカネミ倉庫の法的責任を明確化したことは、カネミ油症被害者の早期完全救済と化学物質による公害・食品公害の絶滅を実現するうえで極めて大きな意義を有しています。

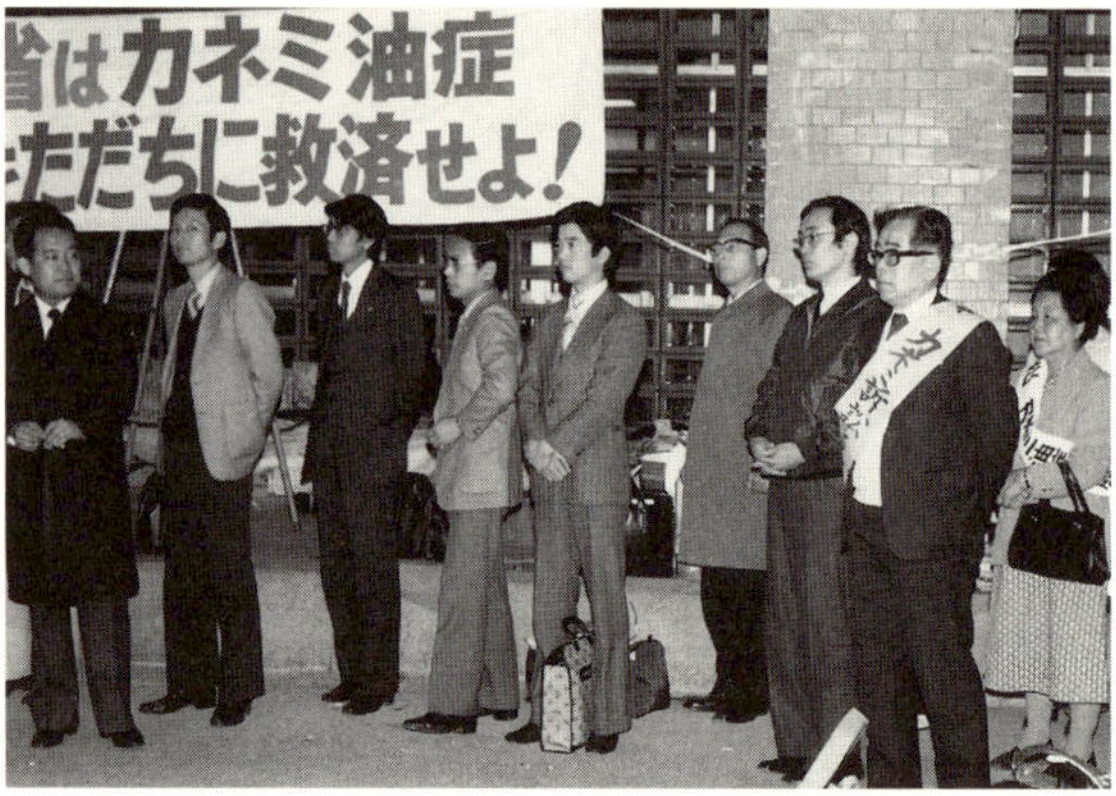

第一陣判決後の厚生省交渉のために控える原告・弁護団（1978年３月10日、厚生省前）

とくに鐘化は昨年の福岡判決以後もあくまで法的責任を否定し、カネミ油症被害者の切実な要求に何一つ応じようとはしませんでしたが、本日の判決が鐘化の法的責任を再度厳しく断罪したことにより、もはや鐘化には言い逃れをする余地は全くなくなりました。

しかしながら、裁判所が国・自治体の法的責任を明示しなかったことは、不当であると言わざるをえません」

関西大学の沢井裕教授は、この日の判決について「『裁量権の消極的濫用論』を掲げたことは評価される

べきである」としながら、「事実認定のうえでは完全に、積極行政の理念に基礎をおかなかった」と述べて次のように指摘する。

「先ごろの北陸スモン判決は、薬事法につき、安全性確保のための具体的個別細則がなくても、国は製造承認における高度の注意義務と追跡調査義務があるとして責任を認め、また東京スモンの可部裁判長所見では行政指導の不作為責任をも示唆している。いずれも、国民の生命・健康を守るためには、行政として『やれることはやるべきだ』という理念を示している。

薬品や食品添加物の製造販売は、原則として禁止され、安全なもののみが例外的に許されるのに対し、食品の製造販売は原則として自由であり、危険なものが例外的に規制されるという違いはあるとしても、今日食品製造が工業化され、大量生産、大量販売される現状では、両者の質的区別はないというべきだ。食品は、まさに『絶対的安全』が要請されるのだから、なおさらだ。裁判所が、この問題に、今一歩踏み込む勇気を持たなかったのは残念である」

判決後、阿部明男弁護士らは、判決正本とともに、強制執行の武器となる執行文と、被告に判決文が渡されたことを証明する送達証明書を受け取り、強制執行するため大阪の鐘化本社などへ向かった。

一方、鐘化は判決言い渡し後、ただちに福岡高裁に控訴状と強制執行停止の申し立てをした。

強制執行と本社交渉

福岡地裁小倉支部から執行文などの書類を受け取った弁護士一〇人は、四班に分かれて新幹線で大阪方面へ向かった。大阪地裁で支援弁護士約一三〇人と合流して、債権差し押さえ転付命令の申し立てと夜間執行

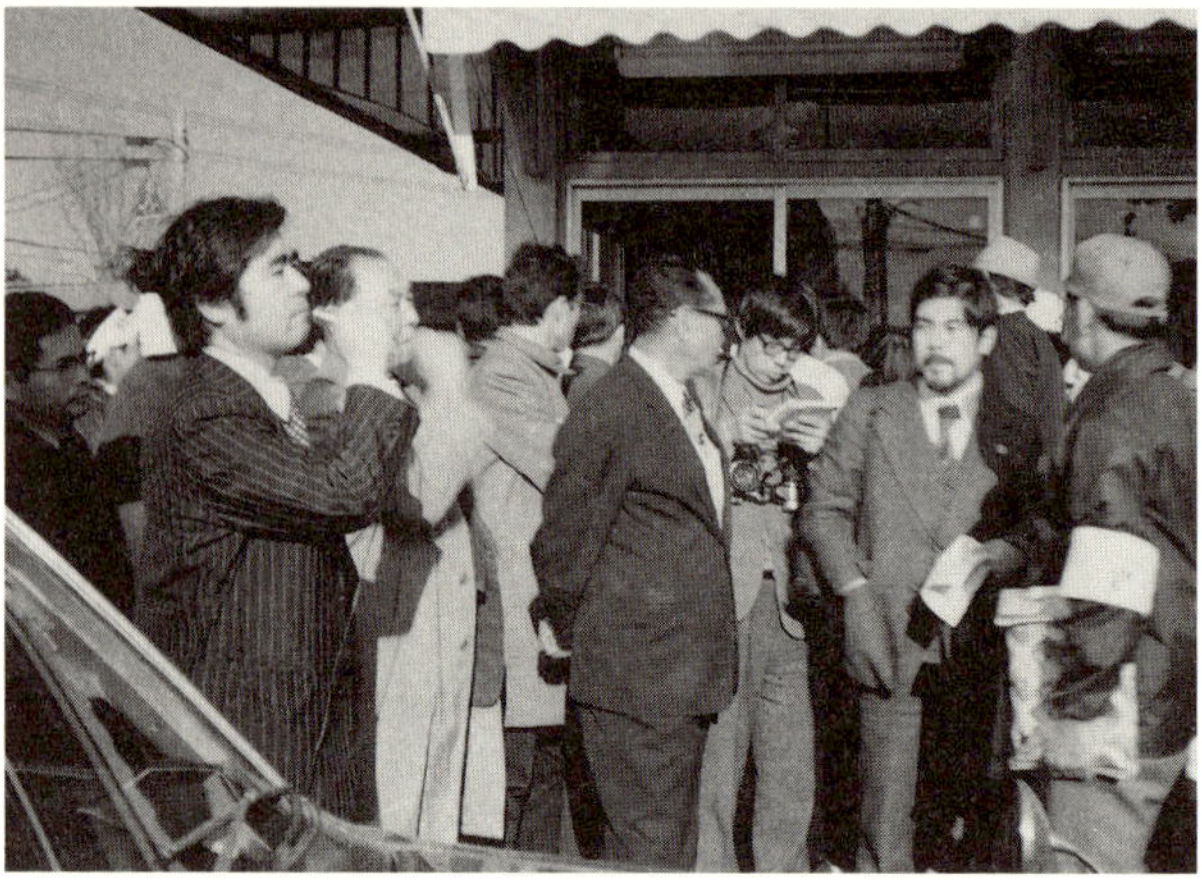

鐘化高砂工場での強制執行に入ろうとする弁護団、支援者（1978年３月11日）

申請をした。午後三時すぎ、まず大阪地裁の執行官八人が、鐘化本社とその取引銀行、売掛金債権のある企業など八か所へ向かい、神戸地裁姫路支部の執行官も鐘化高砂工場を目指した。

高砂工場の強制執行では、鐘化従業員による妨害も予想されたため、地元の東播州労働組合連合会などの支援団体に加えて、国鉄労働組合にも五〇人の組合員の支援を要請していた。

原告、弁護士、支援者一〇〇人での抗議集会の後、執行官三人、執行補助者一二人、原告代理人三人の計一八人が構内に入った。積まれていた水酸化ナトリウム（苛性ソーダ）原料の岩塩一万一六九四トンなどを差し押さえたが、事務所の金庫は空っぽ。机の上には「三月一〇日、現金は銀行へ持っていくこと」のメモが残され、鐘化が強制執行を免れるために財産隠しをしていたことが明らかとなった。高砂工場では、一一、一二日と三日間継続して執行を行い、一〇億円分の動産を差し押さえた。

大阪では、大阪本社の動産執行、摂津市の大阪工場の動産執行、銀行預金などの債権差し押さえが対象であった。大阪本社では執行官六人、補助者一〇人と原告弁護団が、現金、有価証券類の提出を求めた。しかし、鐘化は拒否。執行官はやむなく、会社内の机、椅子、ロッカー、コピー機などを差し押さえていった。

「交渉にも姿を見せない社長の椅子も」との原告の強い要請で、社長の机や椅子も差し押えた。大阪本社の動産執行は六〇〇万円分。摂津市にある大阪工場では塩ビ製品など一億円分の執行をした。

さらに、大阪では銀行預金などの債権差し押さえの手続きも実施した。差し押さえの対象とした債権は銀行預金と売掛金。差押債権額は一二億五〇〇〇万円に達したが、当座預金などは判決前に引き出されていたため、メインバンクに残っていた当座預金は、わずか二二二一円だった。考えられない残高で、明らかな執行妨害と言うほかなかった。

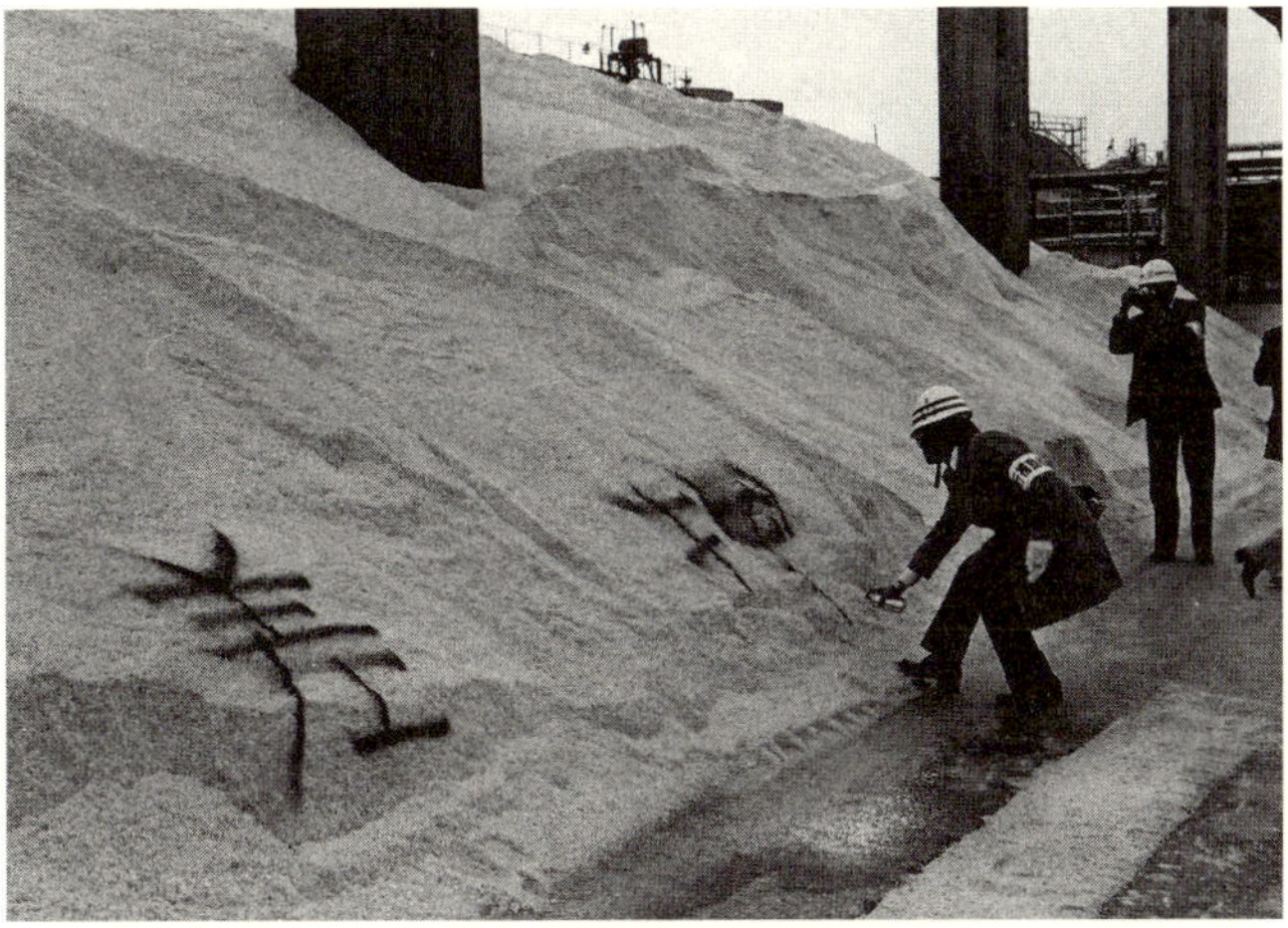

鐘化高砂工場で原料の岩塩にスプレーで「差押」と書く執行補助者（1983年３月10日。読売新聞西部本社提供）

大津市・坂本工場での執行は門扉閉鎖などの妨害もあり、翌日の午前一時三〇分までかかったが、一億五〇〇〇万円分の動産を執行した。

執行官が即日（判決日当日）の強制執行をしない東京では、一一日の午前一一時四五分から鐘化東京支社に対する動産執行を開始した。支社長の机、椅子、コンピューター用の電圧調整器盤など約四〇〇点、五二〇万円分、差し押さえ完了は、午後四時四〇分であった。

仮執行が成功するための最も重要なポイントは、鐘化が控訴申し立てとともに行う「執行停止」の申し立ての対策で、裁判所に執行停止の決定を出させないことができるか否かだった。

控訴→執行停止の申し立て→執行停止決定となれば、その瞬間に仮執行ができなくなる。時間との闘いだ。判決当日には弁護士が民事受付のある福岡高裁六階ロビーで待機。控訴状と執行停止申立書の提出に訪れる鐘化側の弁護士を待っていた。しかし、書類を持って来たのは弁護士ではなく、鐘化の従業員。それも、裏口から風呂敷に包んだ書類を、そのまま受付に置いただけで、受理の確認もせずに帰ってしまった。

午後になって受理が開始された。受付書記官が控訴状や執行停止申立書が適正になされているかどうかをチェックする様子を見守っていた原告弁護団が、申立書に不備を発見。これでは、高裁は審理することはできない。結局、高裁からの勧告で鐘化が補正をしたのは、翌一一日の午前一一時ごろだった。

福岡高裁は原告弁護団の「執行停止をすべきではない」との申し入れに対し、同日午後三時ごろ「保証金の供託を条件に、一人三〇〇万円を超える部分について執行を停止する」との決定をした。この決定の意味は、原告一人三〇〇万円までは執行を続けることができるということであり、言い換えれば、鐘化は原告一人について三〇〇万円を支払わざるをえないということである。

この日は土曜日、しかも午後なので、鐘化は保証金の供託をすることができず、結局、月曜日である一三日までは執行停止できないことが確定的となった。

弁護団は、大阪で原告や支援団体とともに強制執行を行う一方、本社と交渉、また、福岡では鐘化の控訴と執行停止申立に対する要請行動を行った。その間、鐘化による財産隠匿および預金操作の具体的事実が明らかとなり、本社交渉の中での追及点の一つとなった。

判決から強制執行、要請行動、本社交渉と、怒濤のような四日間の判決行動の結果、鐘化と次の確認書を交わすことができた。

①鐘化は、執行停止が認められなかった二〇億八三二〇万円を支払う。

②それ以外にさらに四億円を上積みして支払う。
③判決で認められた金額とは別に訴訟遂行費用として一億二〇〇〇万円、強制執行費用として二五〇〇万円余を支払う。
④執行官費用は鐘化が負担する。

このように執行停止不許容分二〇億八三二〇万円以外に総額六億円以上を上積みさせたのは、鐘化が控訴して裁判が係属している中間段階としては画期的なもので、判決行動における原告、弁護団、支援団体の取り組みの成果と言える。

さらに、判決時の鐘化の強制執行に対する妨害について、原告と弁護団はその犯罪性を追及した。私たちは一審判決の仮執行宣言に基づいて強制執行することを内外に明らかにしており、そのことは報道されてもいた。ところが鐘化は、判決に基づく原告・弁護団の正当な行動を組織的に妨害したのである。

原告・弁護団は、このような不正な行為を許すことはできないとして、鐘化の社長ら四名を強制執行不正免脱罪で大阪地検特捜部に告発した。

大阪地検は、この事件が強制執行不正免脱罪としては大規模であり、しかも公害被害者に関するものであることを重視して本格的に捜査した。しかし、結局、犯罪事実の成立は認めながら、一九八〇年六月に起訴猶予処分とした。

この不起訴処分について、一九九七年八月六日の読売新聞は連載「カネミ油症は語る」の中で、当時の大阪地検担当検事の次のような話を掲載している。

「『事実は製品隠しのほか、系列二社の銀行口座に計約七四億円の預金移し替えが全社的規模で行われた計画的な犯行でした』。（略）議決書の不起訴理由には、確定判決に基づく仮執行ではなかった、取引先に迷惑をかけないためだった、当時の法律では、銀行預金の仮執行をストップさせる法的手続が保証されていなかった、などが記載されていた。『犯罪事実はあったが、酌むべき情状も多々あったと言うことです』（略）『ち密に捜査した結果、法律の不備も含めてあえて起訴しなかった点で、これも立派な特捜事件でした』。銀行預金差し押さえに対する法律の不備は、この事件を一つのきっかけに改正された」

この事件以降、鐘化は仮執行、仮処分には現金か小切手を用意するようになり、また、公害裁判などで組織的な企業の執行妨害はみられなくなった。

仮払い仮処分

第一陣訴訟の法的決着は持ち越されたが、当面の目標である鐘化の責任を明白にした一審判決で、原告は判決認容額の一部を得ることができた。私たちは鐘化有責の立証強化に取り組む一方で、全面解決に向けて残された課題への対応を急いだ。中心に置いたのは次の二点。

①国の責任を明確にする

②第一陣原告以外の多数の被害者の早期救済を図る

認定の時期の遅れなどで、この裁判に加わることができなかった被害者は、第一陣訴訟の最終弁論直前の一九七六（昭和五十一）年五月に第二陣訴訟原告団を結成。同年一〇月八日提訴した。提訴時の原告は一五五人、請求総額は二五億円余であった。その後、一九七八年七月一七日、第二陣の第二次訴訟を提訴し、これで第二陣原告は計二八〇人、請求総額は四五億四九八〇万円となった。

第一陣訴訟一審判決（一九七八年三月一〇日）とその判決に基づく強制執行により、第一陣原告はとりあえず原告一人平均三百数十万円の補償金を手にすることができた。しかし、第一陣訴訟に加わっていない被害者は、事件発生後一〇年を経ても何の救済も受けていない。

一方、鐘化は五か月の間に二度の有責判決を受けたことによる企業イメージの悪化を懸念したのか、朝日新聞のインタビューに、社長が「カネミ油症の救済については何らかのことをしなければならないと考えている。しかし、裁判所の判決金額は高すぎて、問題にならない。控訴審で和解の動きがあれば応じてもよい。未訴訟の人々については見舞い金を支払う」と、訴訟を起こしていない被害者を対象に一時金の支払いをすると答えている。

この対応は、これまでカネミ倉庫だけに責任を押しつけ、何の対策も講じず、被害者と会おうとすらしなかった鐘化が、カネミ油症の裁判と運動の前進により従来の態度を変えざるをえないところまで追いつめられたことを示している。しかし同時に、この発言は、その後の大量提訴を避けたいという目的などがうかがえ、原告・弁護団の内部に混乱をもたらしかねないものだった。これに対抗できる戦術が、仮払い仮処分である。

仮払い仮処分とは、「いずれ勝訴するのだから、裁判途中での仮払いを認めてほしい」という申し立てである。そのような仮処分を当事者全員について申し立てた前例はなく、当時の司法の常識を破るものであった。第一陣とは原告も裁判長も異なる。しかし、原告側には第一陣での鐘化への勝訴判決という支えがあった。

一九七八年七月一七日、すでに本人尋問の準備のための陳述書作成を終えていた第二陣訴訟の田川地区原告三一人全員について、鐘化を相手に仮払い仮処分を申し立てた。

九月六日、裁判所の判断が出される日、七〇歳の原告が私の法律事務所の五階にある弁護団事務局へやってきて、心配そうに「仮処分は全員出そうですか」と尋ねた。私は「たぶん大丈夫でしょう」と言いながらも落ち着かず、五階の弁護団事務局と三階の法律事務所を行ったり来たりしていた。

一一時過ぎ、仮処分決定の通知が届いた。内容は、一人二五〇万から一五〇万円まで。金額に差はあっても、全員に仮処分の支払いを認める決定が出たのである。この瞬間、鐘化の企図は打ち破られた。「全員について仮処分が出されたことは極めて意義がある。裁判所は私たちの苦しみをよく理解してくれた」。喜びに顔を紅潮させながら、田川の原告がインタビューに答える。それを見ながら、私は充実感で満たされた。

仮処分命令は、それから三回にわたり出され、その年の一二月には第二陣の原告全員に出された。決定額は計四億円余。一時金としては公害・薬害裁判史上最大の仮処分額となった。その後も新たな訴訟を提起したが、そのつど仮払い仮処分の申し立てをし、認められた。

こうして、第一陣一審判決の成果は、第一陣の原告被害者だけでなく、第二陣から第四陣訴訟までの原告被害者にも一時金の一部獲得というかたちで広がることになったのである。

第一陣一審判決とその後の判決行動の成功は、原告たちを力づけた。最初の仮払い仮処分申し立てをする三日前の七月一四日、長崎市民会館で原告団代議員会が開かれた。原告二〇人に一人の割合で選出された代議員が、一〇地区（長崎県五島・玉之浦町、同・奈留町、長崎市、福岡市、大牟田市、田川地区、北九州地区、山口県、広島県、高知県）から一一会が参加し、原告団長に三吉康広氏、事務局長に岡林勝芳氏らの役員体制が正式に発足、運動方針を確認した。油症発生から一〇年、七年有余の裁判闘争を経て、初めて原告団の自律的で統一的な体制が確立した。

国・行政の責任追及の取り組み

第一陣訴訟は提訴（一九七〇年一一月）から最終弁論（一九七六年六月）まで五年七か月を要した。この間は、鐘化に勝訴して一定の補償を得ることが最優先の課題だった。そのため、大部分の時間とエネルギーを鐘化の責任追及に割かねばならず、国の責任追及についての取り組みは、必ずしも十分とは言えなかった。もちろん国の責任について、一定の立証も立論もしたことは間違いないが、鐘化の責任のように「もはや逃れられない」ところまで追い詰めたとは言い切れなかった。

しかし鐘化の責任を明らかにした判決を得て、原告・弁護団は国の責任追及についても本格的な取り組みを始めることができるようになった。原告・弁護団は第二陣訴訟の第一審および第一陣訴訟の控訴審の裁判で、国の責任追及、特にダーク油事件について力を注いだ。

ダーク油事件の概略は以下の通りである。

カネミ油症事件が人体被害として表面化したのは一九六八（昭和四三）年春から夏にかけてだが、その直前の二月中旬から三月中旬に西日本各地で鶏に奇病が発生していた。食欲を失ったヒナは、羽毛が逆立ち、やがて呼吸困難で死んでしまう。解剖すると体中に浮腫が拡大し、腹腔などに水がたまり、肝臓は黄色く膨れ上がっていた。農林省の最終的な集計によると、二〇〇万羽が病気にかかり、うち四九万羽が死亡した事件だ。

農林省の調査により、三月下旬の段階で、カネミ倉庫による食用油製造工程の副産物・ダーク油を配合した飼料が原因と判明した。ダーク油は黒色の油で、脂肪酸を多量に含んでいることから「栄養豊富」とされ、家畜飼料の原料として使われていたのである。農林省畜産局は原因が判明してから約三か月後の六月一九日に配合飼料の品質管理の徹底を求める通達を出した。

弁護団がダーク油事件を行政責任追及の最大のポイントとしたのは、「食用油とダーク油は同一工程で製造されている。ダーク油が原因で鶏の死亡などの被害が大規模に発生している現実を踏まえ、食用油も危険ではないかと考えるのは常識だ。農林省なり厚生省が三月下旬の段階できちんと対応していれば、人体被害の拡大は防げた」と考えたからだ。国民の命と健康を守るべき国の「常識の欠如」がもたらした人体被害。原告弁護団は、行政当局の怠慢の具体的立証を急いだ。

工作ミス説の登場

鐘化は第一陣一審判決のあと、一九七九(昭和五四)年一〇月に福岡高裁に提出した準備書面で、小さい孔からの漏出にしては大量のPCBが漏出・補充されており、かつ、すぐに孔が充填されたことについても疑問があるなどとして、「工作ミス説」を主張し始めた。

PCBの混入経路については事件発生直後の九州大学の科学的鑑定による「ピンホール説」があり、福岡民事と全国民事第一陣の一審判決および刑事事件判決でも認められていた。

鐘化はこれに対し、第一陣一審判決までは「接合部(フランジ)のゆるみから漏れた」という「フランジ説」を主張していたが、「フランジ説」が判決で否定されると、事件発生から一一年を経た一九七九年になって、「カネミ倉庫の脱臭装置に設置されている隔測温度計保護管の先端の孔の拡大工事の際に、熱媒体PCB循環用パイプ(コイル状)を突き破ってしまい、そこから大量のPCBが漏出した後、修理し、さらにこのＰＣＢ混入油を再脱臭した後、食用油にまぜて売却した」という「工作ミス説」を主張し始めたのである。

この「工作ミス説」は裁判上どのような意味をもつのだろうか。

もし、工作ミスによるパイプ穴からの漏出であれば、カネミ倉庫は混入事故の原因と発生を知っていたということになり、そのような混入事故（カネミ油症事件）発生はカネミ倉庫の責任だ、ということになりやすい。

これに対し、ステンレスパイプの腐食によるピンホールからの漏出ということであれば、ＰＣＢを製造し、食品工業の熱媒体としてＰＣＢを使用させた結果、混入が生じたとなり、鐘化の責任と結びつきやすい。

弁護団はこの「工作ミス説」は鐘化の作り話にすぎないとして、次のように反論した。

まず第一に、「ピンホール説」は脱臭缶にピンホールが存在していたという厳然たる事実に立脚している。つまり事件発覚直後に、利害関係の全くない第三者である九州大学鑑定班によって発見されたピンホールの存在そのものが「ピンホール説」を裏づけている。

次に、刑事事件の捜査に当たった警察も九州大学鑑定班も脱臭缶を綿密に調査しており、その際、工作ミスの跡は全く発見されていない。つまり工作ミス説を裏づける物的証拠は全くないのである。

しかも「工作ミス説」の最大の根拠は、カネミ倉庫社長の実姉である加藤八千代氏が「月間油脂」に発表した二つの論文「私が抱いた数々の疑問」（一九七九年一〇月号所収）と「ピンホール説は正しいか」（一九八〇年九月号所収）、それにカネミ倉庫の元脱臭係長の手紙などだ。いずれも事件発覚から一〇年以上が過ぎてから言い始められたものである。したがって、「工作ミス説」は専門家の論文という形を取った作り話だというのが、弁護団の結論であり、反論の柱であった。

この「工作ミス説」については、鐘化が主張し始めた直後から刑事事件の捜査関係者やピンホールを発見した九州大学鑑定班のメンバーからも疑問が呈されていた。

例えば、一九七九年一〇月二四日の朝日新聞夕刊は、次のような記事をのせている。

「福岡県警捜査一課特捜班長として事件を担当した杉元道雄飯塚署長は『あらゆる角度から原因究明にあたったが、鐘化が主張するような事実関係はなかった。ピンホール説以外の原因はあり得ない』と言い切る。（略）熱媒体に使われていたPCBは、伝熱管に出来た腐食孔から漏れたというピンホール説を結論づけた九大鑑定班の一人、徳永洋一教授（鉄鋼冶金）も『PCBの混入経路については様々な説を検討した。結局、ピンホール説が一番自然に因果関係を説明できるというのが鑑定班の結論だった。私自身、いまもそう思う』という」

第三陣提訴

第二陣訴訟の判決が迫る一九八一（昭和五六）年十月一二日、全国民事第三陣として、福岡、長崎、山口、広島各県の二九人が、鐘化、カネミ倉庫と加藤三之輔社長、国、北九州市を相手取り、総額七億三〇四〇万円の損害賠償請求訴訟を福岡地裁小倉支部に起こした。

原告は一九七八年一一月以降に各県で油症と認定された人たちで、原告の約二割を胎内被害者の油症新生児が占めていた。新たに油症と認定され、裁判に解決を求める患者は追加提訴でこの訴訟に加わる。

この時点で民事訴訟は、次の四件となった。

福岡民事訴訟（原告四四人。一九六九年提訴）

全国民事訴訟第一陣（原告七二九人。一九七〇年提訴）
全国民事訴訟第二陣（原告三四二人。一九七六年提訴）
全国民事訴訟第三陣（原告二九人）

このうち、福岡民事訴訟は鐘化、全国民事第一陣訴訟は鐘化と原告双方が控訴、ともに福岡高裁で審理されていた。

このほかに、カネミ倉庫の加藤社長と元工場長が業務上過失傷害罪に問われた刑事事件がある。福岡地裁

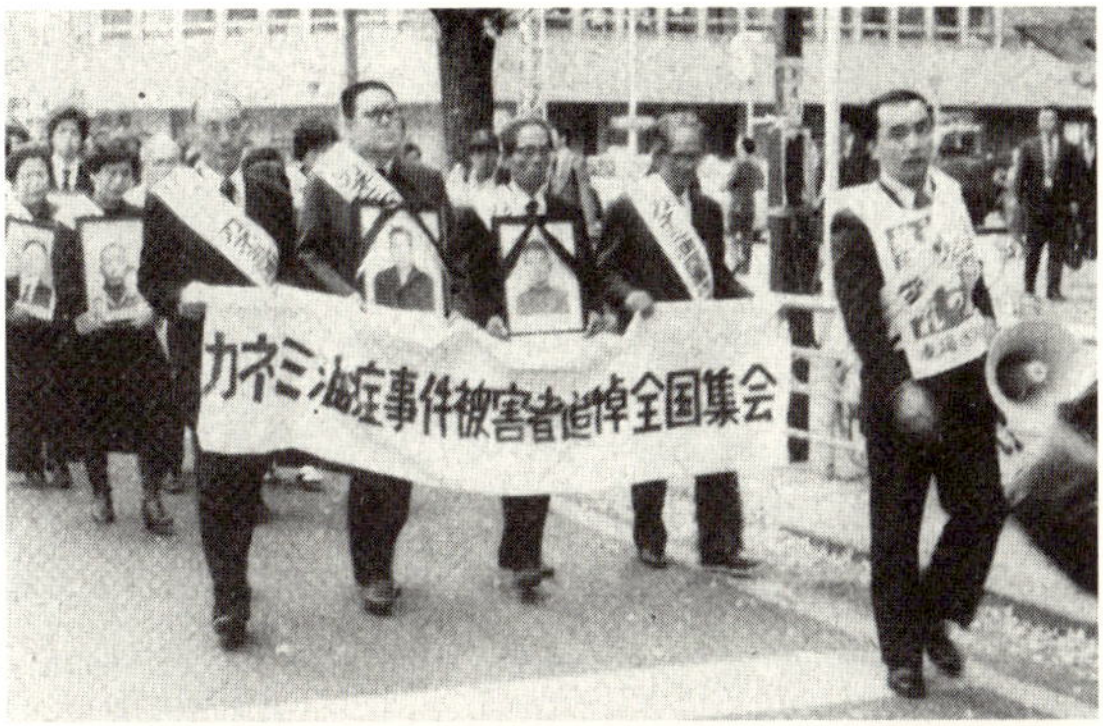
カネミ油症事件被害者追悼全国集会

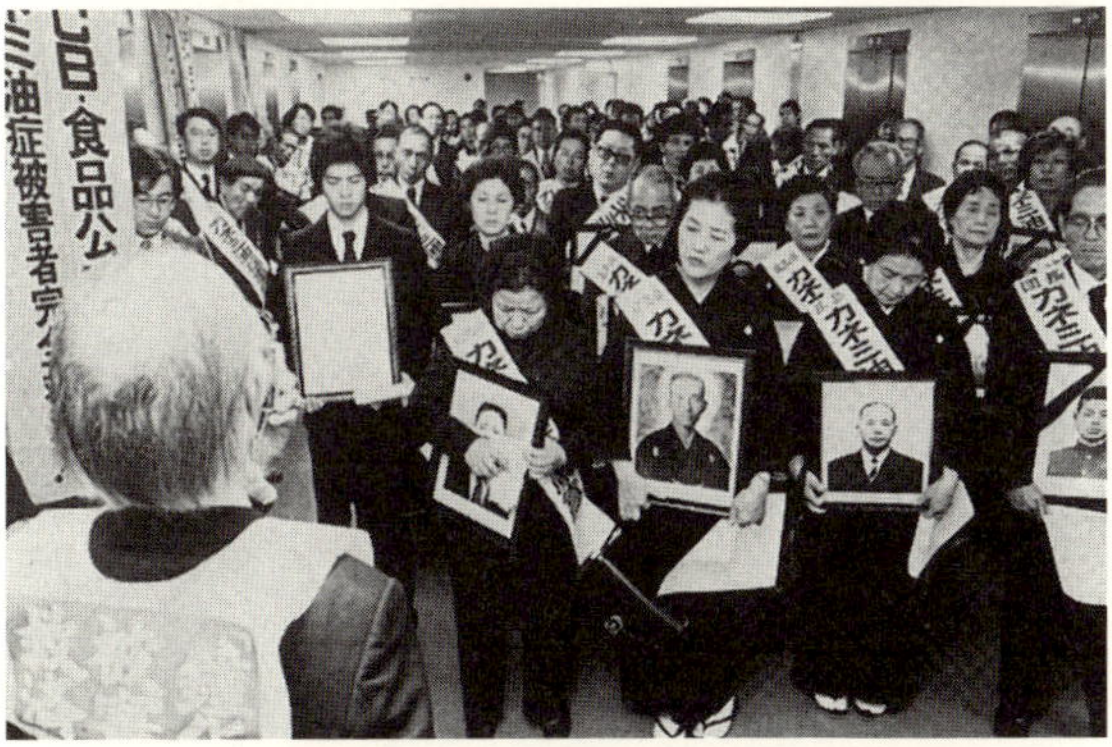

第一陣提訴から10年、闘い半ばで倒れた被害者を追悼する集会を開いた後、鐘化大阪本社まで行進し、本社前で抗議行動（1980年11月17日）

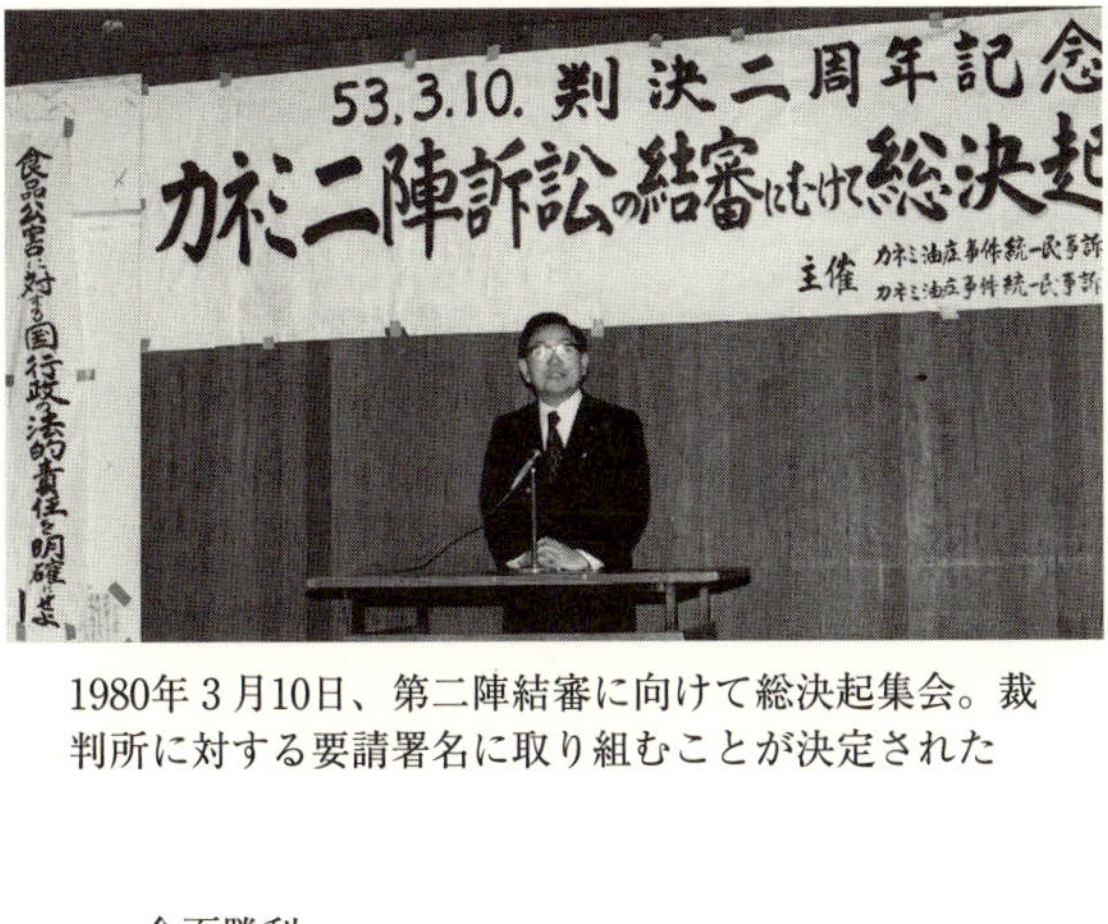
53.3.10. 判決二周年記
カネミ二陣訴訟の結審にむけて総決
主催
食品公害に対する国行政の法的責任を明確にせよ

1980年３月10日、第二陣結審に向けて総決起集会。裁判所に対する要請署名に取り組むことが決定された

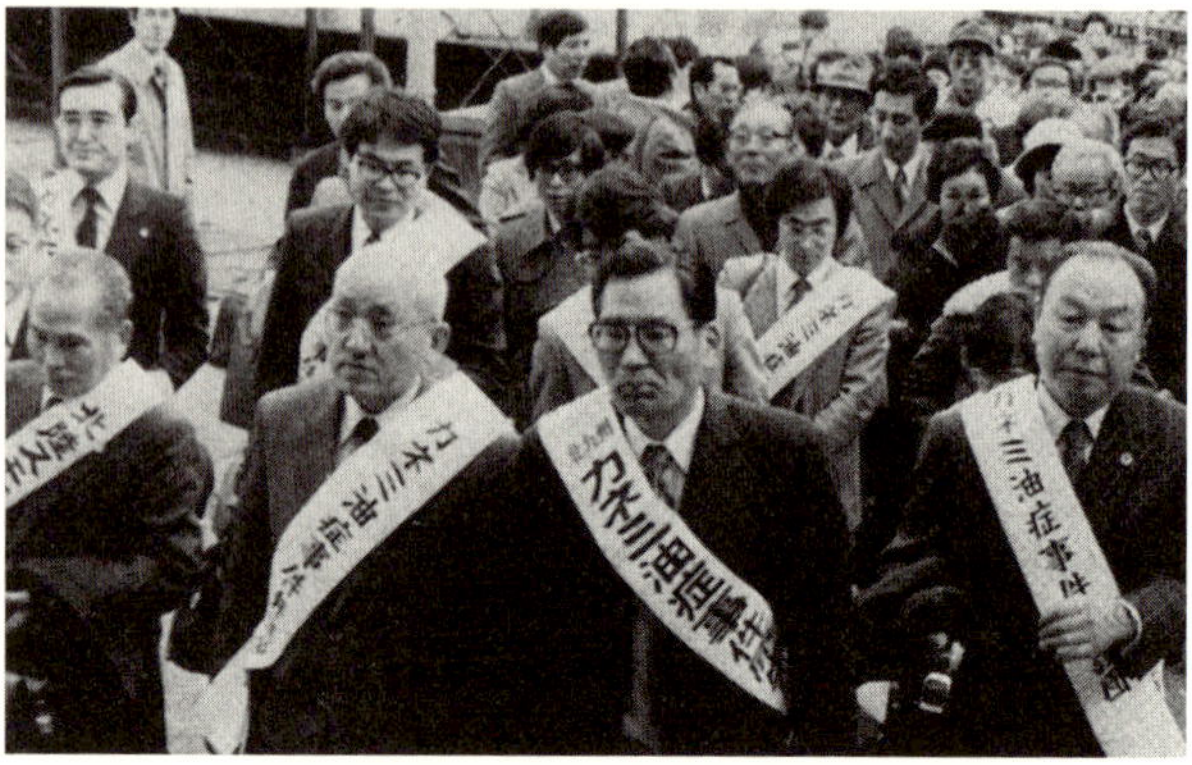

1981年２月２日、第二陣最終弁論の日。法廷に向かう原告・弁護団（福岡地裁小倉支部）

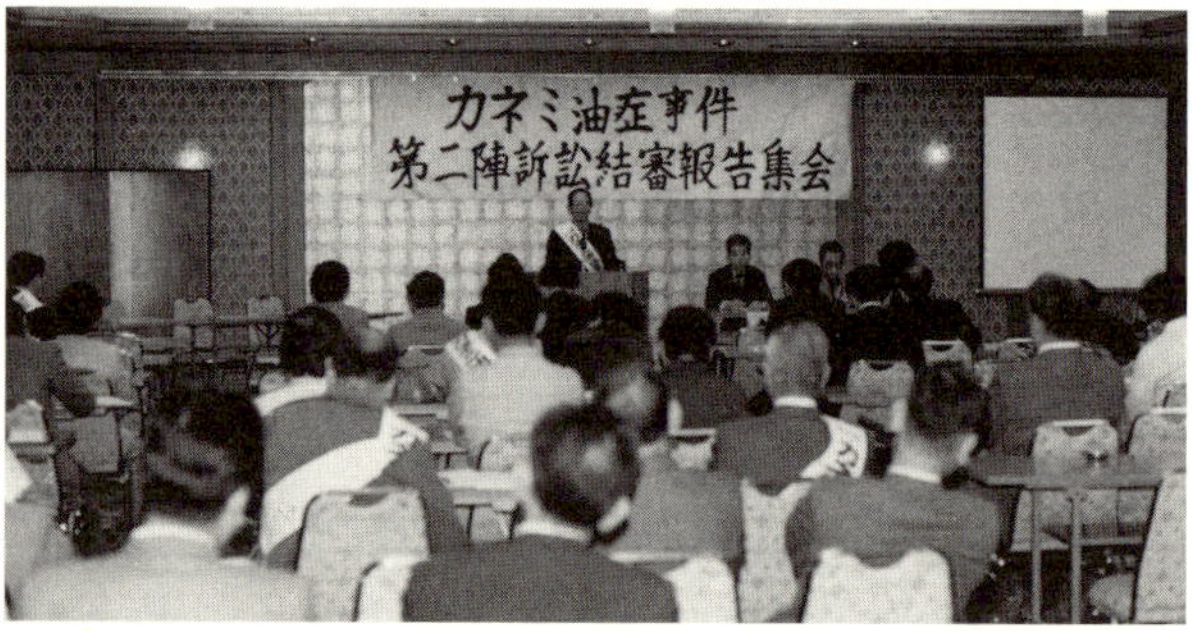

第二陣結審を間近に控えた1981年３月27日、北九州市・ひびき荘で開かれた報告集会には150名が参加

小倉支部の一審判決で、加藤社長は「具体的な監督責任はなかった」として無罪（確定）、禁固一年六月の実刑を言い渡された元工場長が控訴していた。

その元工場長に対する控訴審判決公判が一九八二年一月二五日、福岡高裁第一刑事部で開かれ、生田謙二裁判長は福岡地裁小倉支部の一審判決を支持、元工場長の控訴を棄却した。判決は、食品製造会社としての社会的責任と工場長の立場の重さを指摘、被害の深刻さを考慮して「米ぬか油の脱臭装置が塩酸で腐食し、ＰＣＢが混入することを予見できたのに安全確認を怠った責任は重大」と厳しい判断を示した。元工場長はその後も争ったが、最終的に上告を取り下げ、確定した。

一方、民事裁判で国・行政の責任追及の取り組みが進む中、原告・弁護団そして支援団体、とくに大阪連絡会から、東京での運動も強めるべきだとの意見があり、一九七九年二月二七日、カネミ油症事件東京支援連絡会（以下「東京支援連絡会」と略）が結成された。大会で初代事務局長に就任した国鉄労働組合東京地方本部の立川秀雄氏は「二度とこのような事件を起こさせないためには、やはり国の責任を明確にさせなければならないし、そのためには東京での運動がきわめて重要です」と決意を述べた。

その後、四月二四日には鐘化東京支社交渉、九月三〇日原告団と東京消費者団体連絡センター（以下「東京消団連」と略）との交流会、一二月五日「ＰＣＢ・カネミ油症問題を考えるつどい」の開催など、東京における支援活動は急テンポで展開されていった。

カネミ油症の運動をきっかけとして広がった食品の安全確保を要求する動きが、さらに強まってきた。一九八一年一〇月二一日には、東京・総評会館で、日本弁護士連合会、東京弁護士会主催の「食品問題シンポジウム——食生活の安全と被害者の救済を求めて」が開かれた。

このシンポジウムには、弁護士、公害被害者、研究者、主婦連合会、全国消団連、日本消費者連盟、東京都地域消費者団体連絡会、東京都地域婦人連絡団体などの約三五〇名が参加、食品添加物や食品衛生調査会、食品安全監視体制についての現状、食品衛生法上の問題点、食品公害被害者の実態と救済の問題点が話し合われ、食品二法（食品衛生法の改正と食品被害者救済制度）の立法をめざして運動を展開していくことが確認された。

また第二陣判決を一か月半後に控えた一九八二年二月一四日には、総評と公害弁連の呼びかけで「カネミ油症裁判の勝利と全被害者救済・食品公害根絶をめざす全国実行委員会」（略称「カネミ油症全国実行委員会」）が発足した。支援組織を全国レベルに拡大して再統一した組織で、被害者団体、総評、全国消費者団体連絡会（略称「全国消団連」）など計二一団体が参加、結成の目的に、①カネミ油症裁判の勝利、②全被害者の早期完全救済の実現、③食品公害の根絶を掲げ、当面は第二陣判決言い渡し前の集会、判決直後の厚生省や鐘化との交渉、仮執行などに最大規模の動員体制をとることを決めた。

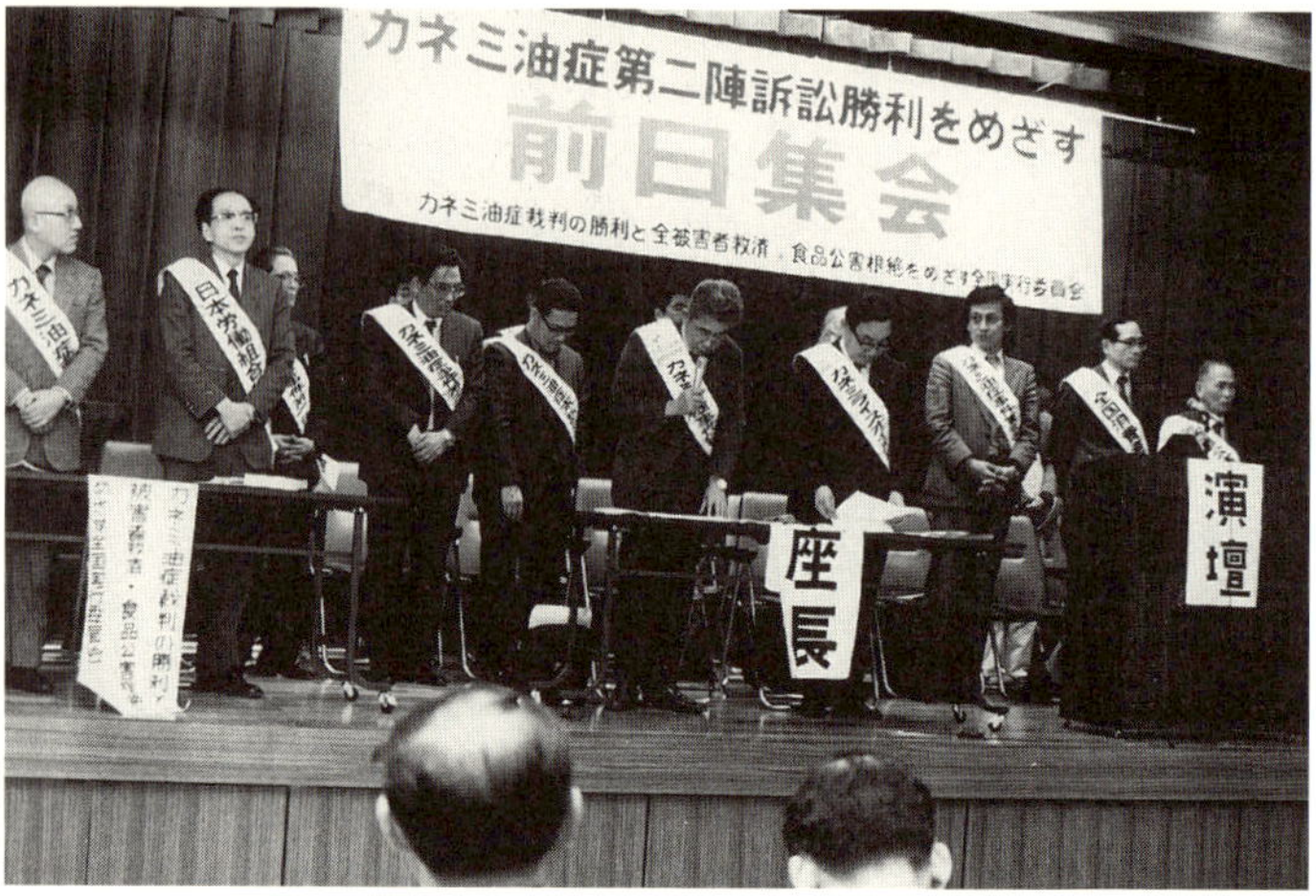

1982年３月28日、カネミ油症第２陣訴訟勝利をめざす前日集会が小倉で開かれ、約400名が参加

第二陣一審判決

福岡県など二八都道府県の認定患者と遺族三四二人が国、北九州市、鐘化、カネミ倉庫と加藤三之輔社長の五者を相手取り、総額八三億七五二五万円の損害賠償を求めた全国民事訴訟第二陣の判決言い渡しが、一九八二（昭和五七）年三月二九日午前一〇時半から福岡地裁小倉支部第三民事部（諸江田鶴雄裁判長）であった。

「カネミ倉庫と鐘化の責任は明らかである。しかし国の不作為を違法という原告らの主張は採用し難い」。裁判長の言い渡しの瞬間、被害者で埋まった傍聴席からうめきにも似たため息がもれた。

判決はまず、「食品の安全性確保を職務としない公務員」（本件の場合、農林省の担当官）が、「食品の安全性について十分な疑いを持ち、緊急に何らかの措置が取られなければ深刻な被害が発生することが予測される場合は、食品衛生行政局に通報して被害の発生を防止すべき義務がある」とし、同一原料、同一製造工程で製造されるものであるから、ダーク油に有害性の疑いがあれば食用油の安全性にも「一応の疑いを持つのは常識に属する」とした。

そのうえで、立ち入り検査した担当官とカネミ倉庫の加藤社長の具体的やりとりに触れ、「(担当官が)食用油は大丈夫か、と質問したのは、常識からの疑問によるものであったが、その疑問は甚だしく漠然としたものだった」、「加藤被告の返事は『自分も飲んでいて何ともないから大丈夫』という一応の理由に基づくもので、これをもって解消したものとみることができる。仮にそうではないとしても、この程度の疑問で、食品衛生行政担当官に通報すべき食用油の安全性に対する十分な疑いとすることはできない」と国の責任を否定した。

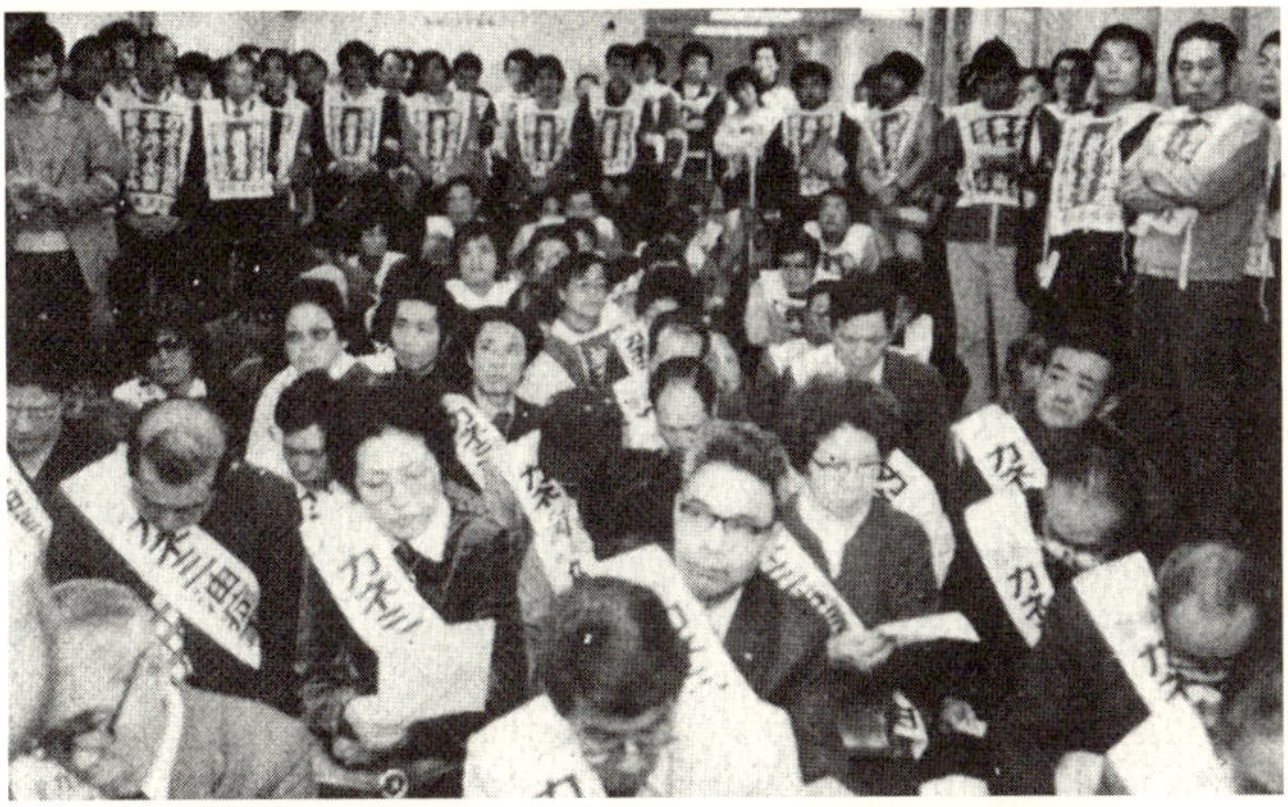

1982年３月29日の判決当日、大阪では午前９時に中ノ島公園から鐘化本社までデモ行進。本社フロアに原告、支援者約200名が座り込んだ。座り込みは３日間続いた

疑問があれば、その具体的検証を十分に果たすのが公務員に課せられた義務であるはずなのに、この判決はいわば「感じ方の程度」で、公務員の職務に線を引いてしまった。しかも、社長の話だけで食品衛生行政当局担当官に通報しなくてもよいとの論理はあまりにも奇妙で、「食の安全」に対する危機感を放棄したと言うほかはない。

また、原因についてはピンホール説、工作ミス説のいずれとも決定することなく、結論的には、鐘化がＰＣＢの危険性を十分説明せずに食品製造業者に販売したことによって、カネミ倉庫が重大な過失を犯したのであるから、鐘化にとってカネミ倉庫の過失は「全く予見しえないものであったとはいえない」として鐘化の責任を認めた。

マスコミ各社の論調は、判決は食の安全・安心を願う国民

の期待に反しており、行政に甘すぎるというものばかりであった。

朝日新聞は社説で、「判決はダーク油事件を調べた農林省の係官が、加藤社長から『食用油は現に自分も飲んでいるから大丈夫だ』と言われて、それ以上追及しなかったことや、ダーク油から食品衛生監視員が食用油の危険性について予見できなかったことは無理はないなどと行政当局にいささか甘い見方をしている」などと論評、読売新聞も社説で、「食品の安全性に正確な知識を持つことが困難な消費者としては、安全の全てを企業と食品衛生行政にゆだねている。その立場からいえば、原告側が行政責任を追及したことは、当然だったし、判決は、なお割り切れないものを残したといえよう。ダーク油で鶏が大量に死亡したという、いわば危険信号が出ていただけに、被害者の思いは、強い怒りにまで高まったのだ。行政は、この判決で賠償責任こそ免れはした。しかし、食品の安全性を守るための仕組みを担当する広い意味での行政責任を一層痛感しなければなるまい」などと論じている。

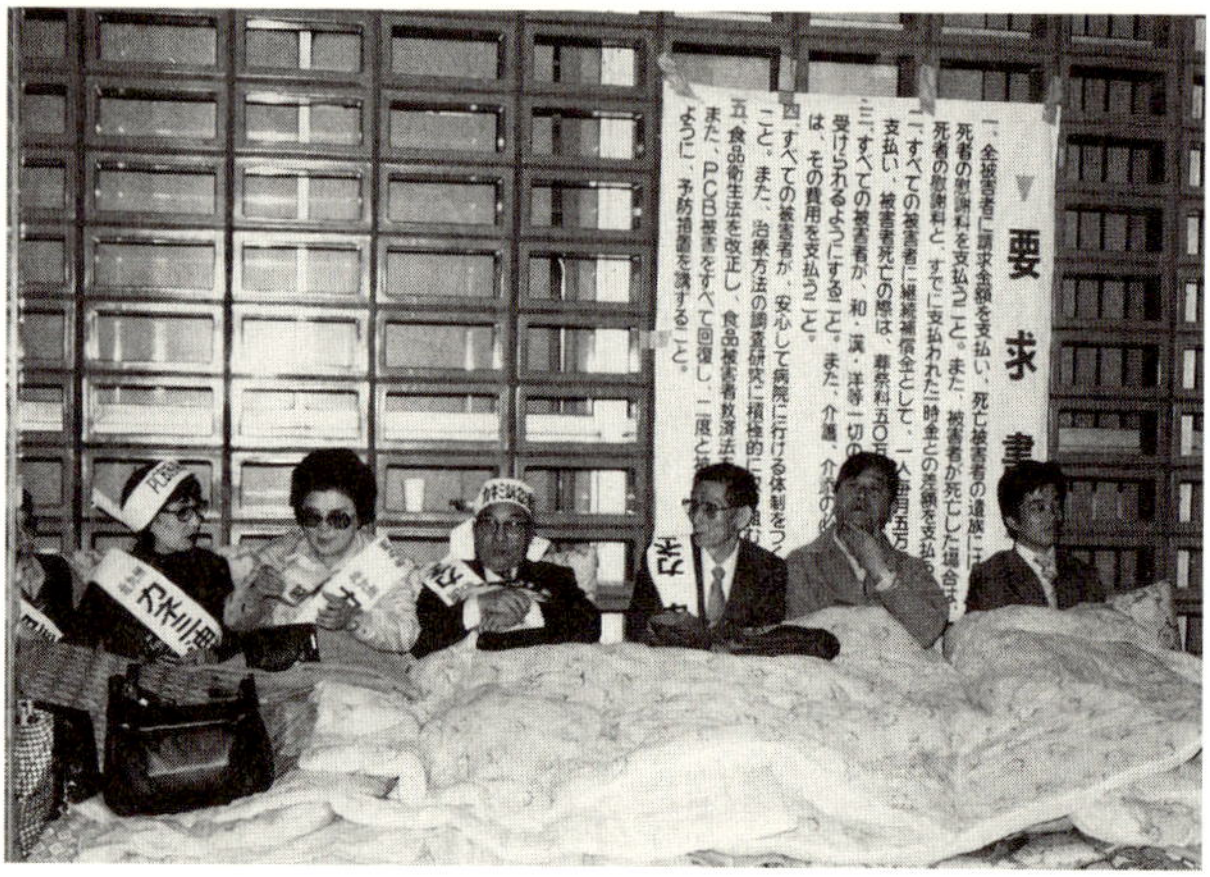

徹夜で厚生省前に座り込む原告、支援者（1982年３月28日、東京・霞が関）

判決直後の報告集会で、内田茂雄弁護団長は「鐘化やカネミ倉庫などの責任はもはや動かしがたくなった。しかし、国、北九州市の責任については裁判所との考えに大きな差があった。だが、われわれが主張している国の責任は決して間違いではない。近い将来、われわれの正当性が認められなければ、国民は食品の安全を保障されない」と訴え、横地秀夫原告団長が「鐘化など企業を三たび断罪した点で、この判決は無意味でない。行政の怠慢を突き、食品公害を根絶するまで闘う決意です」と言い切った。しかし、原告たちは報告が終わらぬうちに、数人ずつ肩を抱き合うように集会の輪をはずれ、なぐさめ合っていた。

焦点になった行政責任を問えず、原告団集会は重苦しい雰囲気に包まれたが、最後に「ガンバロウ」を三唱し、今後の闘争継続を誓い合った。広島市の男性は「食品公害追及の世論を喚起し得たと思うし、国に勝つ自信はあった。でも、判決を聞いた瞬間、私たちにも過信があったのではとの思いがよぎりました。大きな意味で司法の反動化の一つの表れです。一から出直し、最後まで頑張りますよ」とマスコミの取材に答えている。

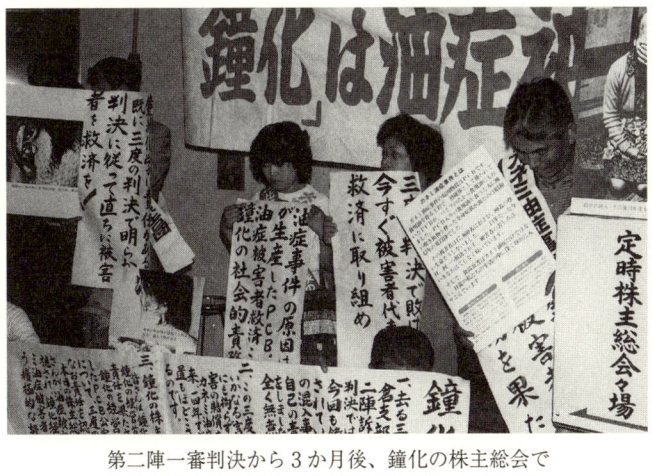

第二陣一審判決から３か月後、鐘化の株主総会で抗議行動をする原告、支援者（1982年６月24日）

国の責任を徹底追及

第二陣訴訟一審判決のあと、原告・弁護団は第一陣控訴審の取り組みをさらに強化し、裁判で行政のずさんさを明らかにすることに全力をあげた。

一九八二（昭和五七）年九月一〇日、東京で出張尋問が行われた。証人は、ダーク油事件当時の農林省本省の畜産局流通飼料課係長と、当時の農林省福岡肥飼料検査所飼料課長である。
ダーク油に汚染された鶏のうち、食肉用として一一万羽、採卵用として一四万羽が出荷され、消費された。畜産行政を担当している農林省畜産局流通飼料課では、ダーク油に汚染された鶏が市場に出回る可能性は当然予見できたと思われる。そのことを問うと、係長は「そうですね」としながらも、「当時、あまりそういうほうには考えがいかなかった」と答えた。その理由は「飼料の担当であって食品の担当ではない」というものだった。

この発言から、危険性を認識していたが、漫然と放置していたことがわかる。本来なら、危険性を認識した段階で食品を担当する厚生省に報告すべきであろう。「管轄外」の場合だからこそ「通報義務」が問題となるはずである。厚生省に連絡しなかったことに何ら合理的理由はなかったのである。

通常は黙って聞いているだけの裁判長が、「ダーク油事件で病気にかかっている鶏が食用に供される恐れがないというふうに思われたのは、何か根拠があるんですか」と質問した時、係長はただ沈黙するのみだった。これを見た弁護団は、裁判所の心証が国有責に傾きつつあり、国の責任を探究する姿勢が出てきたという印象をもった。

次に農林省福岡肥飼料検査所飼料課長の尋問が行われた。一九六八年三月二二日、カネミ倉庫への立ち入り調査をした人物である。課長は、「(自分は)飼料の品質改善に関する法律でもって仕事をしている。食用油は対象外(管轄外)で、食用油の安全性に当時は関心が「なかった」とし、「自分から質問はしなかったが、カネミ倉庫側から大丈夫と聞いた」と証言した。福岡県農政部の報告には「(福岡肥飼料検査所が)県衛生部に連絡しなかった理由として、肥飼検が食用油は安全と判断した」ことが挙げられており、この点について「(各県から問い合わせがあった時に)安全と言ったかもしれないのでは」と指摘され、「そうだと思います」と証言した。

これらの証言が正しいとすれば、食用油は安全だと判断する科学的な根拠はなかった。疑うべき「当然の常識」が、ここでもないがしろにされたことになる。また、ダーク油中の原因毒物として、米ぬか（農薬）、異物、添加物などを疑いながら、重金属の検査しかしておらず、農林省家畜衛生試験場も有機塩素系毒物の検査などを全くしていないことも明らかとなった。

この一二日後の九月二二日、国・行政の怠慢を決定づける証言を得た。徳島市で行われた出張尋問での俣野景典氏の証言である。

第二陣判決は、ダーク油事件当時、食用油へのＰＣＢ漏出・混入が疑われ、食用油による人体被害の発生は切迫していたが、関係者はこの危険を予知しえなかった、としている。しかし、食用油の危険を予知し、警告していた人がいる。それが、当時、厚生省予防衛生研究所主任研究官だった俣野氏だ。

原告・弁護団は、以前から何度も俣野氏に相談してはどうかという意見をもらっていた。そこで一九八二年六月に、支援していただいていた藤原邦達氏と渡辺和也弁護士が、徳島に住む俣野氏のもとを訪ねた。俣野氏は当時の資料を、走り書きのメモに至るまで、すべて保管されていた。その資料を預かり、詳細に検討することで、当時の行政の様子が具体的にイメージできた。そのことを俣野氏に証言していただくようお願いし、出張尋問が実現したのである。

俣野氏がダーク油事件を知ったのは、一九六八年八月一六日。ダーク油の毒性について再現試験を実施した農林省家畜衛生試験場の鑑定報告書を見て、「ダーク油で鶏が病気になったり死亡したりしている以上、人間の食べる食用油も危険だ」と感じた。厚生省食品衛生課に事件とこれらのことを指摘、飼料やダーク油の入手や検査を省庁間で検討することを要請したが、「ダーク油から食用油の精製までは農林省、食用油で事故が起きれば初めて厚生省の管轄になる」と受け入れられなかった。

俣野氏はこれらの事実を述べ、「この危険の認識は、いわば常識の部類に属する」と証言した。また、この時に応対した厚生省の課長補佐が、人体被害の報道などが相次いだ一〇月上旬、俣野氏に「やはり被害が出てきましたね」と発言したことを明かし、さらに農林省の流通飼料課に厚生省での検査を持ちかけた際にも、「ダーク油は廃棄処分した」などと断られたと陳述した。

食品の安全を確保すべき国の縦割り行政と怠慢によって被害拡大を招いた実態が、如実に浮かび上がった貴重な証言で、第一・二陣の「具体的で切迫した予見可能性はなかった」とした行政責任不問の判決を、根底から揺さぶるものだった。俣野氏は、「(ダーク油の時きちんと対応していれば)少しでも被害を少なくできたはず。それが非常に悔やまれる」と証言を結んだ。この証言は、行政責任について明確な判断を求める弁護団の大きな支えとなった。

第一陣高裁最終弁論

一九八三(昭和五八)年一月一八日、北九州市で「カネミ油症全被害者の救済をめざす全国支援連絡会議」(略称「カネミ全国支援会議」)が結成された。これは総評、福岡県評などの労働組織、東京・大阪・福岡などの支援組織、公害弁連などのカネミ油症裁判を支援している全国の団体が結集したもので、念願であった全国的規模の共闘組織である。代表幹事には、前川哲夫(総評国民生活局次長)、豊田誠(公害弁連)、宮園静雄(福岡県評議長)、内田茂雄(弁護団長)の四氏が就任し、常任幹事には大阪連絡会、北九州訴訟支援の会など各地の支援団体の代表が就いた。カネミ全国支援会議は、二月四日に厚生省にカネミ油症被害者救済の申し入れを行い、また各政党に支援の要請を行うなど、国への働きかけを一段と強めていった。二月一七日には「カネミ油症事件福岡支援の会」が発足し、福岡高裁がある福岡市でも運動が強化された。

三月一一日の第一陣福岡高裁の結審では、一一人の弁護士が次々に国の責任追及を中心とする最終弁論を行った。豊田誠弁護士は「この国では人間の尊厳を守ることは風化しているのでしょうか。そう信じたくありません」、田辺匡彦《まさひこ》弁護士は「ただ一度しかない人生、その人生を破壊された者の立場からも理解できる損害論こそが正しいのです」、私も「行政の怠慢に決して寛容であってはなりません。国の責任を明解に弾劾することを期待します」と強く主張した。

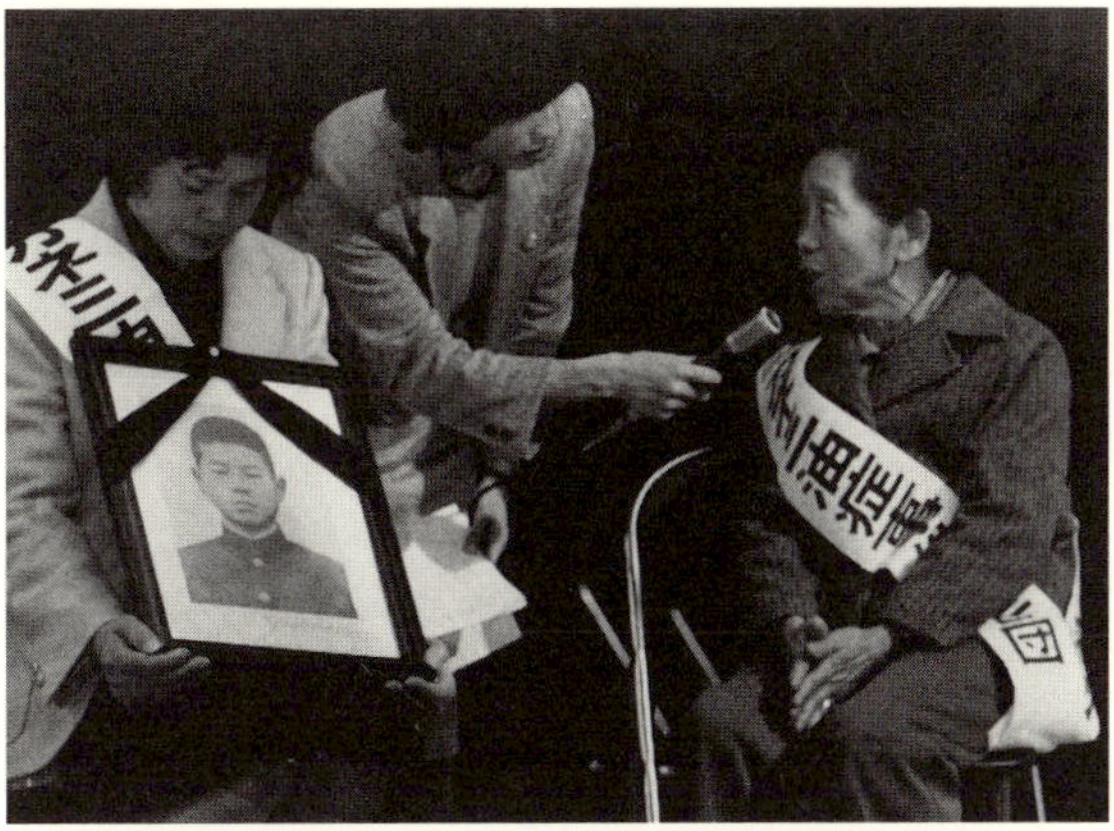

1983年３月10日、第一陣控訴審最終弁論（結審）の前日集会で油症で亡くなった子どものことを話す原告（福岡市・大手門会館）

この最終弁論では、ダーク油事件と国の責任について次の点を強調した。

ダーク油事件で被害を受けた鶏は約二〇〇万羽で、うち約四九万羽が斃死《へいし》したが、残りの約一五一万羽の鶏肉、鶏卵の追跡調査は行われなかった。その一年前、一九六七年に鶏のニューカッスル病（ウイルス性感染症）が関東地方各地で発生したが、この際、農林・厚生両省は鶏肉の食用防止のために共同作業をしている。また、同じ年には、豚のワクチンを取るために菌を移植した豚肉がハムメーカーなどに流された豚コレラ汚染肉事件も起きた。両省の連携した対策の必要性が強調され、国会などで「今後こうした問題には連携した行政をする」と約束していた。

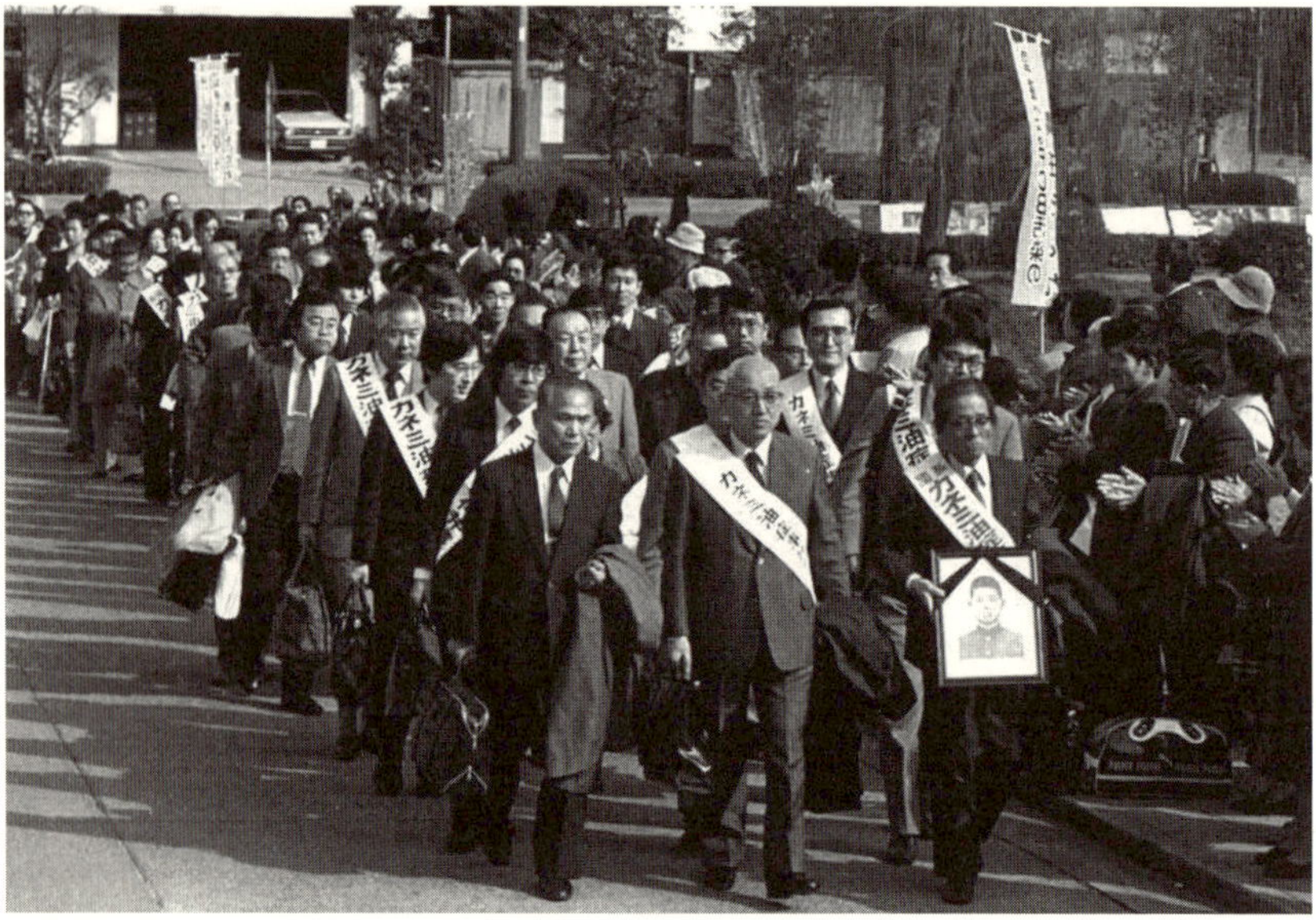

1983年３月11日、第一陣控訴審結審の日、福岡高裁へ向かう原告・弁護団（読売新聞西部本社提供）

これらの経験からしても、ダーク油事件での両省の連携は当然だし、同一工程の食用油の安全性に疑問を抱きチェックしていれば、人体被害の未然防止は可能だったのである。

また、保野証言で明らかになった次の点も強調した。一九六八年八月にダーク油事件を知った保野氏から厚生省の食品衛生課長補佐が食用油の検査の必要性を指摘され、加えて、農林省も検査などを提起されていた。にもかかわらず、何の対策もとらず放置していたことが、被害の拡大を招いたのである。

一方、鐘化は結審を前に最終準備書面を提出。その中で「国は、油症事件発生前に鶏が大量死したダーク油事件の際、原因物質の解明を避け、『食用油は安全』と報告するなど、積極的に油症の発生、拡大にかかわった」と、初めて国の責任を指摘した。

国が油症の発生、拡大にかかわった根拠として、鐘化は、①農林省は、ダーク油と食用油の製造工程が同じと知りながら、ダーク油事件を単なる餌問題として処理、同家畜衛生試験場も原因物質が有機塩素化合物であることを解明するのを意識的に回避したこと、②カネミ倉庫に立ち入り調査した同省福岡肥飼料検査所は、食用油について安全の確認もしないまま「安全だ」と関係機関に連絡したこと――などを挙げた。

国と北九州市はこの日の最終弁論で、「ダーク油事件当時、国に油症事件を予見する可能性はなかった。行政責任を否定した一審判決に誤りはないが、油症事件の原因は鐘化主張の工作ミス説の方が、食用油へのPCBの大量混入を無理なく説明できる。仮に国に責任があるとしても、賠償する場合も症状鑑定でランク付けした症度に応じて損害金額を決めるべきだ」と述べた。

弁護団は第二陣一審判決で国に再び敗訴した教訓から、法廷内だけでなく、法廷外の運動も強化することにした。

その取り組みの一つが、裁判所への公正判決要請署名である。支援組織を通じて署名に取り組み、一九八二年八月中旬から一二月一七日までのわずか四か月間で、四七万三一五九名分の署名を福岡高裁に提出。最終的に提出数は五七万名分となった。さらに原告団や未訴訟派の全被害者団体と連帯しながら、福岡高裁に公正判決を要請するため、団体署名にも取り組んだ。その要請書は次の通り。

「カネミ油症裁判の早期公正判決をもとめる団体署名（要請書）

カネミ油症事件発生から既に一五年が経過しました。

油症被害者は、一五年間苦しみ続け、いまなお治っていません。しかも、この被害は、店で売られている食用油を買って食べたことによって引き起こされたものです。このことを思うとき、私たちは、カネミ油症被害の一刻も早い救済をと願わずにはいられません。

ところが、現実はカネミ、鐘化も、国も一五年にわたって被害者を放置したままです。本来なら、被害発生と同時に、カネミ、鐘化と国によって救済がはかられるべきであり、何の落度もない被害者が一五年間も裁判を続けなければならないこと自体異常です。

貴裁判所で審理されたカネミ油症第一陣控訴審訴訟では、カネミ、鐘化と国の責任、被害者の要求の正当性が十分明らかにされ、去る三月一一日結審しました。

現在、私たち国民の食生活は大きく変化し、全国民が食品の安全について不安を持っています。食品公害を根絶し、食生活の安全を確保するためにも、カネミ油症被害者の早期救済のためにも、私たちは、貴裁判所がカネミ、鐘化だけでなく、国の責任を認める公正な判決を早期に下されることを心より要請します」

この結果、九三一団体の署名が集まり、一九八三年八月一日、全国支援会議の代表が福岡高裁に提出した。また、厚生大臣に対しても、ただちに被害者救済に取り組むよう要請する「カネミ油症全被害者の早期完全救済をもとめる団体署名」を行い、国のカネミ油症に対する責任を追及した。カネミ被害者救済の動きは大きなうねりとなっていった。

福岡高裁、国に和解を勧告

福岡高等裁判所第四民事部（美山和義裁判長）は、第一陣訴訟の結審から一〇か月余を経て判決も間近と思われた一九八四（昭和五九）年一月一七日、和解勧告書を国側に渡した。薬害・スモン訴訟で、東京地裁民事三四部の可部《かべ》恒雄裁判長が一九七七年一月に所見として示した文書による和解案と同様、文書で所見を提示したのである。

和解案の全文は、

「油症発生以来十五年を経過するのに、なお油症被害救済の道が拓かれていないのは遺憾である。ダーク油事件において、国の担当官（福岡肥飼料検査所、家畜衛生試験場の担当官）の対応は、必ずしも十全なものとはいい難く、国も油症被害の拡大を阻止しうる地位にあったものとして、その救済の一翼を担うべき責務があるものと思料する。ここに和解による被害者全員の早期救済の道を拓くため和解を勧告する。

福岡高等裁判所民事四部

裁判長裁判官　美山和義

裁判官　谷水　央

裁判官　足立昭二」

という簡潔なものだった。しかし、国の責任について明解な判断を示し、特にダーク油事件に言及し、福岡肥飼料検査所、家畜衛生試験場を名指しして「担当官の対応は、必ずしも十全なものとはいい難く、国も油症被害の拡大を阻止しうる地位にあった」と、農林省の責任を厳しく指摘した点は注目された。

高裁はそれまでにも和解については積極的な姿勢を示し、一九八二年秋から翌年春にかけ、原告・被告双方に打診した。これに対し国は、第一陣、第二陣各訴訟の一審判決で勝訴しており、「和解理由がない」との意向を表明。鐘化は、一審で企業の製造物責任を指摘されたことに反発して和解を拒否したが、「国が一緒にテーブルにつくのであれば考えてもいい」との態度を示していた。

こうした状況下で美山裁判長が和解に乗り出したのは、このままだと被害救済は困難と判断したためとみられる。和解成否のカギを握る国を和解のテーブルにつかせるため、行政責任についての判断を事実上の判決内容と等しい所見にまとめることで打開を図ろうとしたものと考えられた。

スモン訴訟では、可部裁判長の所見をきっかけに国が患者救済に積極的に動き、さらに製薬会社に対して国の許認可権限を前面に押し出して強く指導、決着した経緯があった。

読売新聞は二二日、「カネミ油症和解に国の英断を」と題する社説を掲げた。

「被害発生から、すでに一七年を迎えたこの事件、被害者の早期救済という見地に立って、国側には、この勧告に誠意をもって応じる態度を期待したい。（略）もし、国側が和解に応じなければ、控訴審判決は、企業と並んで、国側も敗訴となる方向を示したものと考えてよかろう。

同高裁の和解勧告は、被害者救済に積極的な姿勢をとったものとして評価したい。

この段階で、国に与えられた選択肢は、①和解に応じる②敗訴が見込まれる控訴審判決に従う③上告審まで争う、の三つだ。（略）

しかし、控訴審での敗訴が濃厚とみられるこの段階で、どの選択が、『英断』として評価されるかは明らかだと思う。

発症から十七年、さらに決着を先に延ばすようなことは、何としても避けてほしい。役所の責任論、平たく言えば『メンツ』にこだわって、かえってメンツをつぶす愚はやめた方がいい。被害者の早期救済は、行政が先頭に立ってなすべきことである」

まさに正論である。

しかし、この正論は国には通じなかった。国は二月九日、福岡法務局を通じて美山裁判長に口頭で、①本件（全国民事第一陣訴訟）を含む油症事件については国の法的責任を見いだし難い、②油症事件に関するこれまでの裁判所の判断は、いずれも国の責任を否定している、③（和解という）解決方法は他の事案にも影響を与える、として「和解勧告には応じられない」と回答した。

法務省の訟務局長は同日、法務省で記者会見、法的責任がないと判断した根拠について、以下の三点を挙げて説明した。

①勧告は、ダーク油事件の検査に当たった当時の農林省福岡肥飼料検査所職員がカネミ油症事件も予測すべきだったとするが、職員は食品行政には携わっておらず、職務上、求められる知識に限度があった

②職員はカネミ油の製造工程のうち遠心分離機で不純物（ダーク油）が除去されていることを知ったが、その結果、精製される純粋な食用油の方に影響がないと考えるのも常識

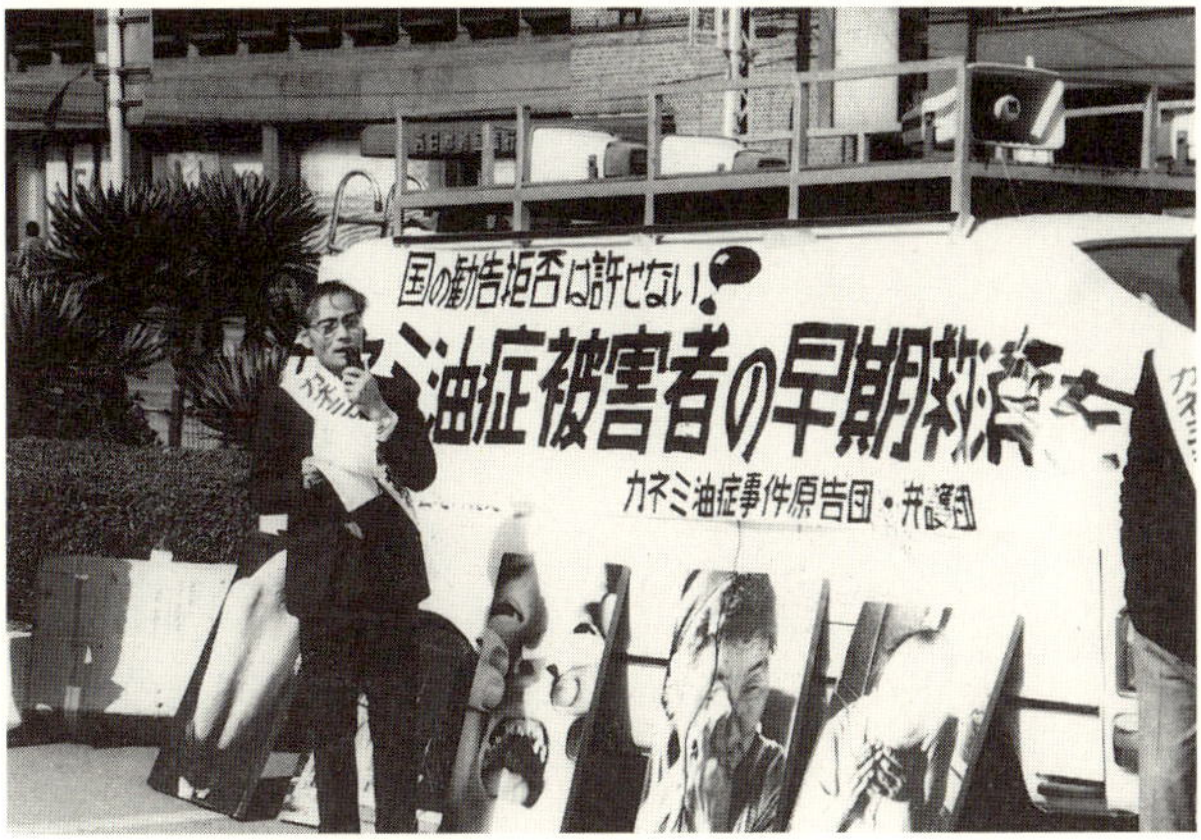
国の勧告拒否は許せない！
ミ油症被害者の早期救済
カネミ油症事件原告団
国の和解拒否に抗議する原告（1984年２月）

③勧告では、農林省家畜衛生試験場担当官の対応が不十分とされるが、テストを依頼されたのは（昭和）四三年三月二五日で、原因がＰＣＢと（他の機関で）判明したのは同年一一月四日であり、被害防止は極めて難しかった

そのうえで、訟務局長は「和解をお断りしたが（福岡高裁の）適正なご判決が得られると思っている」とし、国の和解拒否によって裁判がさらに長引くことについては「事案の複雑性に起因しているが、和解によって国がお金を払うということは国民、納税者の負担を法の名において強いることになる。その点を考えると、結局は法律を厳粛に解釈し運用していくしかない」と述べた。

　被害者の救済について問われると、「身体や健康を害された方々には心情の上からまことに同情を禁じ得ない。法的責任とは

別に厚生省を中心に前向きな処置を今後も取り続けたい」と典型的な官僚言葉を述べ、具体的な救済の内容には触れなかった。

和解拒否を伝えた福岡法務局の訟務部長が引き上げた後、美山裁判長が主任書記官に漏らしたのは「（大山鳴動して）ネズミ一匹出なかったよ」の一言だったという。

第一陣高裁判決

一九八四（昭和五九）年三月一三日、大阪弁護士会館で『最大の消費者被害・食品公害の犠牲者であるカネミ油症患者の早期・全面救済を求める実行委員会』（略称・カネミ救済実行委員会）が、思想信条、政治的立場、路線の違いを乗り越えて、一四五団体の賛同で結成された。

三月一五日、全国民事第一陣訴訟の高裁判決を翌日に控えた夜、東京では二〇〇〇人が参加して「カネミ裁判勝利三・一五決起集会」が、福岡では五〇〇〇人が参加して「カネミ油症高裁勝利判決と全被害者の救済をめざす前夜集会」が開かれた。

明けて一六日、第一陣訴訟の高裁判決が福岡高裁第四民事部で言い渡された。

午前一一時三分。「判決を言い渡します」。静まりかえった法廷に美山裁判長の落ち着いた声が流れた。「原判決を……次の通り変更する」。原告患者、遺族らが身を乗り出す。「一審被告の国は……支払え」。ひときわ強く、裁判長の声が響いた。この瞬間、原告側の全面勝訴が決まった。

美山裁判長は、国については「ダーク油事件に対応した公務員がそれぞれの義務を尽くしていれば、……油症被害の拡大を阻止できた」と、第一、第二陣訴訟の各一審判決を覆し、行政責任を認める画期的な判断を示した。原告・弁護団にとって待ちに待った「全面勝訴」判決が出た。食品公害事件としては初めて国の責任を断罪、被害者、弁護団、支援団体、そして国民の期待に応える全面勝訴の判決だった。

国の責任について判決が取り上げたのは、消費者つまり国民の身体と生命の安全を確保すべき行政当局が、ダーク油事件でとった怠慢とも言える対応だった。「(食品の)安全性を疑うべき具体的徴表が存するときはもちろん、それに連なる蓋然性の高い事象が存する場合、行政庁にはもはや自由裁量の余地はなく、規制権限を予防的に行使する法律上の義務を負う」と行政庁(関係公務員)の責務を指摘し、さらに「食品の生産流通を職務とする農林省係官が、食品の安全性を疑うような事実を探知し、安全性に相当な疑いがあれば、食品衛生業務を本来の職務とする厚生省等に通報し、権限行使についての端緒を提供する義務を負う」との大前提を具体的に明示した。

福岡肥飼料検査所係官が、「食用油は大丈夫だ」というカネミ倉庫の社長の一言で、食品衛生行政庁への通報義務を怠り、福岡県農政部係官にも危険がない旨の誤った情報を提供したことを、「早期の段階での食用油の安全について調査、検討すべき機会を失わせた」と指弾した。

また、ずさんとしか言いようのないダーク油の鑑定で、家畜衛生試験場が「油脂そのものの変質による中毒」という誤った結論を出し、食用油の危険性を回避する機会を失わせたと認定した。「ダーク油事件に対応した公務員が、それぞれの義務を尽くしていれば、食用油による被害発生の危険性を十分予測することができたし、被害の拡大を防ぐことができた」と、判決は農林省担当係官の通報義務違反と厚生省担当係官の権限不行使を鋭く指摘するものだった。

なお、この判決は損害額の三〇%を国に負担させている。これは、ダーク油事件の発生を知って対策をとった場合でも、すでに油症は発生していたので、一〇〇%防ぐことはできなかったが、少なくとも三割は被害の拡大を防げた、という理由からであった。

鐘化有責の判断は従来通りだったが、鐘化が持ち出したＰＣＢの漏出原因については明確に工作ミス説を排斥し、ピンホール説をとった。工作ミス説は「巧みな説明」ではあるが、直接的な証拠がいずれも信憑性を欠き、「ピンホール説を凌駕しうるほどの合理的な証拠が存在するものとは、認めることができない」とした。

午前一一時四分、原告、支援者ら約二〇〇人が待つ福岡高裁正門前。指で丸印をつくり、判決の一報を知らせる弁護士が駆け降りてきた。「ウォー」、歓声が沸き上がる。田中久敏弁護士が玄関から「全面勝訴」と書いた垂れ幕を高々と掲げて姿を見せた。原告患者らの間からは、すすり泣きがもれた。

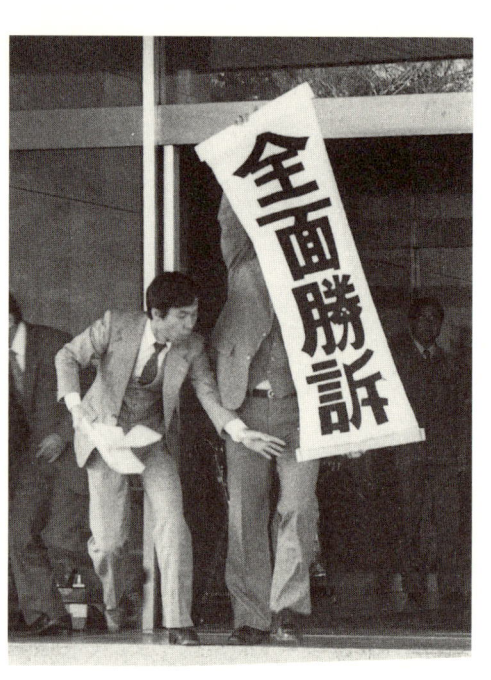

「全面勝訴」の垂れ幕を掲げて法廷から走り出してくる田中久敏弁護士（1984年３月16日）

この福岡高等裁判所の全面勝訴判決前後の状況を「大阪での闘いと仲間たち」（ＰＣＢ公害追放・カネミ油症闘争支援大阪連絡会他三団体発行「カネミ油症被害者の全面救済と食品公害の根絶を求めて」所収）は次のように述べている。

「三月一四日からの、鐘化本社前の座り込みを続けながら、一六日の判決日をむかえた。この日、午前九時三〇分、中之島野外音楽堂に集まった原告団、弁護団、支援団体約二〇〇人は、集会を開催したのちデモ

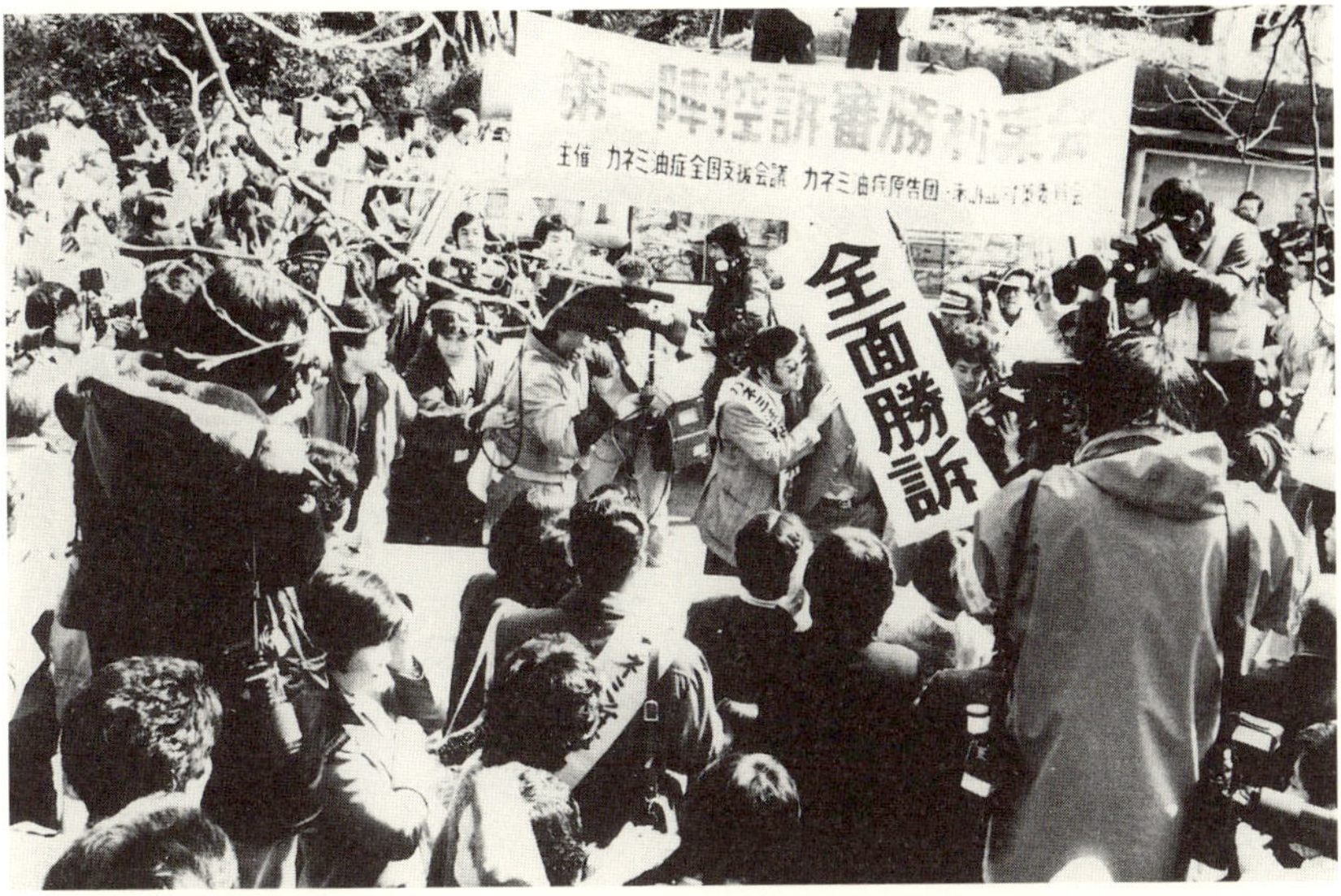

報道陣に囲まれながら全面勝訴の垂れ幕を原告、支援者のもとへ

行進。鐘化本社前で、固唾をのんで結果を見守った。NHKの特別番組が報道を始めた。『判決　国と鐘化に勝訴』。その瞬間、ワーッという歓声。『ヤッタぞ！』『ついに国に勝った』の声が、鐘化本社前に響きわたった。……」

行政の怠慢を決定づける証言をした俣野氏は「当然の判決だ。裁判官に敬意を表したい。こういう惨事を二度と繰り返さぬためにも、タテ割り行政、なわばり意識は排除しなければならない。国は早急に患者の救済をはかるべきだ。現時点では、その一言に尽きる。(国側などが)上告しているうちに、患者の中には亡くなる方も出る。(上告して争うより早急に)国民の健康と安全をはかるのが、行政としての責務だ。ここにきて国としてのメンツにこだわるのは、旧態依然たる行政の姿勢を暴露するものだ」とのコメントを毎日新聞に寄せている。

沢井裕教授は「判決を読んで」の小論で次のように言う。

「今日の高裁判決は、農林省に高度の食品関連的注

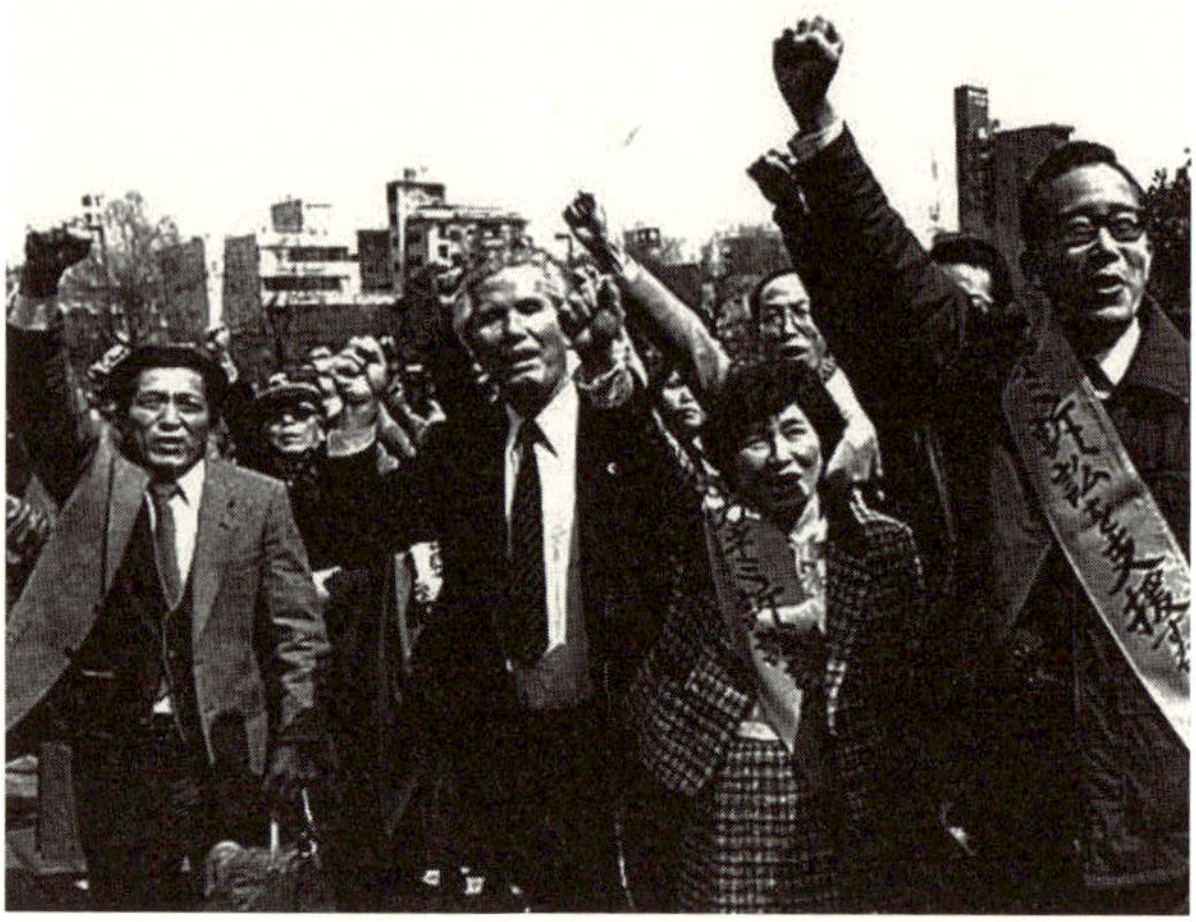

全面勝訴に喜びの拳をあげる支援者（1984年３月16日、福岡高裁前で。読売新聞西部本社提供）

意義務を負わせた。すなわち判決が『ダーク油事件に対応した公務員が、それぞれの義務を尽くしていれば食用油による被害の危険性を十分予測することができた』としたことは、重要な指摘である。その内容として、家畜衛試のずさんな検査、肥飼検の立ち入り調査の不完全さを厳しく追及したほか、食糧庁油脂課（現・農水省油脂課）の実地調査を考慮すべきことも述べているのであって、一つの省内における各部局の総合的協力体制の必要を説いたものとして注目されよう」（読売新聞）

さらに、「今回の高裁判決が『もしその安全性を疑うべき具体的徴表が存する時はもちろん、それに連なる蓋然性の高い事象が存する場合は、行政庁はもはや自由裁量の余地はない』として国の責任を認めたことは、厚生省が農林省から通報をうけ次第、速やかに措置すべきであることを前提にしており、厚生省の食品安全確保義務を重視した画期的なものと評価しうる。本件高裁判決の立場では、厚生省に過失はない。しかし、国の責任が問われる構造としては、明らかに厚生省の権限不行使が要件として組み入れられていることを見逃しえない。農林省の通報義務違反と厚生省の権限不行使の認定は、縦割りでかつ対応の遅い行政に警鐘を鳴らしたものといえる」と評価した。

また神戸大学の阿部泰隆教授（行政法）は、毎日新聞への寄稿「『カネミ油症』判決聞いて」の中で、「今般の判決はさきの和解勧告からも予想されたように三度目の正直で縦割り行政と事なかれ主義を裁いたのである。縦割り行政の弊が事あるごとに叫ばれるが、それが裁判で指弾されたのは珍しい」とし、「この判決は、それぞれのセクションを固く守っている個々の公務員にとっては厳しく感じられるであろう。しかし、一人一人のそれぞれは小さなミスの積み重ねが大きなミスを生みだしていることに鑑みるとき、この判決は巨大組織体においてはそれぞれの仕事が全体との関係でいかなる意味を持つかに常に留意すべきことを教えてくれるであろう」とその意義を述べる。そして、「(この判決を不服として)国は上告すると予想されているが、すでに事件発生以来一六年目に入り、救済はますます遠のく。訴訟は棚上げにしても、患者救済を第一に特別立法をすべきであろう。国は責任がないのに税金は使えぬというが、犯罪被害者補償にしても、バラまき補助金にしても国費を使っているのである。前例なき事件には勇断をもって前例なき解決をすることが必要ではあるまいか」と、行政に対し被害者救済を急ぐよう求めた。

この福岡高裁判決を「消費者運動ニュース」(全大阪消費者団体連絡会発刊)第二〇六号(一九八四年三月二五日発行)は「後世の史家はこの日を特筆するだろう。食品公害・消費者被害事件で初めて国の責任を問うた日として、福岡高裁の判決出る。一九八四年三月一六日午前」と記している。

判決後、三吉康広原告団長、内田茂雄弁護団長、全国支援会議代表幹事の豊田誠弁護士らは記者会見。福岡高裁の判決について、内田弁護団長は「農水省の担当者の過失と、国の責任を明確に認定したことは、食品の安全を守る点で国のこれまでの消極的な行政に影響を与え、積極的な行政運営を主張したものと大きく評価している。製品に対し、ユーザーに安全性や用途について的確な情報を与える義務があるとし、食品の安全性に不安を抱く国民の立場に立ち、化学工業の姿勢に厳しさを求めた判決だ」と述べた。三吉原告団長は、「国の責任追及は非常に厳しい闘いだった。被害者の救済なくしては今後の食品の安全性もおぼつかな

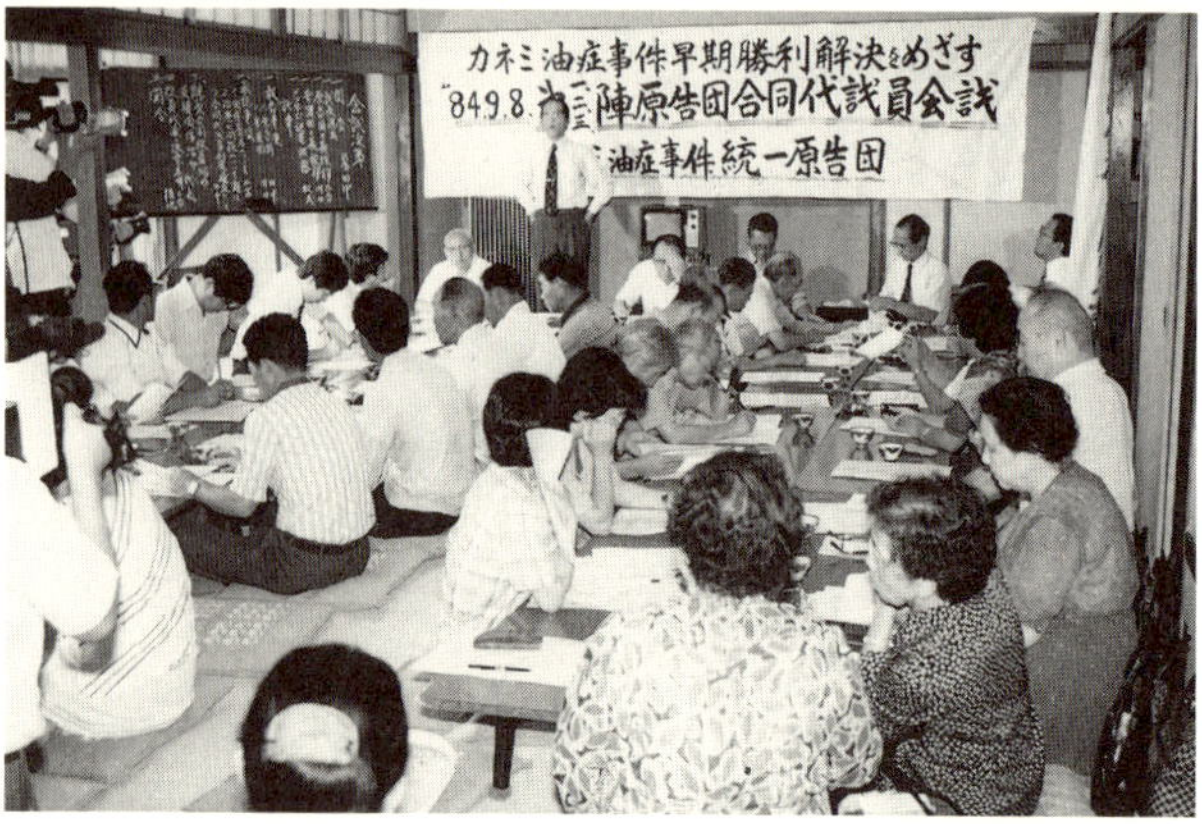

1984年９月８日に行われた全国民事原告団の合同代議員会。ここで、第三陣訴訟の3500団体署名活動を決定

いというわれわれの闘いが大きな成果を勝ち取ったと思う。今後も、この判決を踏まえ上告を阻止し、被害者救済の道を開くために全力をあげる」と決意を新たにした。

豊田弁護士は、「今回の判決が、法的に国のかかわり方が規定されていない食品公害についても国のチェック責任を導き出しており、理論的に大きな前進をもたらした」と評価を惜しまなかった。

国と鐘化が上告

第一陣高裁判決を受けて、被害者団体と支援団体は、東京と大阪で連日、国と鐘化が上告せず、被害者救済に乗り出すことを求めて行動を展開した。しかし、三月二九日午後、第一陣の控訴審で敗訴した国と、この控訴審と福岡民事控訴審で敗訴した鐘化が最高裁に上告した。

上告後、厚生省の環境衛生局長と農水省の畜産局審議官がそれぞれ両省で記者会見し、上告理由などを説明した。国の基本的な姿勢は「福岡高裁判決について関係省庁で慎重に対応を検討した結果、本件については、国の関係職員の職務権限、有害物質に対する知見の状況などからみて、国の法的責任を見い出し難いと考えられることなどにかんがみ、さらに最高裁判所の審理・判断を仰ぐのが相当と考えた」というものだった。

農水省の審議官は、「農水省としては、被害者救済の立場からカネミ倉庫の営業活動を指導監督している。油症事件を起こしたカネミ倉庫の製品にＪＡＳ（日本農林規格）を認定すべきではないとの意見もあったが、被害者の治療費を負担する同倉庫の経営を安定させるには、ＪＡＳ認定が必要と判断している」と述べた。

厚生省の局長は、「厚生省としては、裁判上の問題とは別に、今後も従来通り疫学調査や治療法の研究、世帯厚生資金の貸し付けなどで努力するほか、健康診断の強化など、やれることはさらに実施、患者とも話し合いを進めていきたい」と語った。

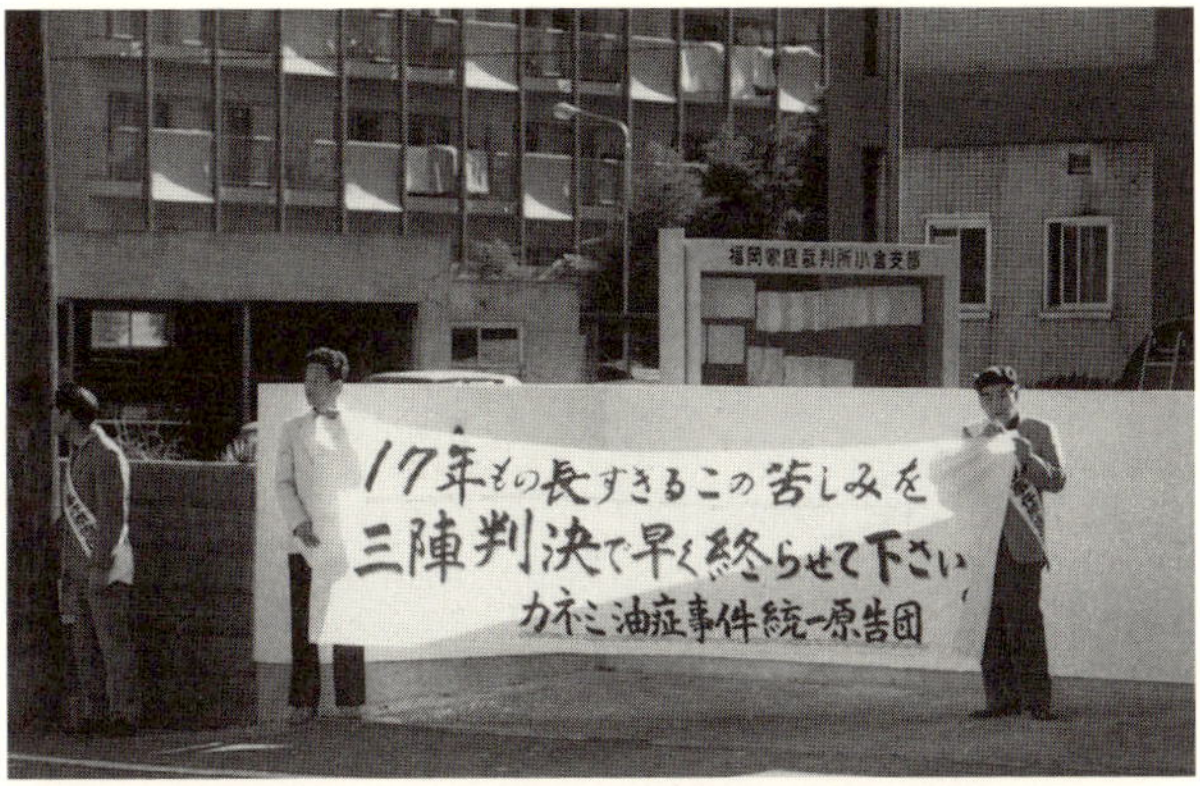
17年もの長すぎるこの苦しみを
三陣判決で早く終らせて下さい
カネミ油症事件統一原告団
福岡地裁小倉支部前で早期解決を訴える原告

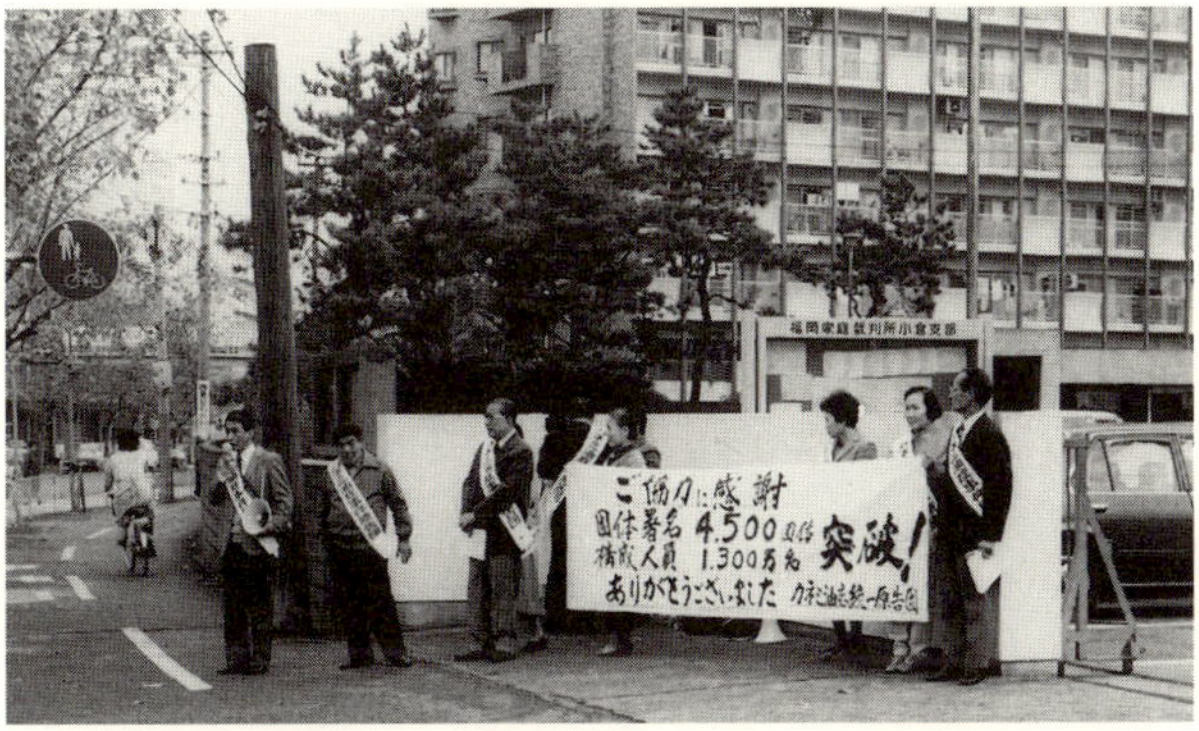
ご協力に感謝
突破！
1984年から始まった団体署名は最終的に5150団体を提出

「一六年だよ、一六年。どんな気持ちで上告したんだ」。厚生省七階の厚生大臣室前廊下で、上京中の原告ら約三〇人が局長らに怒りの声をぶつけながら、患者救済を訴えた。

三吉原告団長、内田弁護団長らは農水省で記者会見し、次の抗議声明を発表した。

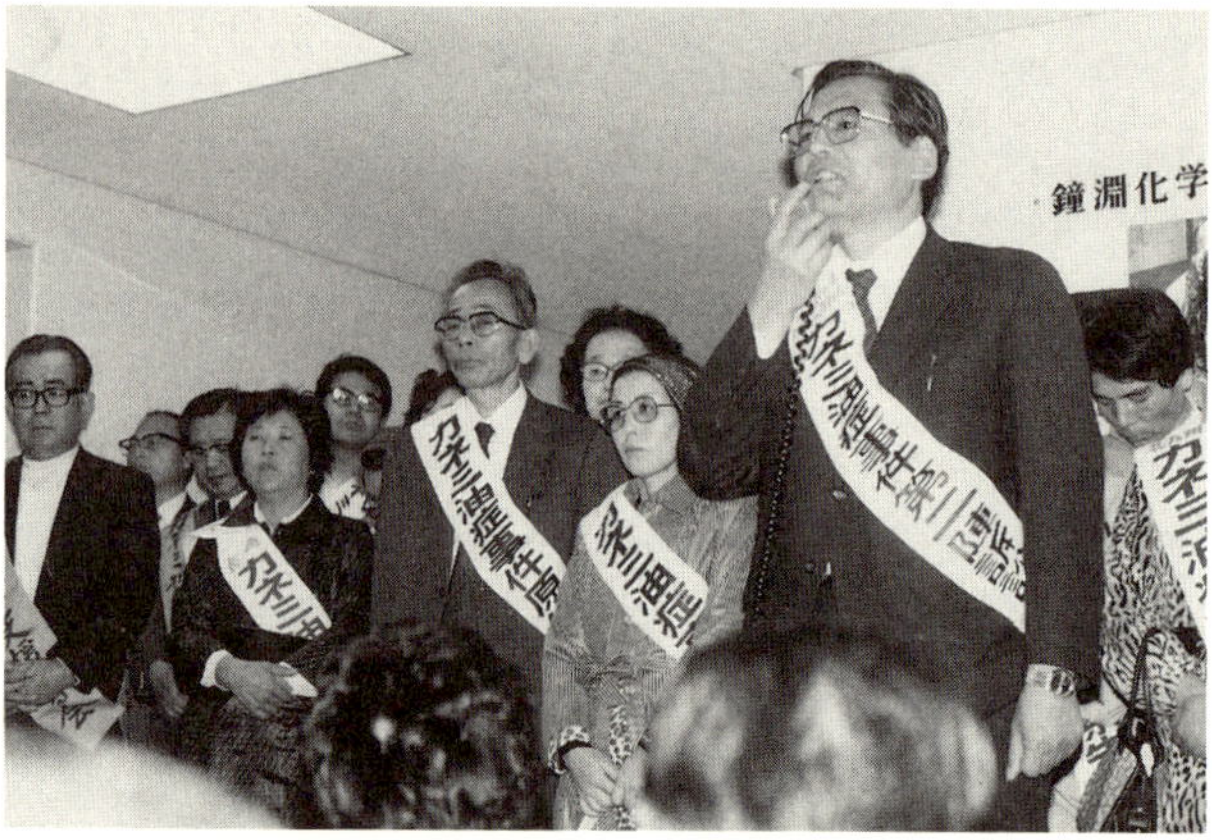

鐘化大阪本社で抗議する横地秀夫第二陣原告団長ら（1984年11月）

「声明

福岡高等裁判所が去る三月一六日言い渡したカネミ油症事件控訴審判決に対し、国が本日上告をしたことにつき、私たちは満身の怒りをこめて、抗議の声明を発表する。

いうまでもなく、福岡高裁の判決は油症事件の前に起きたダーク油事件によって、国に油症発生の予測ができ、油症被害の拡大を防止できたことを理由に国の責任を認めたもので、判決は極めて正当なものである。同時にこの判決は『被害者の不安と悩みに対し、率直に耳を傾けなければならない』と判示し、国の一六年にわたる被害者放置を厳しく断罪している。

この判決を支持する世論は、ほうはいと沸き起り、被害者の救済に立ちあがることを求めた。

しかるに、国は被害者と広範な国民の声を踏みにじり、何ら正当な理由もないのに上告をした。先般の和解勧告拒否といい、今回の上告といい、国の態度は油症事件について発生責任に加えて救済放置の二重の責任を負うものとして、人道上も断じて許されない。今からでも遅くない。国は被害者救済にすみやかに立ちあがるべきである」

再び全面勝訴

福岡高裁の全面勝利判決の翌年、一九八五（昭和六〇）年は、それまでカネミ油症事件原告・弁護団とともに闘い、励ましてくれていた大気汚染公害被害者に対して、国が公害指定地域を一方的に解除するという、いわゆる公害「巻き返し」攻撃に直面した年であった。大気汚染公害患者会の人々は、財界・政府の猛烈な攻撃に直面し、活発な活動を展開していた。

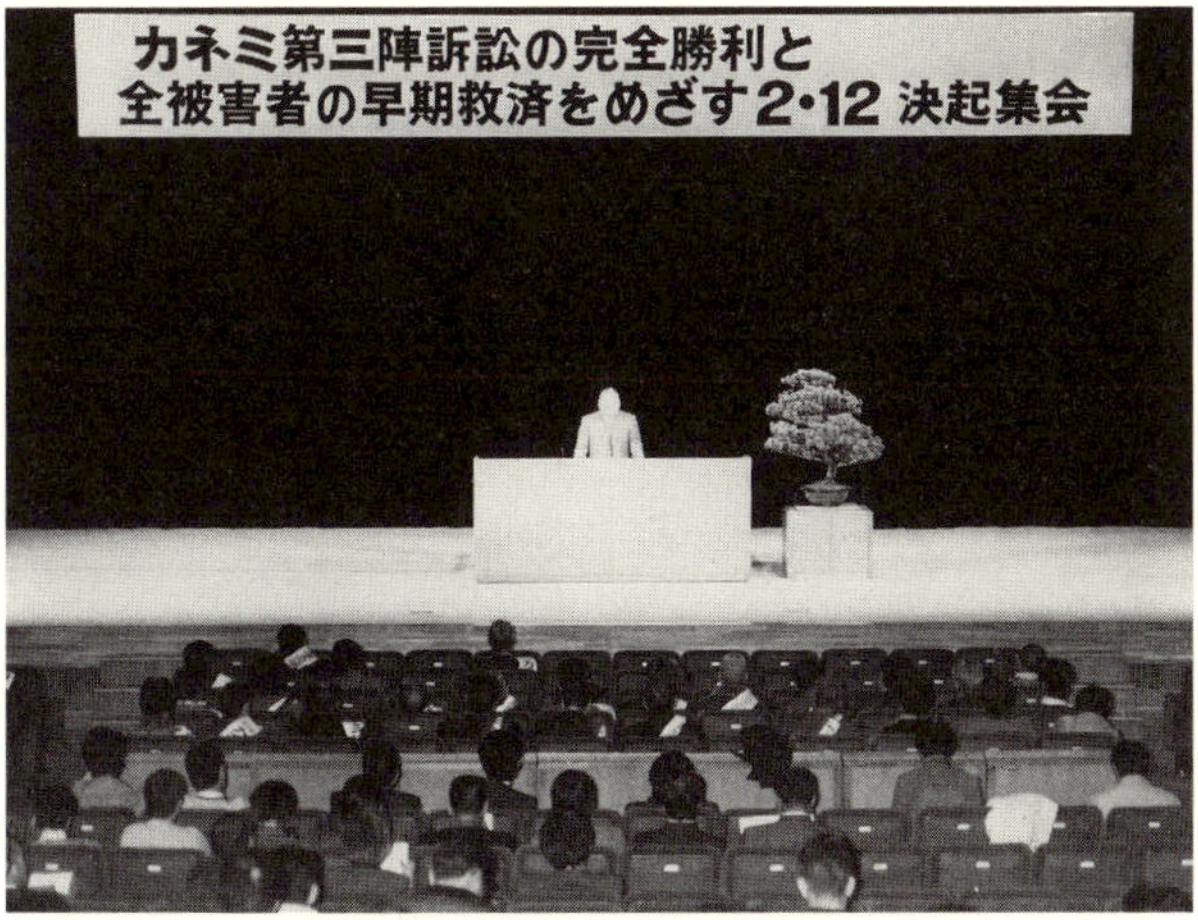

北九州市・九州厚生年金会館で開かれた2・12決起集会（1985年2月12日）

その最中、一九八一年一〇月一二日に提訴した第三陣訴訟一審（福岡地裁小倉支部・鍋山健裁判長）の判決が、二月一三日に言い渡されることになった。国に初めて有責の判断が示された第一陣高裁判決からほぼ一一か月後、ここでも国有責となれば一連の油症訴訟の流れが確定的になると見られており、判決は原告だけでなく、法曹界などからも注目されていた。

判決前日の二月一二日午後六時から九州厚生年金会館大ホールで、原告・弁護団、カネミ全国支援会議、カネミ油症事件未訴訟対策委員会などの主催で「カネミ第三陣訴訟の完全勝利と全被害者の早期救済をめざす2・12決起集

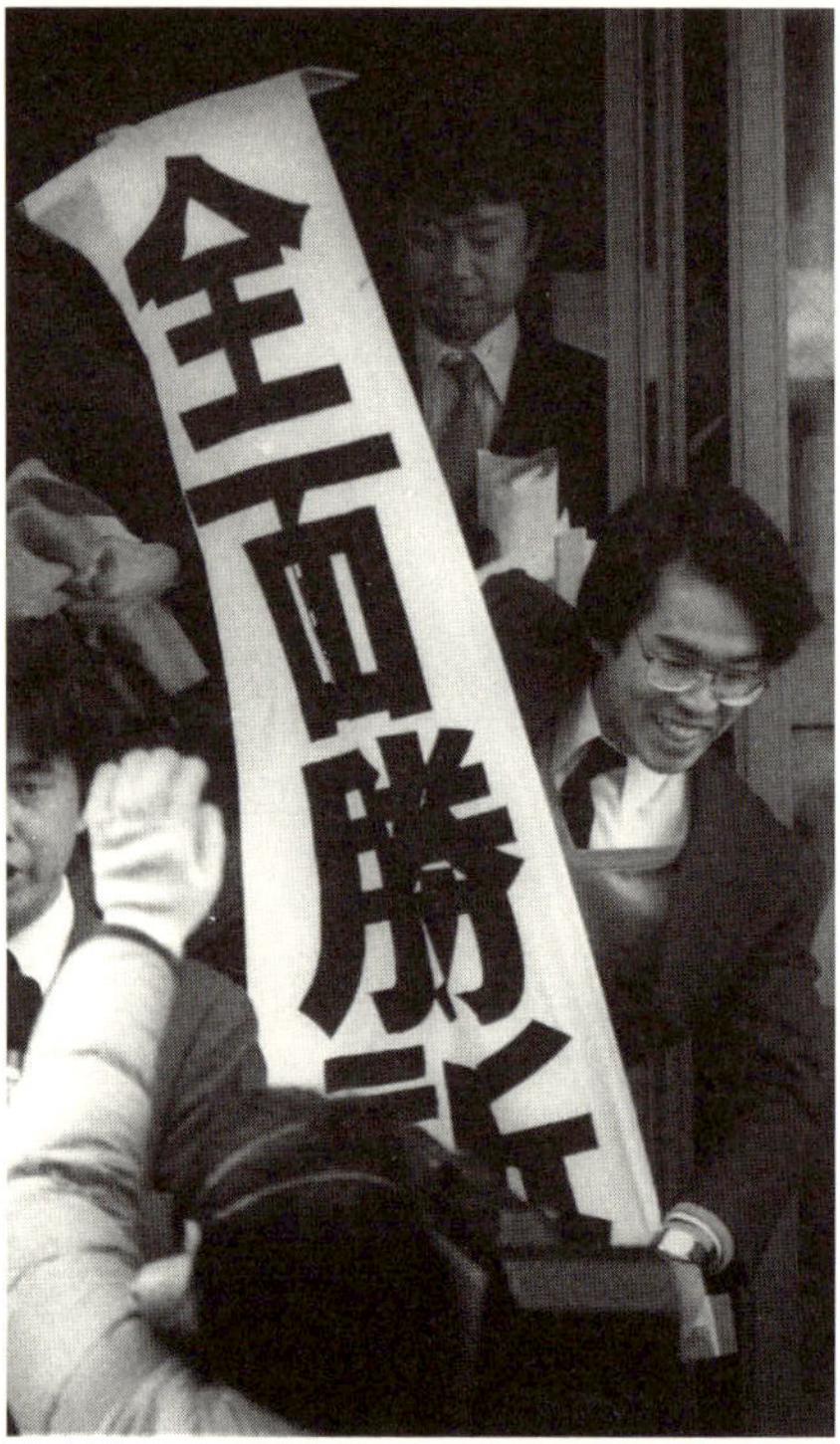

全面勝訴の垂れ幕を掲げる江越和信弁護士（読売新聞西部本社提供）

会」が開かれた。一〇〇〇人の参加者に埋め尽くされた会場で、全国支援会議の前川哲夫代表幹事が「被害発生以来一七年が経過し、六度目の判決を迎えても未だに救済の手が差し伸べられていない現状を打破し、被告国・鐘化らを徹底的に追いつめていく」と宣言。「カネミ被害者の早期救済を実現させることが、食品の安全を守り、私たちと私たちの子孫の生命と健康を守る闘いを前進させるものであることを自覚し、力を合わせて運動を進めていく」との決議が採択された。

注目の判決は、焦点の国の責任について、現場の担当係官だけでなく「農林省本省の高度な責任」を認める厳しい判断を示した。原告の全面勝訴であった。行政機能と権限が拡大するのに伴い、各公務員が国民の健康、生活を守る立場を認識し、他の行政機関との連絡調整も積極的に行わなければ、その責任を果たしたとは言えないことを示し、第一陣高裁判決より大きく踏み込む画期的な内容だった。

判決では、公務員の本来的な職務執行のあり方として「各行政機関所属の公務員は有機的に一体として連携すべきことが予定されている」と指摘したうえで、ダーク油事件でのそれぞれの公務員の対応を「緩慢」と指弾した。

責任の分断、行政機能の縦割りによる責任逃れを許さない姿勢は、農林省本省に言及した部分に色濃く示されている。現場係官の通報連絡義務の懈怠、おざなり鑑定などの過失にふれたうえで、「(現場係官以上に)過失を指摘されるべきは農林省本省の公務員である」、「局内各課、担当参事官、局長、次官ひいては農林大臣等は……質的に高度な責任を有する上級官庁としての自覚に欠ける」と断罪した。

途中の対応についても、「事態の推移を待つにとどまった」、「有効適切かつ迅速な対応を全くとっていない」、「出先機関からの情報を分析収集して、適切な対応を図るべき本省本来の職責に反することは明らか」とした。国民の負託に応えるべきだった公務員の一連の怠慢な姿を「農林本省公務員を頂点とするそれぞれの注意義務違反が複合集積して油症被害の拡大を招いた」と言い切った。国民の基本的権利である生命、身体、健康の安全性の保障、食品による被害の根絶を願う世論を直視したこの判決が、高い評価を受けたのは当然のことだった。

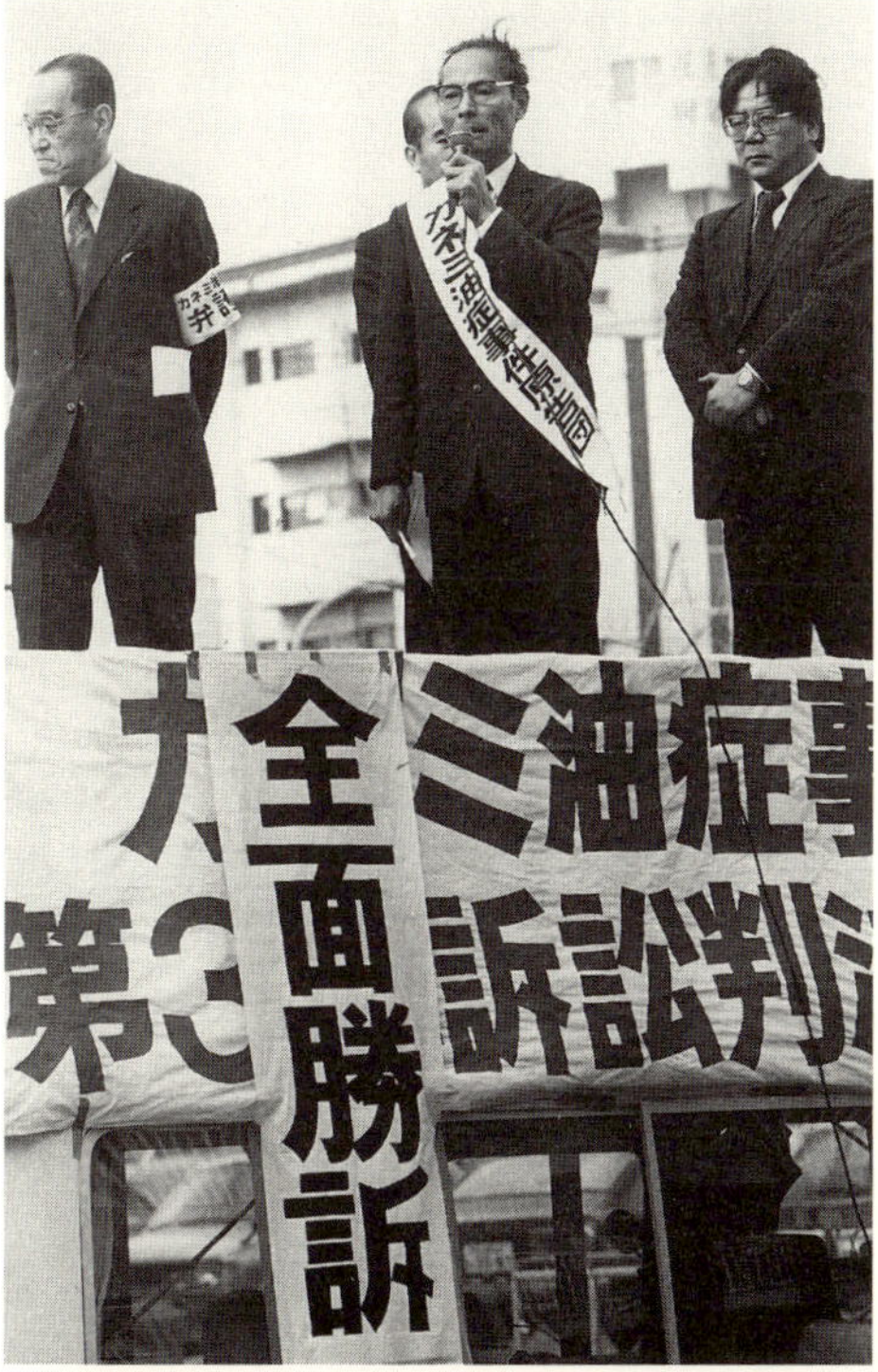

宣伝カーの上から挨拶する田中春郎第三陣原告団長（1985年２月13日、福岡高裁前）

この判決のもう一つの特徴は、原因論争について初めて「工作ミス説」を採用したうえで、鐘化の責任を認めたことだ。

「被告鐘化はＰＣＢの毒性について充分の調査研究はしていなかったものの、少なくとも有機塩素系化合物として毒性のあることを認識していた」としたうえで、カネミ倉庫が過失を引き起こした原因について、「ＰＣＢを食品工業界に熱媒体として開発、提供し、販売するに当たって（毒性などの）十分な警告を果たさなかった鐘化の過失に大きく誘発された」と、油症被害発生の本質を明確に指摘した。鐘化の姿勢についても「利潤追求のため」と指弾、複雑多岐に入り組んだ現代の産業構造における企業活動のあり方に大きな警鐘を鳴らし、「鐘化は全被害の賠償責務を免れない」とした。

さらに鍋山裁判長は、「誰もが安心した食用油で、被害者にとって避けようとしてもできなかった。不安と辛抱の長い歳月こそが油症患者の特徴」と、被害者の長年にわたる苦しみをいたわった。

田中春郎第三陣原告団長は、傍聴席でとめどなく涙を流していた。田中原告団長は、女性や子どもの多い三陣をまとめてきた。目を真っ赤にしながら、「被害者の血の出るような苦しみを考えれば当然の判決です。この判決で一、二陣を含め、全被害者を早く救済してほしい」と声をつまらせた。

判決は、裁判所前に結集していた被害者、支援者らが判決集会を開いている最中に言い渡された。その全面勝訴の瞬間、裁判所構内外を包む拍手と歓声の渦の中で、植田敏子さんは「遺影の原告」となった実母の写真をしっかり胸に抱きしめていた。被害者の会の代表を務めるなど原告団を支えてきた植田さんをはじめ四世代九人が発症、ＰＣＢに幸せを奪われた家族だった。

植田さんは女手ひとつで五人の子どもを育てた。一年間に四日間しか休みをとらず、働きに働いた。カネミライスオイルは米販店から「健康にいい」とすすめられたものだった。一九六八年春、悲劇が突然襲った。手足がしびれ、頭が割れるように痛み、体中に吹き出物。髪は抜け、左足は大根のように膨れ上がった。結局、次男、長女……、苦境を見かねて大分から駆けつけた父母など全員が発症、生活は破壊した。事件はまだ表面化しておらず、老父母もカネミライスオイルを食べ続けた。父は「娘の作ったものを食べてこうなったとは言えない」と検診を拒否したまま他界した。その二年後には母も死亡。判決の後、「あんな油を使わねばよかった。母は郡体育大会でマラソンに出るほどの元気者だった。老後の楽をさせないままで……。この判決を聞かせてあげたかった。被告は控訴をやめ、ただちに救済に乗り出してほしい」と涙をこぼした。

鐘化本社のある大阪では、原告・弁護団と五一の消費者団体などの支援者約三〇〇人が、午前九時から中之島野外音楽堂で決起集会を開いたあと、「鐘化は責任をとれ」と叫びながら、本社まで約一キロをデモ行進、ロビーに座り込んで知らせを待っていた。午前一〇時一〇分「全面勝訴」の連絡が入ると、大きな拍手と歓声が沸き上がった。

東京・霞が関の厚生省前では、原告と東京支援連絡会のメンバー約一〇〇人が午前一〇時から判決報告集会を開いた。原告勝訴の知らせが入ると、参加者から喜びの歓声があがった。

正午からは一〇〇〇人規模の集会を行い、シュプレヒコールを繰り返しながら官庁街をデモ行進した。その後、厚生省正面玄関前で集会、原告・弁護団や支援団体約二〇〇人が参加。各団体の代表らが「再び国の責任を認める判決を勝ち取ったことは、公害で苦しむ全国の仲間への激励だ」などと挨拶。最後に挨拶に立った三吉第一陣原告団長は、「一七年間の長い闘いだったが、国の責任が明確になった。国、企業も即刻、被害者救済、治療の完全対策、被害者が安心して暮らせる方策をとるべきだ」と述べ、「幾年《いくとせ》か　さいの河原をさまよいて　いまやすらかに　遠久の寝《ねむ》りへ」という歌を詠んだ。三吉さんは、原告団のリーダーとして先頭に立ち、東京、大阪へ何度も足を運び、鐘化や国の責任を追及してきた。自身も家族も油症患者で、一九六九年七月に当時一四歳の長男を亡くした。油症認定患者で初めての死だった。この歌には油症で若い命を奪われた我が子への思いがこめられていた。

沢井裕教授は、国に対する二度の勝訴判決を受けて「国の責任理論的には定着」と題し、次のように解説、評価している（同年二月一四日付読売新聞朝刊）。

第一に取り上げたのは、ダーク油での農水省本省の役割・責任を断罪した点だった。第一陣控訴審判決（福岡高裁）では、農水省福岡肥飼料検査所や同省家畜衛生試験場などの現場担当者に「義務のしわ寄せ」をしていたが、「（今判決は）農水省本省の責任をつくとともに、これら現場と本省の手落ちを総合して、注意義務違反の『複合集積』が本件の核心であり、各公務員の『過失の総体』が油症拡大をもたらしたとする」と評価し、事件の本質を示したものだとした。さらに現場・本省の責任についても「現場担当者は本省への報告義務にとどめ、本省が『行政機関相互の連絡調整』の任にあたるべきものとした」とし、農水省本省が厚生省に「食品への危険性」を通報しなかった点を含めた複合集積的過失と、おざなりにされた本省の役割を指弾するもの、と位置づけた。そのうえで判決を「今回、裁判所が初めて複合集積過失、本省の役割を正面から認知した。このことは、国の責任を定着させ、かつ、わが国の行政組織に占める本省の重さからみて、諸対策を促進させるうえで、大きい意義を有するものとなろう」とした。

カネミ油症事件の判決は通算六度目。原告団、弁護団は、鐘化についても、国の責任についても、ほぼ論点は出つくしたと判断した。とくに鐘化については、裁判所の評価、判断は動きそうになく、国の責任についても、本省の役割を明示して農林省と厚生省を要に据えたことで、理論的には定着したとみた。国や鐘化の解決責任は、飛躍的に重くなっていた。

国の控訴と三大臣協議

この判決を受けて、原告・弁護団は支援者とともに国（農林省）に控訴断念と全面解決を求めて交渉を行った。国は、この被害者の要求に反して控訴したものの、法務、農水、厚生の三大臣が協議し、一九八五（昭和六〇）年二月二二日、行政上取りうる措置を確認した。内容は以下の通り。

「カネミ油症事件に関する措置について

一、二月一三日に言い渡されたカネミ油症事件三陣一審判決については、国の法的責任を認めた判断に事実認定及び法令解釈適用上承服し難いものがあるので、更に上級審の判断を求めるべく控訴する。

二、右の措置とは別個に、行政としてとりうる次の措置を行う。

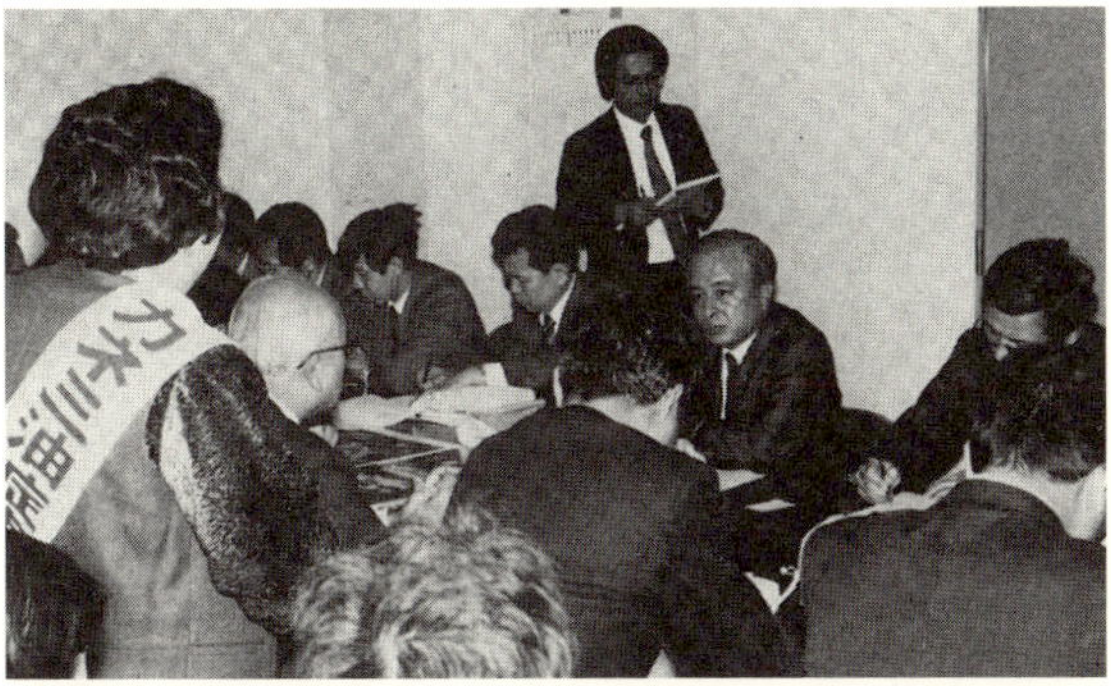

農水省交渉で畜産局長に訴える被害者（1985年２月14日）

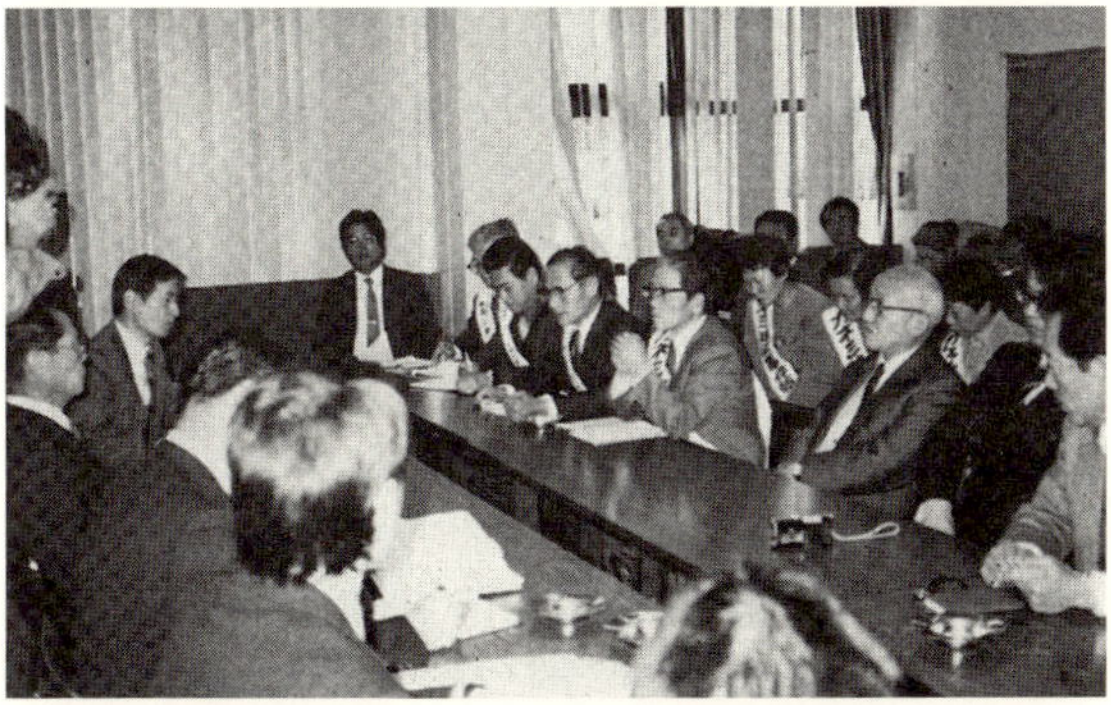

厚生省交渉で生活衛生局長に控訴しないよう申し入れる被害者（1985年２月22日）

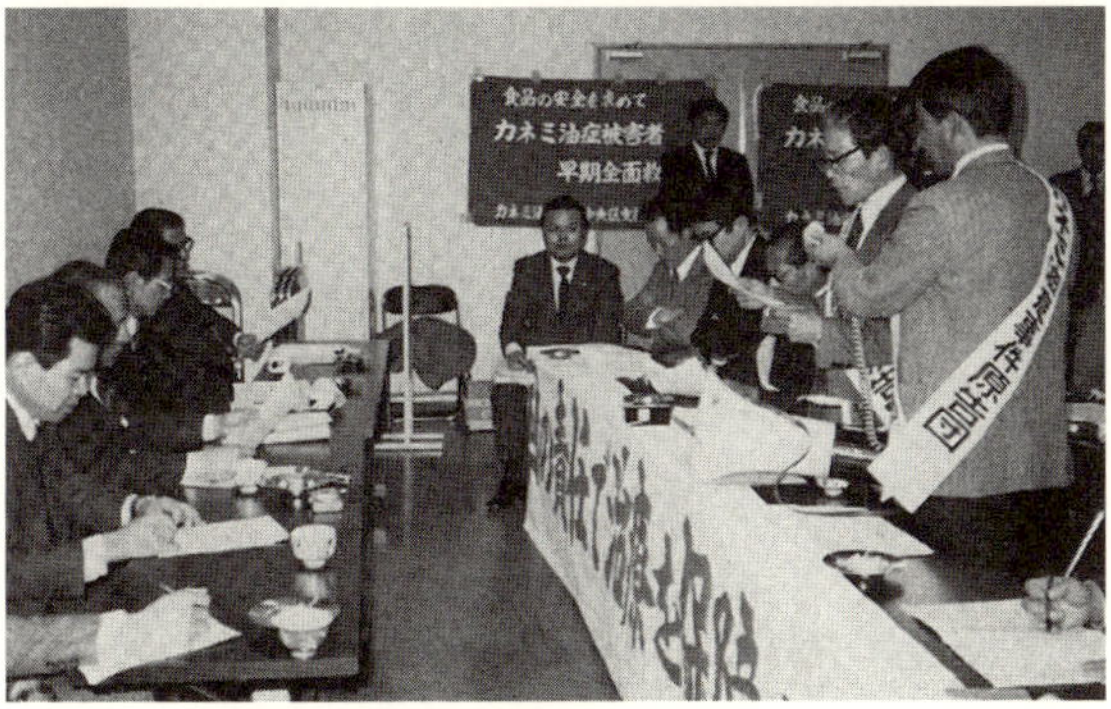

控訴した国に抗議声明を読み上げる三吉原告団長（1985年２月22日）

①被害者に対し、厚生省と農林水産省は、更に密接な連携の下に必要な対応を行う。
②油症治療研究と油症患者追跡検診の有機的連携を図る等研究体制を整備・強化するとともに、生活困窮世帯に対し、世帯更生資金の特例貸付けを引き続き実施する。
③カネミ倉庫（株）に対し、ＪＡＳ認定工場としての必要な指導を行うほか、こめ油製造業についての中小企業近代化促進法に基づく経営合理化の指導、こめ油製造業における米ぬかの円滑な調達のための協力要請及び同社所有の倉庫について米の需給操作上可能な範囲内での有効活用の配慮を行う」

これは、厚生省と農水省が連携して被害者に対応することを確認しただけでなく、治療費確保のためにカネミ倉庫への支援をも約束したもので、これまでの国の対応より一歩前進したことは間違いない。この三大臣協議の確認事項は裁判終了から二〇年余を経た現在も効力を有しており、例えば、治療費確保のための「同社所有の倉庫についての米の需給操作上可能な範囲内での有効活用の配慮」とは、具体的には、「国の保有米をできるだけカネミ倉庫の倉庫に預けてカネミ倉庫の収入を増やしてやる」ということであるが、この支援は現在も続いている。

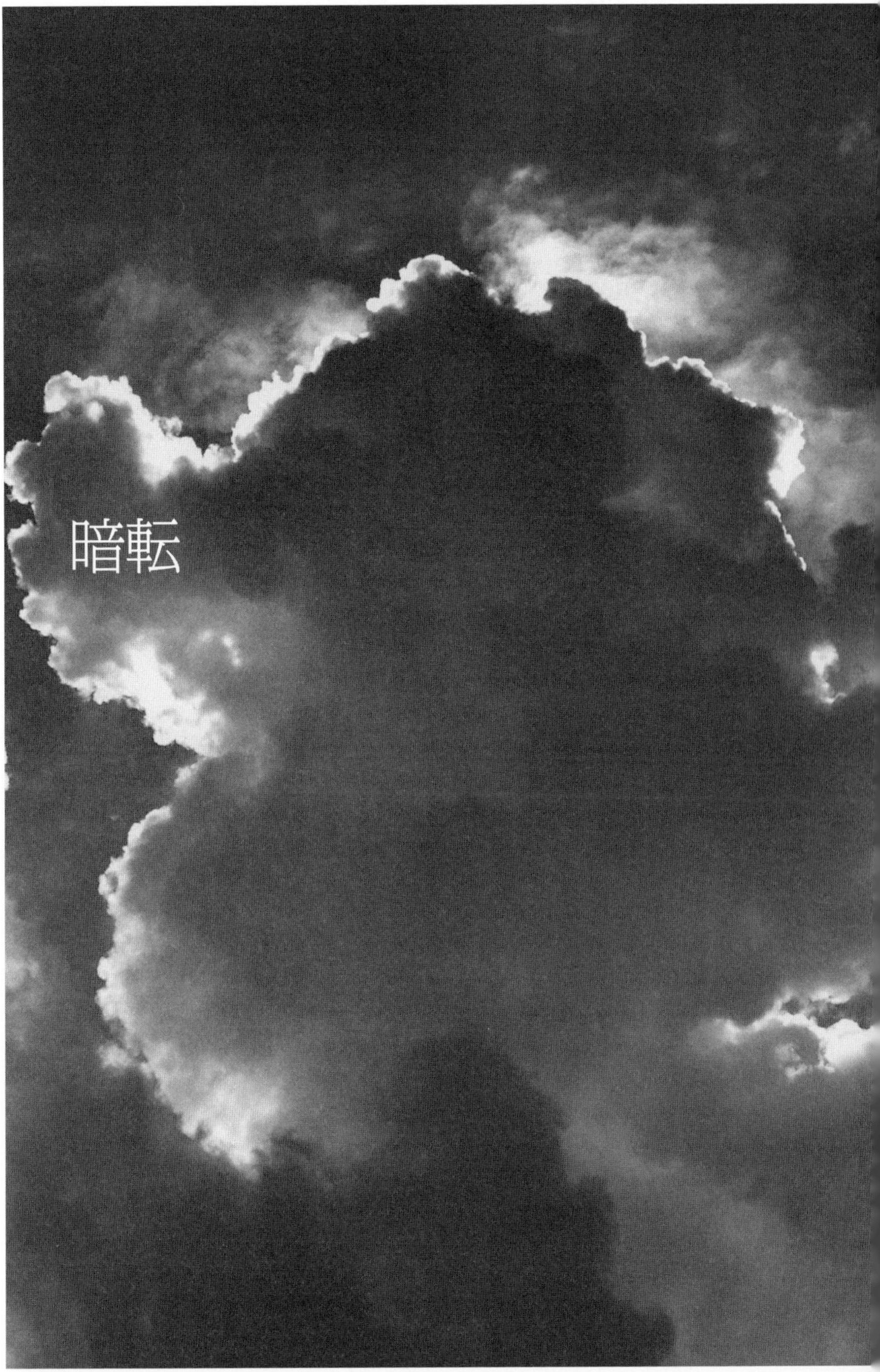
暗転

再びの和解勧告と新たな提訴

第二陣は一九八二（昭和五七年）年三月二九日の一審判決後、原告と鐘化の双方が控訴し、福岡高裁で進行していた。しかし、第一陣控訴審の証拠書類・証言調書などを提出したので迅速に進み、一九八五年二月一三日の第三陣訴訟の判決のあと、同年六月には最終弁論を行い結審することとなった。

第一陣福岡高裁も第三陣一審判決も、国と鐘化の有責性を認定した。ことに国の有責性については、第三陣一審判決は第一陣高裁判決より一層厳しいものであり、また、混入経路に工作ミス説を採用しながら、鐘化の責任を認めたのである。「鐘化の責任は定着したし、国の有責性も定着しようとしている」「全面解決の時来たる」。十数年に及ぶ裁判もいよいよ終着の時期を迎えた、と誰もが思った。原告団も弁護団も早期全面解決に向けて討議を積み重ね、運動の一層の強化を図った。

一九八五年六月一四日、第二陣控訴審は結審を迎えた。この月の上旬、蓑田速夫裁判長は国と鐘化に和解を打診しており、この日の最終弁論終了直後に法廷内で「本件については、和解による適正な合意を得られる可能性があれば、斡旋の労をとりたい。一審被告の国と鐘化の意見を聞きたい」と、被告へ正式に和解の勧告を行った。

これに対し、国側代理人はその場で和解のテーブルにつくことを拒否。裁判長が驚いて「それは最終的な判断か」と重ねて問うたところ、「十分な検討の末に出た結論である」として、国は和解の意思がないことを明確にした。鐘化は「国が和解に参加するなら検討するが、単独では無理」との態度を表明した。

一時休廷、裁判官らは合議に入り、対応を検討。再開された席で裁判長は、「できる限り早急に判決をする」と宣言した。
閉廷直前、私たち弁護団は発言を求め「我々も努力する。再度、和解の勧告をお願いしたい」と裁判所に要求、閉廷直後には、第一陣原告団長の三吉氏が傍聴席の最前列に駆けよって「裁判長、私たちは早期解決を求める二〇〇〇団体、八五〇万人にのぼる署名をたずさえてここに参りました。勇気ある決断で一刻も早い全面救済をお願いしたいのです」と叫び、和解への強い期待を訴えた。だが、裁判長からの答えはなかった。

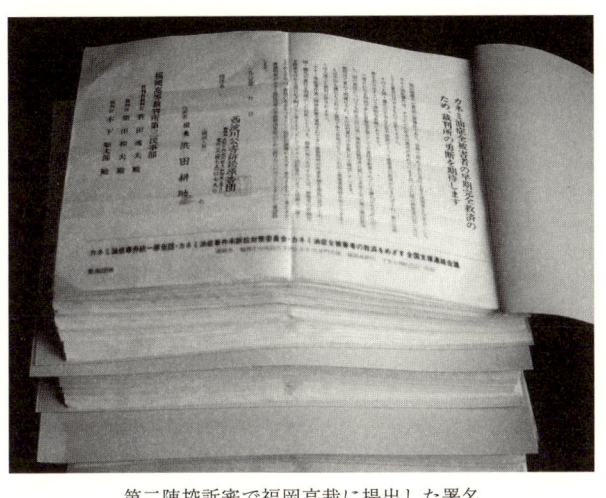

第二陣控訴審で福岡高裁に提出した署名

しかし、国のかたくなな和解拒否の態度に顔面を紅潮させた蓑田裁判長の姿を見た法廷の傍聴者の誰もが、国、鐘化とともに有責の判決が出されるものと確信した。多数の原告被害者、弁護団、マスコミ関係者がいる前で行われた和解勧告である。第一陣控訴審では、判決前に裁判長が国に和解勧告をしたあと、国、鐘化有責の判決が出されたこともあって、第二陣も「国、鐘化に責任あり」というのが、法律学者らの一致した見方だった。

原告・弁護団と支援団体は、六月一七日から二五日までの日程で和解拒否に抗議するたの東京行動を開始した。早朝宣伝活動、国会請願デモ、国会議員への支援要請、農水・厚生両大臣交渉などを実施。さらに二五日の夜には国労会館で「緊急決起集会」を開いて、「カネミ油症事件が発生してから

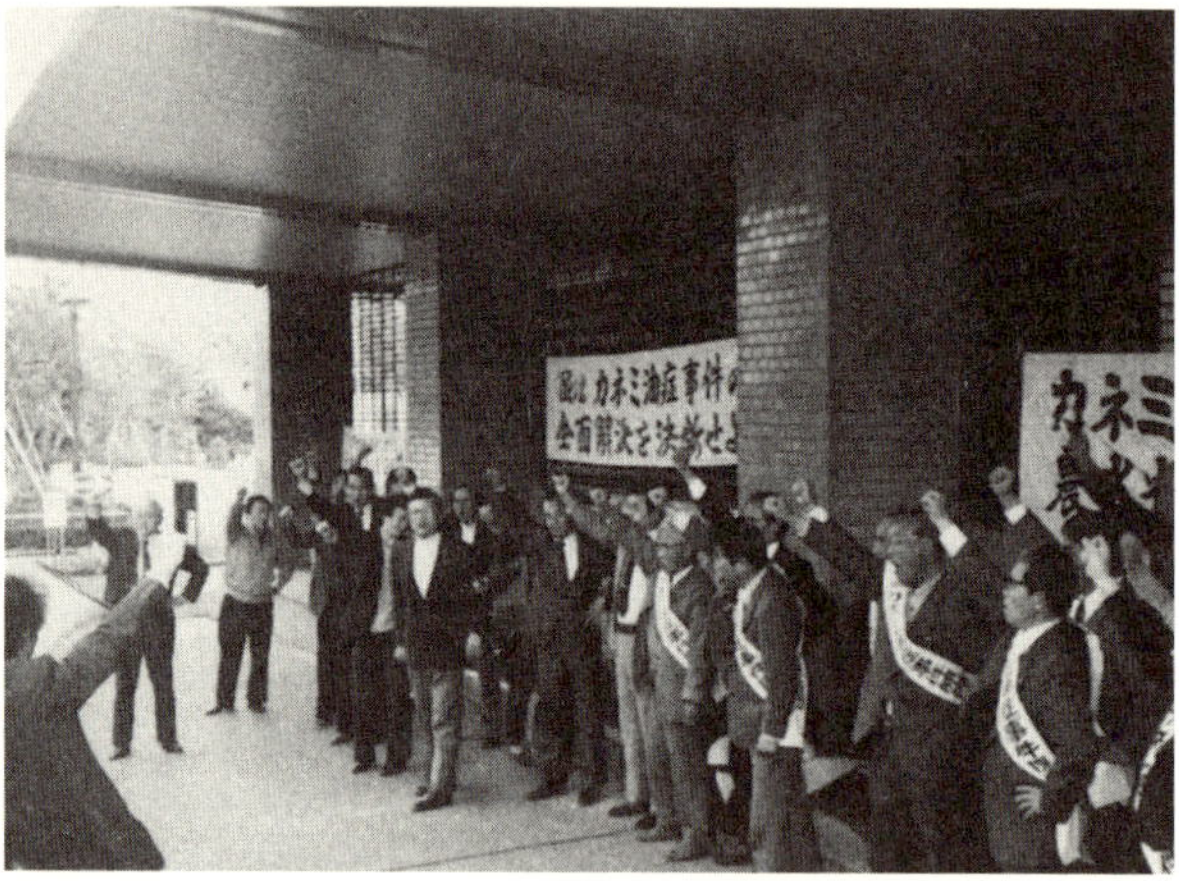

第三陣判決後、厚生省前で決起集会を開く原告・弁護団ら（1985年２月15日、東京・霞が関）

一七年が経過した。認定患者だけでも一八〇〇人以上おり、一二〇人あまりが死亡した。すでに国の責任を認める判決が二度も出ているのに国は責任を回避している。国は一日も早く和解に応じ、被害者救済に立ち上がれ」と要求した。

国と鐘化の和解拒否に抗議し、カネミ油症被害者の全面救済を求める運動も高まり、一一月一九日に大阪で「カネミ油症被害者の全面救済を求める大阪集会」が、翌日には東京で「カネミ油症の早期救済実現、食品公害根絶いのちを守る一一・二〇大集会」が日比谷野外音楽堂で開催された。この大集会には二五〇〇人が参加、カネミ油症の運動で最大規模の集会となった。

蓑田裁判長の「早急に判決したい」との発言とは裏腹に、判決言渡期日はなかなか決まらなかった。「早急に」というのは、年内（同年一二月末日まで）か、年度内（一九八六年三月末日まで）のいずれかを指すものと思われたが、一向にその兆しがない。鐘化については七度目、国については三度目の「有責」判決が出されることにより、一挙に全面的解決をと願う原告らは、今か今かと判決言渡期日の通知を待っていた。こうして、一九八五年は暮れを迎えた。

この間、被害者は新たな裁判を起こした。

一九八五年七月二九日、福岡、長崎、広島各県の油症認定患者一〇人が、国、鐘化、カネミ倉庫と加藤三之輔社長の四者を相手取り、総額二億六八四〇万円の損害賠償を求める訴訟を福岡地裁小倉支部に提起した（全国民事第四陣訴訟第一次）。第一陣から第三陣を通して責任を追及してきた北九州市については、これまでの判決でいずれも敗訴しているため、被告から外した。

さらに、一一月二九日には長崎県・五島、福岡、東京、大阪に在住する未訴訟患者七四人が、国、鐘化、カネミ倉庫と加藤社長の四者を相手取って、総額一九億六七九〇万円の損害賠償を求める裁判を福岡地裁小倉支部に起こした（全国民事第五陣訴訟）。話し合い解決を目指していた未訴訟患者の初めての提訴である。

未訴訟患者とは、第一陣一審判決の後の一九七八年七月に鐘化、カネミ倉庫との間で「民事裁判の結果を基礎に均衡を逸しない結果となるよう協議決定する。判決が確定するまで訴訟は起こさない」とした確認書を交わし、一時金として一人当たり鐘化から一三〇万円、カネミ倉庫から二二万円を受け取っていた。裁判では、この確認書の効力が争点の一つになるが、確認書を交わした時から事情が変わっており、確認書そのものが社会正義に反するとし、事情変更の原則、公序良俗違反で争うことにした。

その後、一九八六年一月六日には、未訴訟患者で結成した「油症福岡訴訟団」のうち三〇三人が鐘化、カネミ倉庫と加藤社長の三者を相手取って総額五九億三八九〇万円の損害賠償請求訴訟を福岡地裁に起こした。

これによりカネミ油症事件の民事訴訟は、全国民事第一陣、第二陣、第三陣、第四陣、第五陣訴訟、福岡民事、油症福岡訴訟団の七つとなった。

高まる全面解決への期待

事件発生から一七年、一通の手紙が弁護団のもとに届いた。

「私がこの世に生を受けて十七年が過ぎました。生まれた瞬間からカネミ油症患者としてレッテルを貼られ、悩み、苦しみながら両親や回りの人のおかげでこれまで生きてきました」

こう書き出された手紙は、一九六八年に〝黒い赤ちゃん〟として生まれ、女子高生となった一七歳の原告が、裁判長宛に自分の思いを綴ったものだった。当時は、いじめによる若者の自殺が相次いでおり、同世代の人たちに次のように訴えていた。

「他の友人と同じ身体ではないという負い目を感じ、誰にもこの悩みをうちあける事もできないまま成長し、今では高校二年生」「最近、若い人の自殺が多いけれど、私はその人達に言いたい。世の中にはいじめよりも苦しい悩みに耐えて生きている人もいるのですよ。もう一度考え直して下さい。それでもやっぱり死にたいと思うのなら、そのあなたの健康な体を私のこの体と取り替えてから死んで下さい」

そして、常に不安を抱きつつ暮らす気持ちをこう綴っている。「それでも結婚してくれるという人が現れたとしても、産まれてくる子供が私のような子だったら不安にならずにいられません」「こんな悲しいことってありますか、こんなことなら恋というものを知らない方がよかった」「でも死ぬのは怖い。死にたくない。私は生きたい」

一九八六（昭和六一）年二月二六日、羽田《はた》孜《つとむ》農林水産大臣は交渉に訪れた被害者原告に、「人道上の立場から実質的な解決について真剣に検討したい」と述べ、第二陣控訴審結審時に裁判長の和解勧告を拒否した態度を改めるかと思われる姿勢を見せた。

三月、農林水産省に対し強い政治的影響力を持つ衆参両院議員（六五名）に支援を要請したところ、自民を含む二〇名の国会議員から「国が人道的な立場から早期全面解決に努力すべきであることに賛同し、お力添えします」との署名が寄せられた。社会労働委員会、法務委員会の各議員からも賛同署名を得た。全国消団連の独自のアンケート調査に対しても、一四〇名の国会議員から回答が寄せられ、そのうち九割が国への早期解決のための対応を求めていることも心強かった。

さらに三月二六日には、北九州市議会が「福岡高裁判決を契機にカネミ油症事件の早期かつ全面解決を図るとともに、関係企業に対しても早期解決への指導をされるよう強く要請します」との意見書を全会一致で採択、中曽根首相をはじめ、厚生、農水、法務大臣宛に提出した。自治体の議会によるこうした意見書は、前年から福岡県議会はじめ、長崎市議会、玉之浦町議会、奈留町議会がいずれも全会一致で採択しており、第二陣高裁判決を機にカネミ油症事件の全面解決を図ろうという潮流は、大きなうねりとなっていた。しかし、判決日の指定は遅れに遅れ、裁判官は面会も拒否するという日々が続いた。

新年度に入って早々の四月二日、ようやく裁判所から通知があり、「五月一五日午前一一時、五〇一号法廷にて判決」と確定した。

弁護団は四月一三日に総会を開き、判決前後の行動を話し合った。

判決直前の五月七日から九日にかけて、原告団は厚生省、農水省と交渉を行い、早期全面救済のために国に対して一時金、治療費・療養費、治療法の研究の三項目について事実上の和解案（解決案）を提示することにした。国の対応が納得できない場合は判決日前からの座り込みを決め、大阪でも判決日前後に鐘化で座り込みすることを決定した。

驚愕の判決

カネミ油症事件全国民事第二陣訴訟の高裁判決が一九八六（昭和六一）年五月一五日午前一一時から、福岡高裁五〇一号法廷で言い渡された。大きなうねりに後押しされた高揚感を抱きながら、原告・弁護団、支援者らは法廷内外で「その瞬間」を待った。

ところが、萱田速夫裁判長が、国、北九州市の行政責任について言い渡した判決は、「ダーク油事件に対応した農林省（当時）担当者らに食用油への危険性は予見できなかった。厚生省に連絡通報する義務もなく、行政に落ち度はなかった」として、原告の請求を退けるものだった。さらにPCBを製造・販売した鐘化の製造物責任も否定、カネミ倉庫の過失責任と加藤三之輔社長の代理監督者責任のみを認める内容だった。誰もが予想すらしていなかった判決だった。

判決は、国の食品に関する安全確保義務は、基本的に「自由裁量」であり「後見的」なものであると位置づけ、違法視されるのは例外中の例外だという国の主張を丸呑みしていた。

農林省の現場係官については、「PCBが有毒であるといった知識は全くなかった。カネミ倉庫への立ち入り調査時の食用油への疑問も『一応の危惧』にとどまるもので、解明を必要とする事情を伴っていたのではない」などと言及。さらに「仮に、食品衛生担当官庁に通報したとしても、食品衛生担当官庁が汚染ライスオイルによる人体被害の切迫を当然ないし容易に覚知し得るに至ると認むべき根拠もない」と述べ、厚生省に通報しても被害が防止できたか疑問として、第一陣高裁、第三陣一審で示された国有責の判断を根底からひっくり返した。

合成化学物質の安全性に関しても、これまでの判決と全く違って、「鐘化のような工業薬品、設備、装置等を供給する食品関連業者は『相対的』な安全を考慮すれば足りる」と、極めて緩い基準を持ち出した。しかもPCBの毒性は「当時の社会一般の評価認識ではさほど危険な物質とは考えられていなかった」と、裁判の過程で示された研究者や科学者らの証言を切り捨てた。

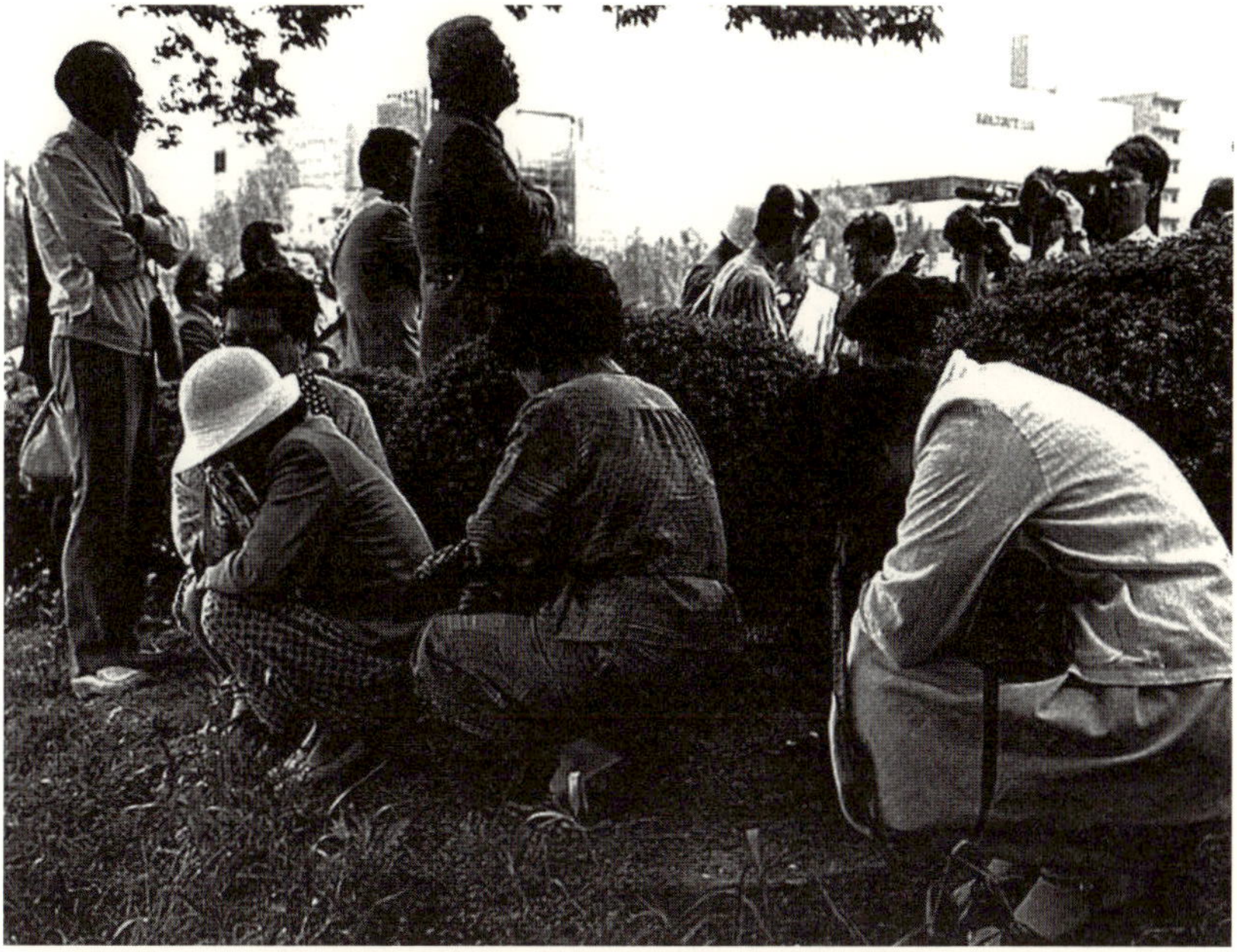

第二陣高裁判決後、天を仰ぎ、座り込む原告（1986年５月15日、福岡高裁前。読売新聞西部本社提供）

その一方で、鐘化のカタログには「ＰＣＢを熱媒体として使用する必要最小限の注意事項は記載されていた」と、鐘化の注意義務違反を否定。食用油への混入経路については、鐘化主張のカネミ倉庫の脱臭装置の工作ミスと点検を怠ったのが原因とし、カネミ倉庫の過失責任、加藤社長の代理監督責任だけを認めた。

この判決は原因に「工作ミス説」を採用し、鐘化を免責した。第三陣一審判決が「工作ミス説」を採用したうえで鐘化の責任を認めていたのとは、正反対の結論となったのだ。

その理由は、新しい合成化学物質を開発製造する企業の責任についての考え方の違いである。それまでの鐘化の責任を認めた判決の基本的な考え方は、「合成化学物質を新規に開発製造する化学企業は、安全性が確認できない場合、人体や環境に危険を及ぼす恐れのある分野には販売すべきでない」とし、「食

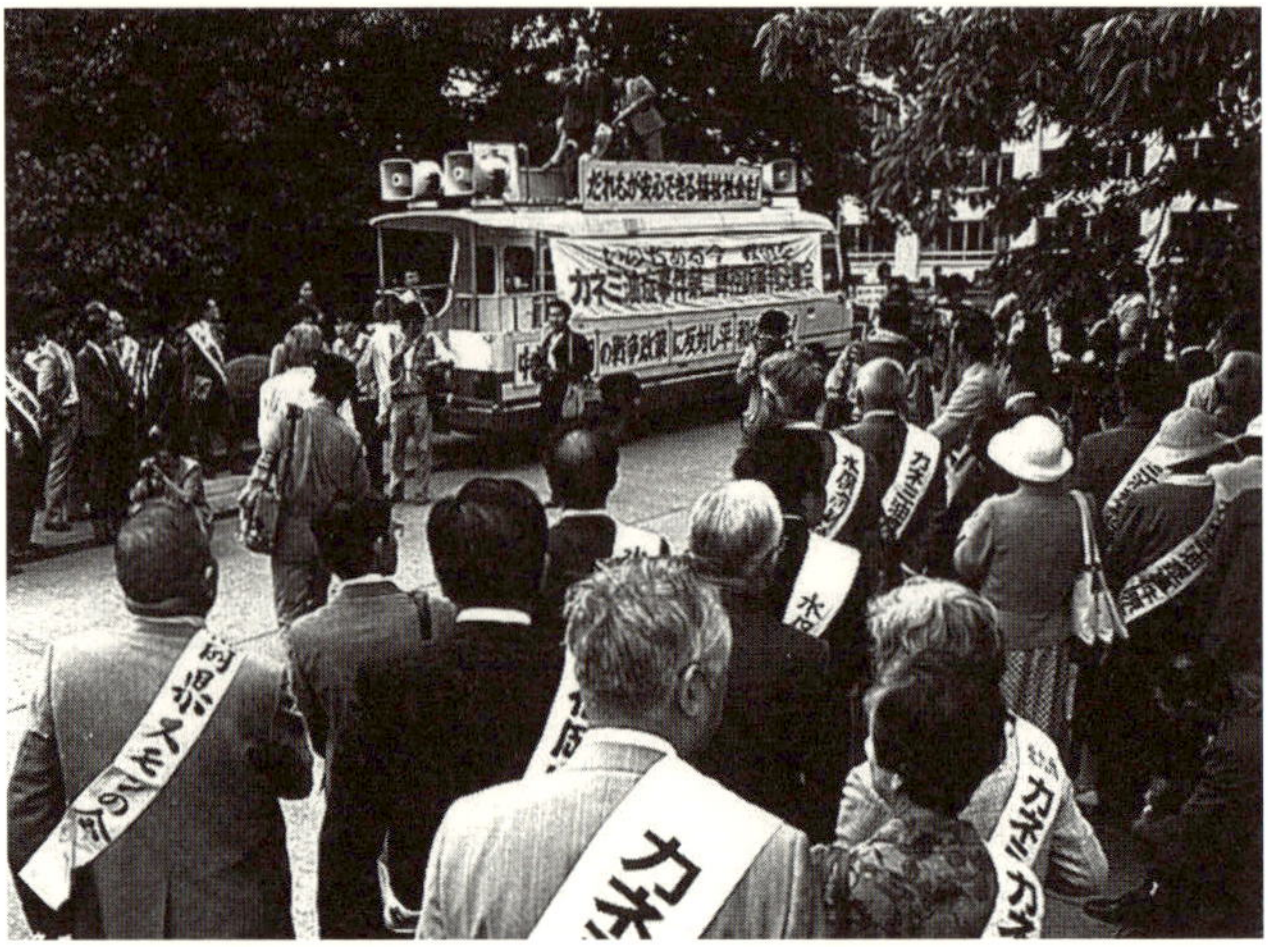

怒りと失望が渦巻く第二陣高裁判決後の集会（1986年５月15日、福岡高裁前。読売新聞西部本社提供）

品工業の熱媒体として販売を推し進めたことには、化学企業としての注意義務違反があった」とするもので、すべての判決の柱となっていた。ところが、第二陣高裁判決は、この考え方をすべて覆したのである。

鐘化の責任に関して高裁に提出した証拠は、これまで鐘化の責任を認めた裁判所に提出したものと同様のもので、第二陣高裁判決が、これまでの裁判所と違う特異な立場をとることを示している。そして、この立場は、鐘化や化学工業界の意向に沿ったものであり、国民の立場と相容れないものである。

全面勝訴を信じて疑わなかった傍聴席の原告・弁護団、支援者らは、予想だにしなかった国、鐘化の免責の判決に表情が凍りつき、互いに顔を見合わせた。言い渡しは一〇分ほどで終了したが、衝撃のあまり、ほとんどの人がいすから立ち上がることができなかった。

「不当判決だ」。横地秀夫第二陣原告団長が声を絞り出した。第二陣原告団事務局長は、しばらく呆然として「裏切られたという思いです」とつぶやいた。

第二陣高裁判決は、これまでの裁判の流れをひっくり返し、理論的にも定着したと考えられていた鐘化の責任も吹き飛ばした。何の落ち度もないのに、深刻な被害に苦しんでいる原告に、何の救済ももたらさない残酷なものであり、罪深い判決と言わざるを得ない。しかも、賠償すべき金額は一審判決より一部増額したものの、カネミ倉庫は治療費支払いのための累積赤字を抱え、賠償能力はない。結局、「絵に書いたモチ」でしかない内容で、原告・弁護団に計り知れない衝撃を与えた。

蓑田裁判長は、自分の判決に対し、「釈明」とも受け取れるコメントを作成し、それを裁判所の総務課職員が裁判所二階の司法記者室前に置いた。前代未聞だった。

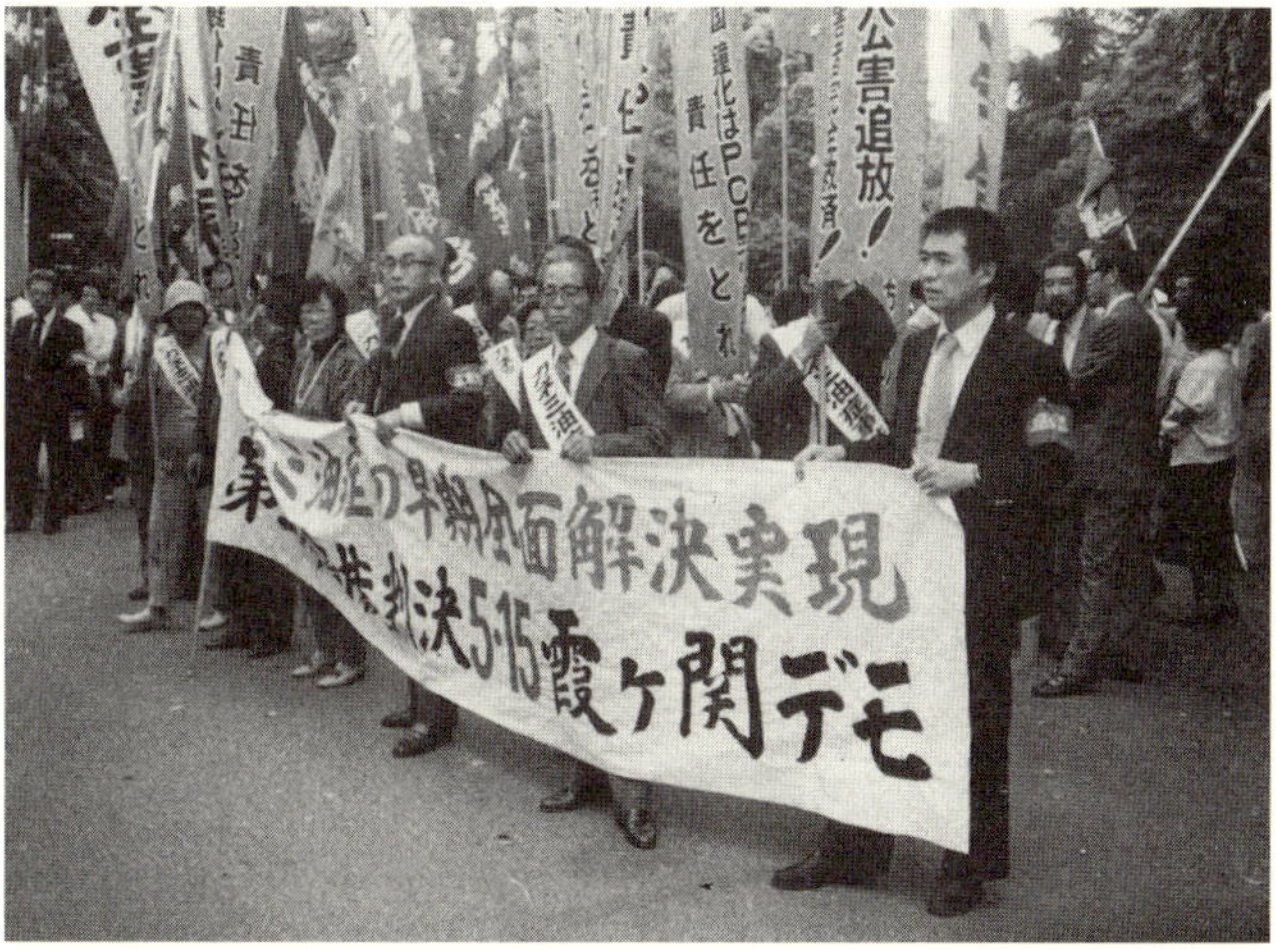

第二陣高裁判決に抗議するデモのために結集した原告、支援者ら（1986年５月15日、東京・日比谷公園）

「争いの内容が複雑多岐にわたり、結論の法律責任にこだわらず、和解が適当と思って提案したが、実現しなかった。以来、複雑な証拠の検討を重ね、事故は一号蛇管の工事ミスからせん孔があき、その穴から大量のカネクロールが漏洩した。当時の工場長はそれを知りながら出荷を続けたことに、事件は起因している。カネミ倉庫、加藤三之輔の責任は否定できないが、鐘化、国、北九州について、不法行為の成立肯定は困難との判断をせざるを得なかった」

判決後、福岡高裁に隣接した福岡県弁護士会館三階ホールで原告側が記者会見した。内田弁護団長は「今日の判決は、先に結論をつくり、後から理由をつけたもので、裁判所の考え方に説得力はない。私たちがこれまでの裁判で積み重ねた成果に則り、きょうの判決を覆すために努力する」と述べた。高田新太郎公害弁連幹事長は「これまでの

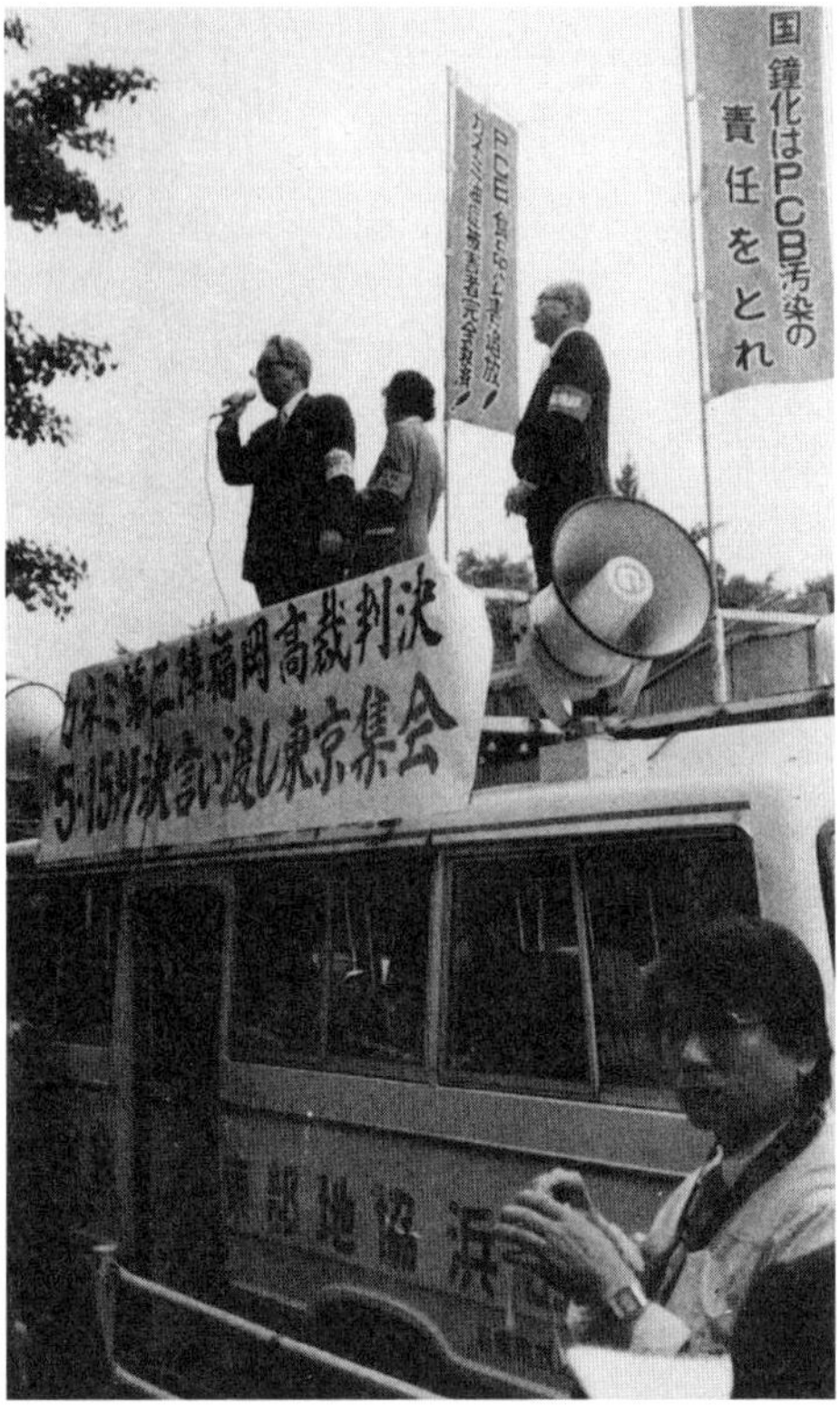
国鐘化はPCB汚染の責任をとれ
カネミ第二陣福岡高裁判決
5・15判決言い渡し東京集会
第二陣高裁判決後、厚生省前で抗議する支援者ら（1986年５月15日、東京・霞が関）

裁判の流れからすると、この判決は汚点だ」と批判し、「意気消沈せず、公害裁判への司法の反動を突破しなければならない」と原告団や弁護団を元気づけた。

一方、鐘化の弁護士は「製造者と使用者の責任範囲を極めて明確にしている。製造物責任の限界を明らかにした画期的な判決だ」などと語った。

大阪では、鐘化本社近くの中之島公園で、福岡、広島などから集まった原告患者と支援者約三〇〇人が集会を開いたあと、鐘化までデモ行進。そこへ判決内容が伝えられ、詳しい内容がわからない苛立ちも重なって、「いったい裁判所は何を審理してきたのか」と激しい口調で怒りをあらわにした。

また農水省前で座り込みを続けている原告患者や支援者らは、判決の知らせに信じられない表情だったが、その後、近くの日比谷公園で開いた集会では「不当判決抗議」の声が渦巻き、約一〇〇〇人が農水・厚生両省を中心に霞が関一帯をデモ行進した。

同日の各社夕刊は一面トップに、「油症　国・鐘化の責任否定」「被害者救済遠のく」「和解すすめた裁判長が……」「なぜだ！　油症患者悔し涙」との見出しで、この判決が被害者と運動に与えた衝撃を伝えた。さらに、社説などでも、この判決が被害者救済の道を妨げる結果となったことを指摘している。

毎日新聞（同一五日夕刊解説）は「早期救済の道遠のく」との見出しで、「窮地に追い込まれていた国が、我が意を得たとばかりに被害者放置を決め込む理由を判決は与えた」「全面解決の道に大きく立ちはだかる判決となった」と批判した。また西日本新聞は「縦割り行政を是認」の見出しで、「これまでの裁判長の訴訟指揮からしても、原告にとって不可解な判決と言わざるを得ない」などとしている。

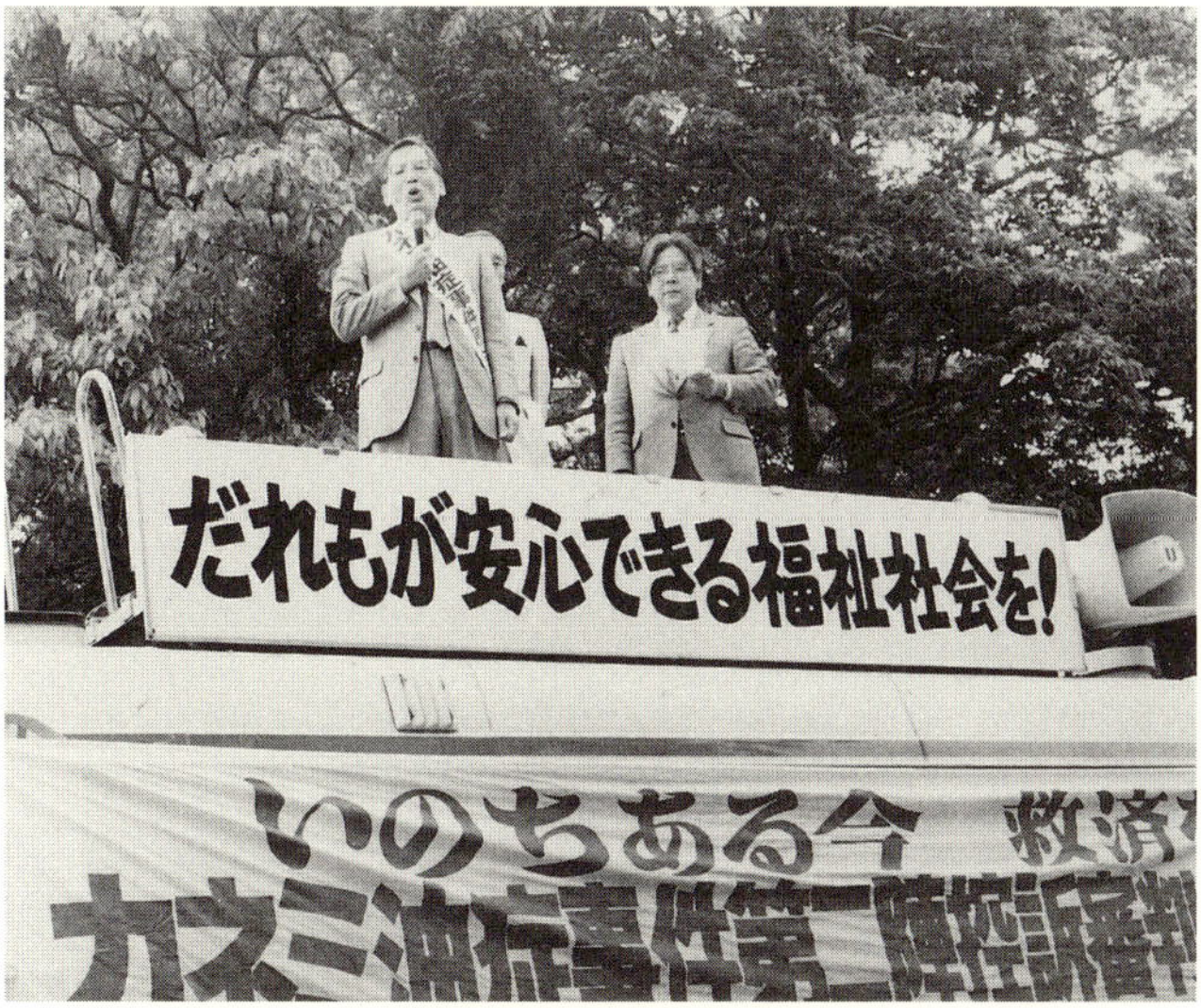
だれもが安心できる福祉社会を!
いのちある今

判決後、宣伝カーの上で不当判決に強く抗議する横地秀夫第２陣原告団長（1986年５月15日、福岡高裁前）

沢井裕教授は、「今回の判決は、食品製造のメカニズムに全く理解を示していないと言える。現在では、製造過程が複雑で、様々なメーカーがその過程に加わっており、責任の所在があいまいになるため、連帯して責任を負うべきこと、また企業の利潤追求に伴い食品公害の危険性が高くなるため、これに国が歯止めをかけ、食品公害の防止につとめるべきとする期待が負わされているが、判決はこれらを欠いている」などと論評した（読売新聞）。

早稲田大学の佐藤英善教授（行政法）は朝日新聞の取材に対し、「タテ割り行政の問題点が初めて正面から取り上げられたのが一連のカネミ訴訟判決だったが、今度はこれまでの不法行為の流れを一顧だにせず、旧態依然の論理でスパッと切り捨てたもので、大変な後戻りという印象を受ける」と答えている。

また、同大学の牛山積教授（民法）は、「これまでの二つの被害者勝訴判決は、ダーク油事件について国がとるべき措置をとらなかったことが事実として解明されたことによる。当然、その線にそった判決が期待されたが、くつがえされ、行政の実態に追随する判決と言わざるをえない。また、カネミ倉庫側の工作ミスを重視しているがカネクロールの危険性と取り扱いについて十分な説明を怠らなければ工作ミスも発生しなかった可能性が強い。鐘化の責任は常識的とも言うべきなのに、まったく予想外だ。このような被害を防ぐには直接のメーカー、関連企業、国などについて、被害の回避可能性と責任に関する考え方を確立せねばならないのに、それを理解しない最悪の判決だ。これでは同様の被害が再び繰り返されかねない」と、毎日新聞にコメントを寄せた。

横地秀夫第二陣原告団長は、後に「ノーモア・カネミ――東京支援連絡会一〇年のあゆみ」で、この日の判決について次のように振り返っている。

「『怒りは消えない』の一言である。

今年（一九八七年）の八月、被害者の治療費について一二〇通のアンケートを読んだ。いずれも『心配なく治療が続けられるように』の願いがにじんでいた。長崎県五島の被害者は『くれぐれもよろしく』と結んだあと、『しかし、私はどうしてもあの二陣判決はいまもって解《げ》せません』とあった。その通りである。

あの判決は企業を救済し罪なき被害者を切り捨てた。あの判決は多くの国民が望む食品の安全確保について国に『積極的行政』を求めるのではなく、国が『なにもしなかった』ことを追認した。

被害者が願う司法による『正義の実現』の期待を、あの判決は見事に裏切ったのである。（略）

カネミ油症事件の本質は、合成化学物質と人類の生存にかかわる問題の究明であり、化学企業の新製品開発・販売の利益優先と人間の生命の尊厳、生活と健康の尊重とのかかわりを問うものであった。

被害者は自分たちの裁判と運動にこの意義と正義を確信していたからこそ紆余曲折に耐えたのである。

（略）

五・一五判決は、カネミ油症の被害を直視し、事件の根本原因をさぐる努力を怠った。次に公害裁判の歴史的流れに逆らい、カネミ油症裁判のこれまでの成果を否定した。そして最後に被害者の救済を事実上拒んだのである。

被害者の望む『正義の実現』は拒否された」

危急の事態

衝撃的な第二陣福岡高裁判決のあと、中曽根首相のいわゆる「死んだふり解散」で衆参同日選挙が始まる。その最中の六月、最高裁判所は被害者が全面勝訴した第一陣訴訟について口頭弁論を開くことを決定した。最高裁が口頭弁論を開くということは、通常は原審の判決を変更することを意味する。つまり、国や鐘化の上告を棄却するのであれば、口頭弁論を開かないで判決を出すことができるが、逆に国や鐘化の上告を認めて判決を変更する場合は、口頭弁論を開かなければならないということだ。

この時期、カネミ油症事件以外でも国を被告にした裁判で敗訴が続くようになっていた。「司法冬の時代」とも呼ばれ、「国に対する裁判は勝てない」といった雰囲気が広く、厚く覆っていた。その空気をより一層重くする最高裁の決定だった。

弁護団は国、鐘化の上告後、数回にわたって最高裁の担当調査官に面会を求め、審理方針などについて意見交換していたが、その際の調査官の対応は、「まだ事件記録を読んでいる段階で、読了がいつになるかわからない」とのことだった。したがって、最高裁の突然の決定は、原告・弁護団にとって全く唐突なものであった。第二陣高裁の思いもよらない敗訴判決に続く最高裁の決定——。これまでの裁判の流れを覆して、鐘化と国を免責する流れを感じさせるものだ。時の中曽根首相が、国を有責としたカネミ油症裁判の判決を批判したとの新聞報道もあった。

判決見直しはカネミ油症被害者にとって最悪のシナリオであるばかりか、国の責任を問うほかの大型公害訴訟などにも計り知れない影響を及ぼしかねない。マスコミの中には「年内にも被害者敗訴の判決」との予測をしているところもあり、早急な対応が必要だった。

一九八六（昭和六十一）年九月四日、第一陣上告審の鐘化と国の上告理由に対して原告側は答弁書を最高裁に提出した。答弁書は本文だけで六四〇ページにのぼり、特に鐘化の主張する「工作ミス説」の誤りを明らかにすることに力を注いだ。

口頭弁論当日の進め方について当初、最高裁は「原告代理人の弁論の時間は三〇分以内、当事者（被害者）の発言は認めない」というものだったが、弁護団の交渉で、「当事者（被害者）の発言を認める。時間も合わせて一時間四〇分をとる」ことになった。

この間、原告被害者は、最高裁の伊藤正己裁判長をはじめ、担当の裁判官に被害の実情を直接手紙で訴えるだけでなく、早期救済を求める一八三五団体の署名簿も提出していた。

伊藤裁判長は、それまでに自衛官靖国神社合祀訴訟、大阪空港騒音訴訟などを手がけていた。殉職した自衛官を山口県護国神社に合祀した行為について、信教と精神的自由を侵害されたとして遺族が合祀の取り消しを求めた自衛官訴訟では、一五人の裁判官の内ただ一人、違憲であるとの意見を述べた。また、大阪空港

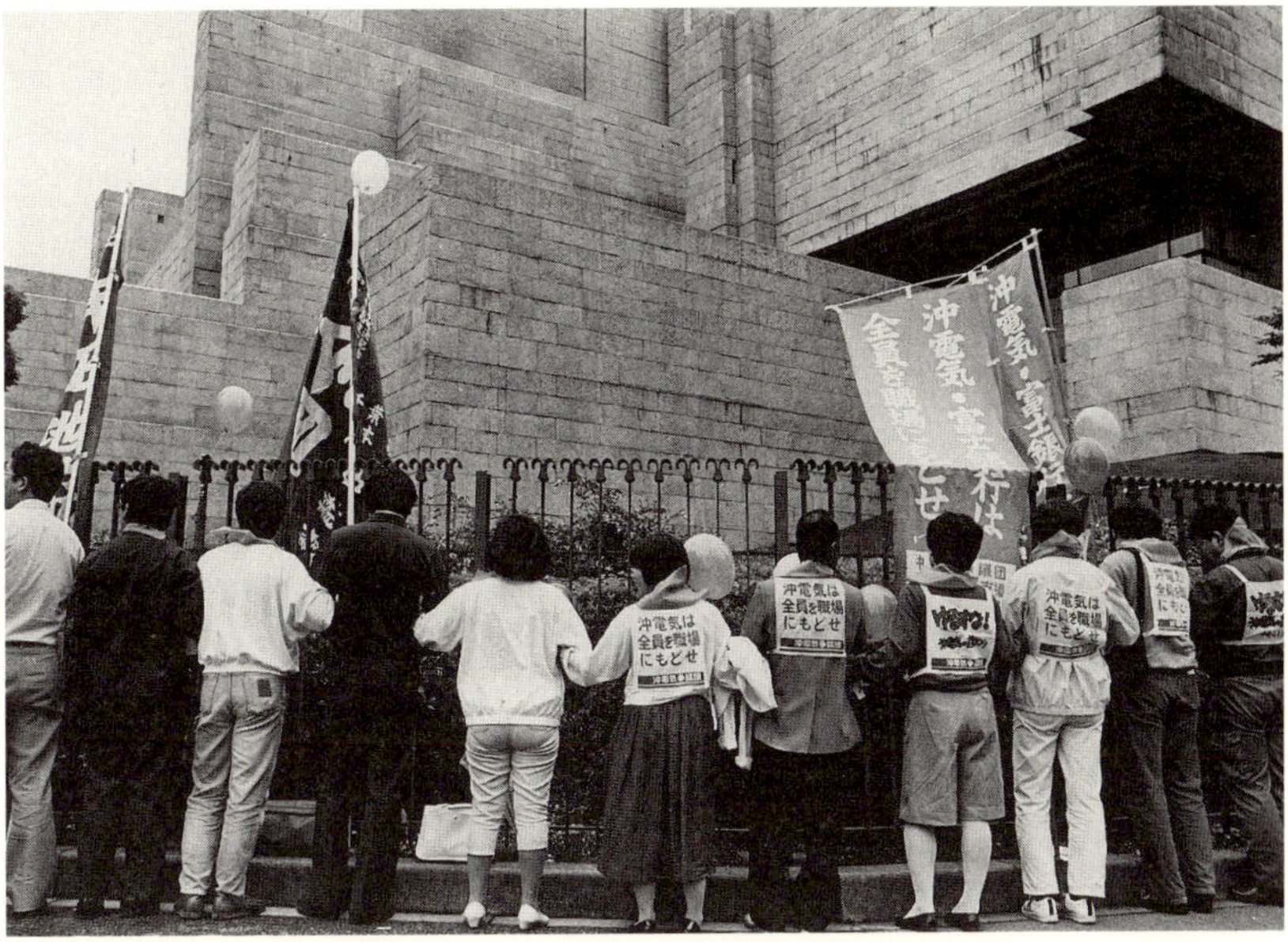

口頭弁論当日、最高裁を取り囲む原告と支援者の人間の鎖（1986年10月７日）

騒音訴訟では、夜間離発着の差し止めを認めず、過去の騒音損害のみの賠償を認めた判決に「行政事件の公権力行使として、抗告訴訟（行政庁の公権力の行使に関する不服の訴訟）で救済を求めるべき」とする補足意見を付している。

口頭弁論当日の一〇月七日。午前中、原告団、弁護団が最高裁に到着すると、すでにほかの公害訴訟の関係者や消費者団体など、五〇〇人をはるかに超える人々が集まっていた。各地から集まってきた女性たち、年休をとって支援に来た人たちの姿もあった。

小雨の降る中、カネミ油症被害者の早期救済を訴えて街頭デモ、その後、参加者全員が手をつないで最高裁を取り囲む「人間の鎖」行動を起こした。そのころには人数も一〇〇〇人に達していた。参加者の中から「最高裁がこの場所に移転してから最大の行動だ。松川事件以来じゃないか」との声が聞こえた。

原告・弁護団の中に、原告本人としてただ一人意見陳述をする山口の三吉敦子さんがいた。三吉さんは第一陣原告団長・三吉康広さんの妻で、初めて法廷に立つ。三吉さんに中村照美弁護士が話しかけた。「カネミ油症の被害者から直接訴えを聞くのは初めての人ばかりだから、心動かぬはずはない。自信をもって話すようにしましょう」

口頭弁論が開始された。裁判長を先頭に五人の裁判官が着席。最高裁の法廷では、当事者代理人の席が裁判官と対面するように配置されている。しかも、その席数はわずか五席である。原告側で意見陳述する者は七名であるため、一部は傍聴席に控えて、途中で交替することになった。

国と鐘化の上告理由についての意見陳述が終わり、原告側の弁論が三吉敦子さんから始まった。

「息子をＰＣＢで殺された母親です」と、三吉さんは話し始めた。

「私が三六歳の時です。主人と一緒に農業をしながら、秋芳洞《あきよしどう》の土産物店に勤めていました。上の子は中学校に入り、下の子は小学校四年になり、育ち盛りでした。私は、子どもや主人に栄養をつけようと油料理にカネミ油を使うようになりました。昭和四三年の夏ごろになりますと、家族みんなに吹き出物が出始め、腹がせいたり（痛くなったり）するようになりました。特に上の子の基博はにきびのような吹き出物が多くでき、色も黒くなっておりました。その年の暮れごろには疲れも痛みも多くなり、子どもたちは学校から帰ると、ごろりと横になる毎日でした。昭和四四年七月八日朝八時ごろ、私の勤め先に電話があり『子どもさんの具合が悪く、苦しんでいます。急いで帰っておいで』ということでした。

帰ってみると、基博は床の上に寝かされていました。近所の人の話では『道端で胸を押さえて苦しんでいた』ということでした。お医者さんが来られました。基博を診察していた医者に主人が『注射でも打ってください』と頼みましたが、『誠にお気の毒です』と言われました。……解剖の後、基博がお棺に入って家に帰ってきた時、わが子を殺したと思うと、涙が出るだけでした。カネミ油を食べさせなければこんなことにならなかったと自分を責めるだけでした。基博は油症の認定患者で最初の犠牲となりました。

私も体の具合が悪く、仕事も辞めて寝たり起きたりの生活になり、入院も数回繰り返し、治療法もないまま何種類もの薬を飲み続けています。今では炊事、洗濯など、たびたび主人に頼みます。主人も七年前、がんの一歩手前でおなかを手術しています。その後、体も思うようになく、勤めを辞め、健康に働くこともできず、今では経済的にも主人の少しの年金が頼りですが、不安でなりません。それでも主人は原告団の代表として、一日でも早い救済を実現しようと、つらい体にむち打って頑張っています」と述べた。そして最後に、「私は今、五四歳ですが、薬を切らすと命が危ないと医者から言われております。私はこの裁判で国、鐘化の責任がきちんと認められ、基博が安らかに眠れるよう願っています。何の罪もない被害者をこれ以上苦しめないでください。どうぞ私たちの命があるうちに真の救済に役立つ判決を心よりお願いします」と訴え、陳述を終えた。

続いて、中村照美弁護士が八三通の死亡診断書を手に、「たった一枚のこの紙を残して、一人また一人と去っていきました。PCBによる油症発生から一八年たった今、私たち原告団に関係した人々の分だけでこんなになってしまいました。一枚一枚を見つめる時、この油症裁判の長い年月の中でともに被害を訴えて、歩き回った人の優しい笑顔を、『からだが動きさえすれば、食べて生きたいのです』と言った人の切ない目を思い起こします」と切り出し、被害の実情を訴えた。

私は鐘化の責任について陳述。鐘化が突然持ち出した「工作ミス説」について次のように述べた。

「問題なのは、第二陣控訴審の裁判所が『工作ミス説』の背景を十分検討せずに、鐘化の主張を鵜呑みにしてしまったことです。責任の存否に重大な影響を及ぼす事実について、『刑事事件でも試され済みの証拠』で裏づけされた『ピンホール説』が、『刑事事件であれば証拠能力の全くない証拠』でしか裏づけられない

『工作ミス説』によって覆される。混入経路が責任を左右するものであるとすれば、それは証拠能力について疑問のないもので裏づけられるべきです。そうでなければ、司法への国民の信頼を著しく損なうことになります。

重要なことは、鐘化がＰＣＢを食品工業の熱媒体として積極的に販売したことです。

熱媒体ＰＣＢは使用中、常に食用油とわずか二ミリのパイプを隔てて隣り合わせになっています。こんな危険な使い方を積極的にさせる以上、鐘化が、食品関連業者として、安全確保義務を負うのは当然のことです。鐘化はＰＣＢを大量に製造、販売しながら、その危険性をユーザーに知らせる努力も怠っていました。カネミ倉庫を含めて食品業者はＰＣＢの毒性を知らず、その取り扱いもずさんそのものだったのです。だからこそ本件カネミ油症が発生し、その後、台湾油症も発生したのです。鐘化こそが広範なＰＣＢ汚染とカネミ油症の元凶なのです」

渡辺和也弁護士の弁論、とくにダーク油事件に関する説明は、改めて国の責任の重さを示すものだった。

「魚を食べた猫が狂い死んだのが水俣病の予兆であったように、カネミ油症事件では鶏の大量死が人体被害の発生を予告しました。このダーク油事件の解明については、幸いなことに重要な手掛りがありました。全く同じような鶏の大量病死事件がその一一年前（一九五七年）アメリカで起きており、その原因毒物についての研究も蓄積され、文献も豊富にあったのです。したがって、行政当局、農林省がダーク油事件について、まじめに取り組んでいさえすれば、有害食用油の摂取による悲惨な人体被害は防止できたし、少なくとも被害の拡大を阻止することは可能だったのです。ここで問題とされる国の違法な不作為による賠償責任は、いわゆる食品事故一般における議論とは異なる、この事件だけの個別的な条件下にあるものだという点に、まず注意の目を向けていただきたい。被害の発生を防止しうる絶好のチャンスを潰してしまったという点で、本件に関与した公務員の怠慢は、まことに罪深いものです」

最後に内田茂雄弁護団長が、次のように弁論を締めくくった。

「食品の大量生産、大量販売という時代趨勢を背景に、利潤追求第一の企業目的のために危険の増大を招き、企業の分業や関連企業の増加が、事故の際の責任の所在を一層不明確にしています。本件油症事件を考える場合には、企業の論理からではなしに、消費者には安全な食品が供給されなければならないこと、消費者被害は速やかに回復されなければならないことの視点から、責任の構造を鐘化とカネミ倉庫、カネミ倉庫と被害者というように分断することなしに、国を含めた総合的な責任構造の中での視点と判断が不可欠です。このことは、消費者保護基本法や消費者保護条例と整合しています。

原審の考え方は右のような視点からの適切な判断で、生命、身体に危険のあることを知り得る汚染物質の排出について、企業は経済性を度外視して世界最高の技術、知識を動員して防止措置を講ずべしとした『四日市ぜんそく事件』、住民を人体実験に供する結果になるとして企業の論理をしりぞけた『熊本水俣病判決』、副作用の予見に関して最高の学問水準による十分な調査研究をつくして危険な作用の予見に努めなければならないとした『スモン病』の判決とも一致しているのです。

技術革新が進む社会の中で新しい被害が現実に発生した場合、その被害事実を直視することによって、法の解釈、運用、時として法の欠缺《けんけつ》を法解釈によって補うことが法の正義と合致すると言わなければなりません。本件のような損害の賠償、消費者被害の救済が求められている場合には、具体的な被害者救済の立場から、消費者保護基本法の精神を空念仏に終わらせてはならないのです。原審判決は、社会的にも支持された極めて正しい判決であって、本件上告は棄却されるべきであります」

口頭弁論は「判決期日は追って指定します」という伊藤裁判長の発言で、午後四時四五分に終了した。

最高裁を動かす運動を

原告・弁護団は、最高裁での逆転判決を何としても避けるため、一九八六（昭和六一）年の夏から翌年にかけて、東日本や九州を中心とした一六都県での支援要請の活動に取り組んだ。

東京では、一九八六年七月一八日の総評の定期大会、東京地方労働組合評議会（以下「東京地評」と略）の定期大会をはじめ、区労働組合協議会や全国の地区労働組合協議会の定期大会などで支援決議が採択され、九月二日から一二月一八日までのビラ巻き行動、一〇月七日から一二月二三日までの署名活動が展開された。

原告・弁護団は大阪連絡会など支援団体の協力で、六月二三日から鐘化本社での座り込みを始めた。二七日には原告・弁護団や支援者一二〇人の抗議・要請行動の中で鐘化の株主総会が開催された。通路に座り込んだ被害者とそれを排除しようとする鐘化の社員との間で小競り合いになり、救急車が来て被害者が担架で運ばれていくこともあった。この株主総会には、初めて株主として原告・弁護団の四人のほか支援者九人が出席。カネミ油症事件の解決をめぐって、鐘化の社長と約二時間近く激しい論戦を続け、鐘化の法的・社会的責任を厳しく追及した。

一〇月八日、鐘化本社前で「最高裁口頭弁論の報告を聞き、新たなたたかいの決意を固めるつどい」が開催された。第二陣原告団長の横地秀夫さんが「あと一回り、二回りも大きい全国的な支援の声を得ることが必要だと考えます。それに取り組むため、本日をもっていったん鐘化前の座り込み行動を解除したいと考えます」と述べ、一〇八日にわたった座り込みを終えた。

東日本では、東京地評が中心となって運動を展開、北海道をはじめ東北各県に活動が広がった。さらに、全国消団連とカネミ全国支援会議が提唱する「カネミ油症事件支援全国キャンペーン行動」が一九八七年二月一〇日の東京行動を皮切りに始められた。すべての国民の願いである食品の安全を一緒に考える動きが盛り上がり、七〇〇〇の団体署名、一一万余の個人署名が集まった。それは、原告・弁護団や支援者によって最高裁に提出された。

これ以降、約一か月の間に、カネミ油症裁判を支援する集会、学習会、街頭宣伝、団体訪問などが全国四一都道府県で行われ、「鐘化に対する抗議要求書」が全国から続々と鐘化に送付されることになった。全国キャンペーン運動の中心となったのは全国消団連と総評で、それを受け入れてくれたのが各地の消団連や生協、そして県総評などを中心とした労働組合であった。

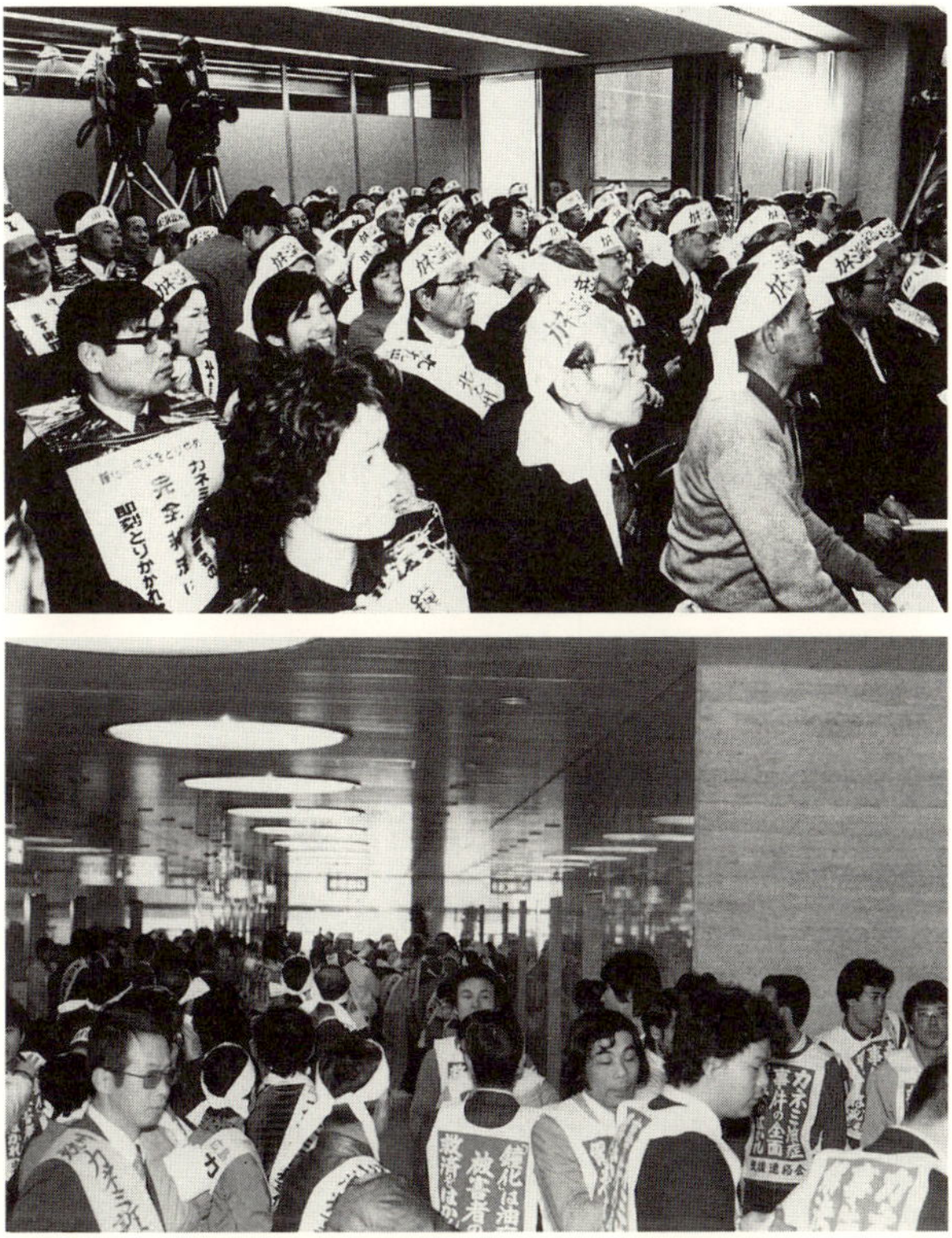

鐘化大阪本社での抗議と座り込み（1986年６月１日）

これらの全国運動は、最高裁の和解勧告がなされるかどうか、加害企業の鐘化が和解に応じるかどうかという重大な時期に取り組まれたものであり、大きな力となった。

最高裁で和解交渉始まる

一九八六（昭和六一）年一一月上旬、最高裁から原告弁護団事務局長の私に電話が入った。翌朝、私は上京し、最高裁に向かった。最高裁で実務担当の調査官・柴田保幸判事から「裁判長は和解を考えておられるようだ。協力していただけないか」と言い出された。私が「本気ですか」と念押しすると、柴田判事は無言でうなずき、「ただし、決して漏れないようにお願いしたい。失敗は許されないから」と言った。

最高裁が鐘化との和解に乗り出したのである。最高裁での和解は、最高裁側の「最高裁が和解案を出す以上は、絶対に成功させなければならない。それまでは、外部、特にマスコミに漏れないようにしてください」との条件で進められた。大型公害裁判の最高裁での和解は初めてのことである。私はこれ以降、ほぼ毎週のように最高裁に足を運ぶことになった。

和解打診から成立までは、難しい判断の連続だった。被害者救済に役立ち、かつ鐘化の社会的責任も明らかにしなければならない。判決の流れが原告にとって厳しいと見られる中で、最高裁調査官から投げられた和解への対応は、難問だった。

弁護団は、和解打診があった一一月から、最高裁の考え方を把握することに全力を注いだ。当初、調査官は「一九七八年の一審判決と八四年の福岡高裁判決の際、仮執行して取得している賠償金について、その分の一部を返還して、他の被害者の和解金にあてるということはできないか」などという、被害者実態とあまりにかけ離れた提案を出してきて弁護団を驚かせた。一部でも返還するなど事実上不可能だし、到底、受け入れられない。当然、弁護団は拒否した。

一二月中旬には、原告弁護団以外にも鐘化などの弁護団と個別に話を聞く、というかたちで本格的な和解交渉が始められた。しかし、鐘化側は当初、第二陣の高裁判決と最高裁の口頭弁論開始を踏まえて強気であり、なかなか和解に応じてこなかった。

読売新聞が和解から一〇年後の一九九七（平成九）年に「カネミ油症は語る」との社会部記者レポートを連載している。その中に「和解へトップ協議」（七月三日付）があり、当時の裁判長、調査官、双方代理人弁護士などに取材した部分がある。最高裁での和解は、調査官がそれぞれの代理人と極秘のうちに協議をしながら進めていたので、私もこの一連の記事で初めて知ったことが多く、大変興味深い内容となっている。それによると、鐘化への和解打診は次のように進められたようだ。

柴田調査官の水面下での打診に対し、鐘化側からは当初、二人の弁護士がやってきたという。「二人は、柴田調査官に対し『何を考えているんだね』『最高裁は法律論争をするところだよ』『和解は絶対にいかん』とかたくなな姿勢だったので、柴田は『和解は無理かも知れないな』と頭を抱えこんだ。

しかし、協議難航の報告を受けた伊藤裁判長

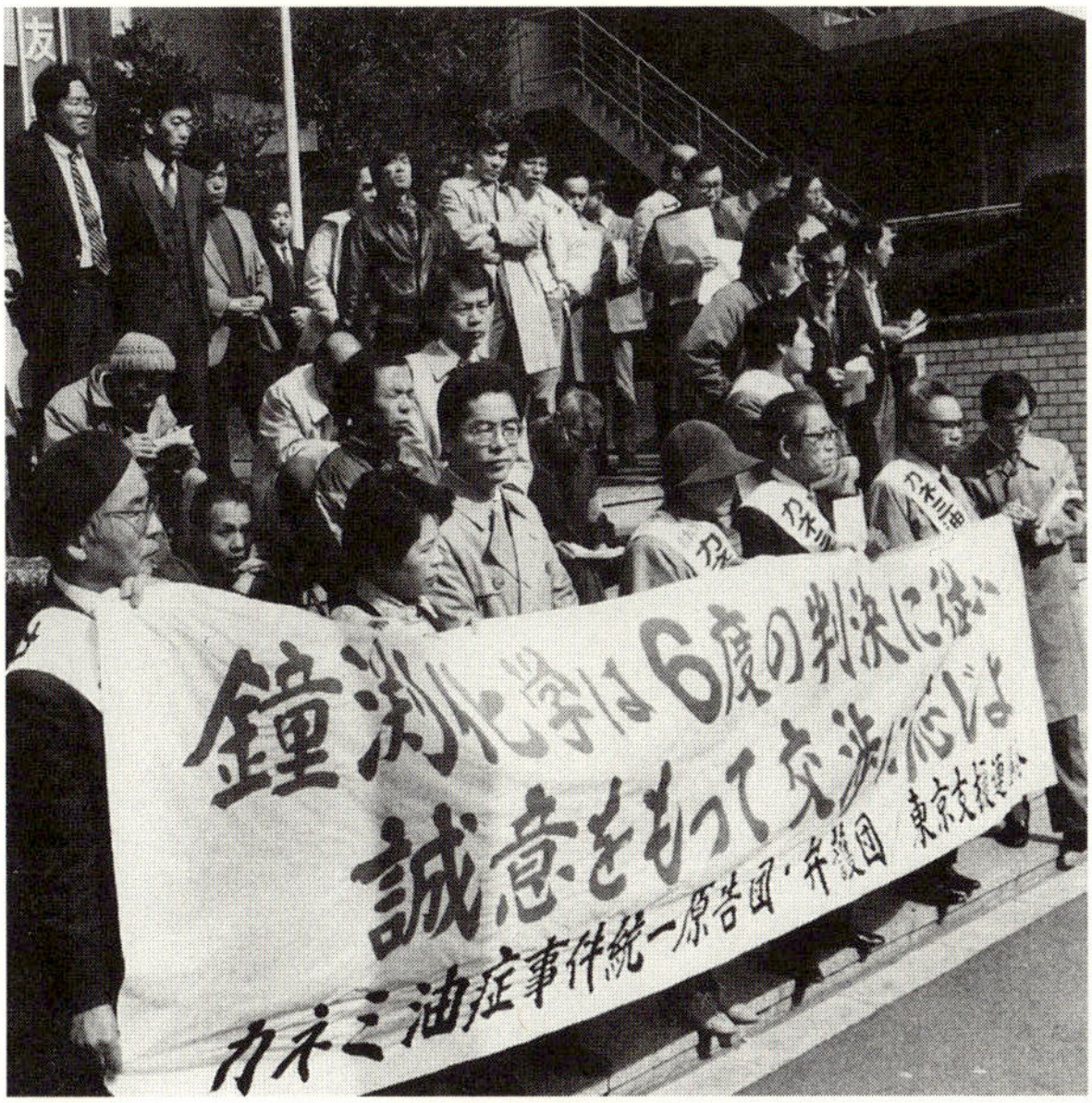
鐘淵化学は6度の判決に従い
誠意をもって交渉に応じよ
カネミ油症事件統一原告団・弁護団 東京支援連絡会

抗議のために鐘化東京支社前に結集した原告と支援者ら（1986年）

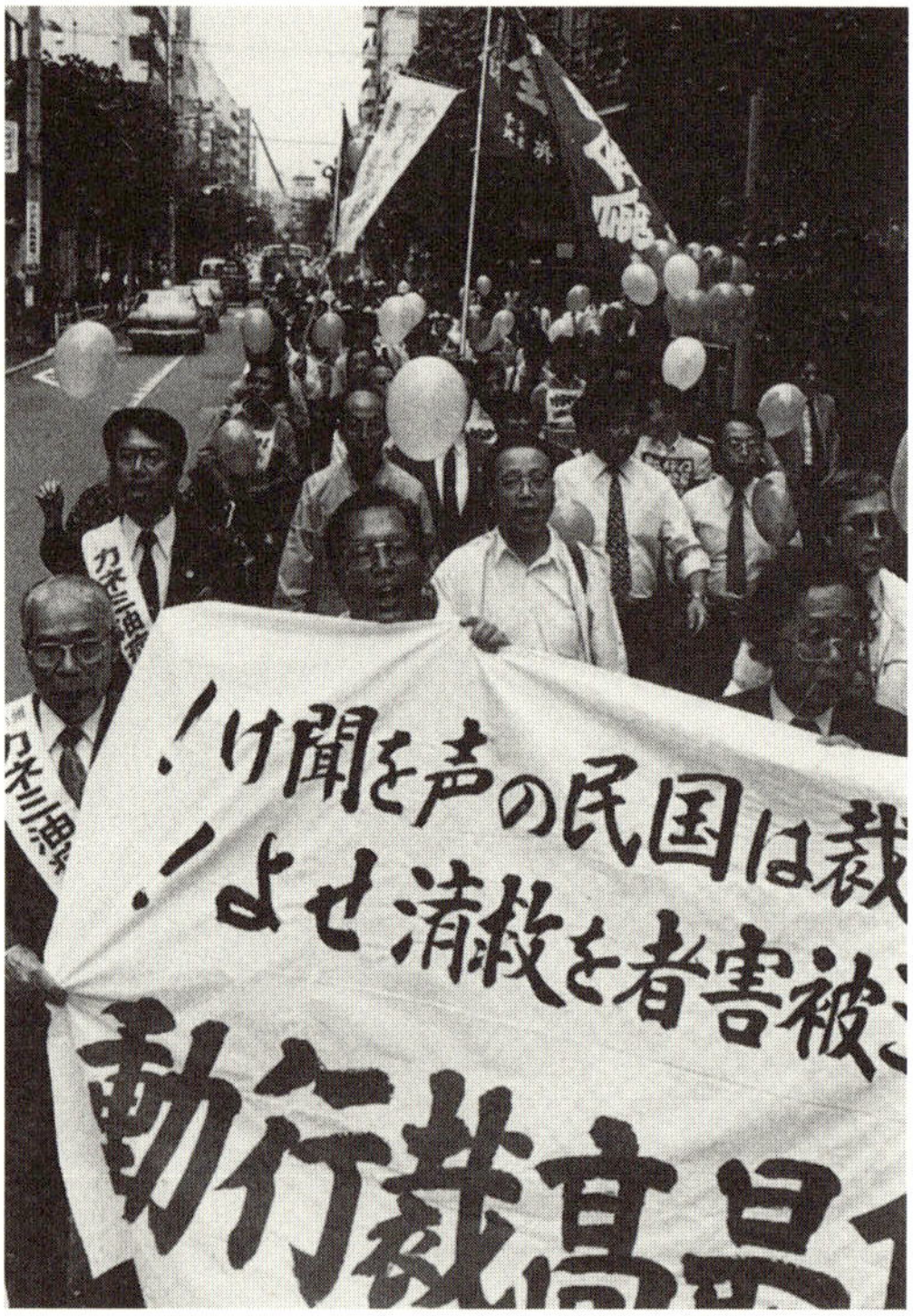

東京・霞が関の官庁街をデモ行進する
原告・弁護団と支援者ら（1986年）

の決断は速く、鐘化社長、新納真人とトップ協議を行った。『和解で解決したいのでよろしくお願いいしたい』。そう言いながら頭を下げる裁判長に、新納は『前向きに検討します』と約束した。それ以降、鐘化は強行派の二人に代わって実務担当の弁護士松浦武らが出向くようになった」

一九八七年一月に調査官から聞いた、鐘化が出した案は、和解にあたって鐘化が出す合計額は五億二〇〇〇万円とか五億八〇〇〇〇万円とかいう問題にならない数字。こんな額では被害者の救済には役立たないし、納得できない。また、鐘化の社会的責任も明らかにすることができない。拒否するしかなかった。

最高裁の動きが膠着状況に陥った中、一九八七年二月に第三陣訴訟の控訴審を審理していた福岡高裁（高石博良裁判長）が神戸に出張し、カネミ倉庫・加藤社長の実姉の証人尋問を行った。実姉は、論文の「工作ミス説」に関する弁護団の質問に、「私は専門家ではない」と言って、逃避する態度を示した。

しかし、弁護団の追及の結果、最終的に次の点が明らかとなった。①実姉が鐘化関係者との密接な連絡のうえで、カネミ倉庫工場の係長に様々な働きかけをしたこと、②実弟のカネミ倉庫・加藤社長とは仲違いをしていたこと、③カネミ油症事件について調査するに際し、被害者側や被害者側弁護団との連絡、接触は避けていたこと、④証言当日も鐘化関係者と同行したことなど。弁護団はこの内容を最高裁に書面で提出した。

当時、訴訟を起こしている全被害者に対し、これまで裁判所が認めた認容額で試算すると、総額は慰謝料、遅延損害金を含めて約二〇〇億円。このうち、鐘化はすでに八六億円以上を支払っていた。二月中旬になって鐘化から出てきたのが「和解ということだから二〇〇億円の二分の一、つまり総額で一〇〇億円、したがって鐘化は残り一三億円を支払う」という案だった。この案でも、二陣、四陣、五陣、福岡訴訟団を含めると、患者は約一〇〇〇人（第一・三陣、福岡民事は仮執行で判決金額全額を受けているので除外）であり、つまり一人当たり一〇〇万円強にしかならない。「これでは納得しかねる」と弁護団は断った。そうした状況下での実姉の尋問であった。この尋問結果は最高裁が鐘化に増額を迫る材料となったと思われる。

二月二〇日、最高裁から最終的な意向打診があった。和解条件は次の通り。

①すでに仮執行により判決認容額全額を受け取っている第一陣、第三陣、福岡訴訟の患者の受領金を確定させる

②仮処分、仮執行で賠償金の一部（一人平均約二五五万円）を受け取っている第二陣の患者には一人二〇〇万円を上積みして支払う

③第四、第五陣、油症福岡訴訟のうち、仮処分（一三〇万―二八〇万）、または未訴訟協定（一三〇万）によって一時金を取得している患者には一人一七〇万円、全くもらっていない患者には三〇〇万円をそれぞれ支払う

弁護団と原告団は協議した。

最高裁で口頭弁論が再開され、高裁で勝ち取った判決が破棄される見通しが濃くなっている状況で、判決

に固執して差し戻しになり、再び議論に年月がかかると、被害者救済はいつになるかわからない。さらに敗訴となると、取り返しがつかない。鐘化に責任がないことを認めない限り鐘化は和解に応じない。救済という現実的見地から判断したら、極めて不十分だが、ここで一挙に決着をつけるのが現状ではよいのではないか……。

鐘化が支払う和解時の金額は二一億円余で、これまでの分を加えると約一〇七億円になる。この程度であれば、ギリギリではあるが当面の被害者の救済になり得る。また、これだけの金額を鐘化に支払わせること自体、事実上、鐘化の社会的責任を明確にさせることになるのではないか……。

方向が決まり、訴訟遂行費用を別途上積みすることなどを詰めて、公式に最高裁が和解勧告をしたのが二月二七日だった。

これを受けて、三月一日に原告団代表者会議、その後一〇地区で計一三回の地区会合を重ね、三月一五日に北九州市で全国民事訴訟原告団の代議員会を開いた。

一九七〇年一一月の第一陣提訴以来、一七年にわたる鐘化との争いが終わる安堵感とともに、疲労感と多くの問題を残したままの決着に対する無念さが、会場に濃く漂った。

「何の落ち度もない私たちだけが、なぜ苦しまなければならないのか」

「悔しい。しかし、和解案をのまなければ、解決は遠のくばかり。仕方がない」

「体力的にも経済的にも限界なんです」

「納得しがたいが、患者は高齢化し、症状も悪くなるばかり。これ以上、長くなれば、死者も増える」

「鐘化への恨みは、死ぬまで消えない。しかし、長すぎる裁判にも疲れた」

「これだけ苦しんでいるのに国は何もしてくれないのか」

北九州市での代表者会議などで、原告患者はうめくような言葉のあとに、「やむを得ない」と和解受け入れを選択するしかなかった。

心も体も疲労困憊してはいるが、残された国との和解による解決、いまだに開発されていない治療法や治療費の負担問題、医療体制の確立の実現を求めて、運動をさらに強め、継続することを確認した。

和解案や国への対応などの討議を終え、全員一致で和解案受け入れを決めたあと、早くからPCB環境汚染問題に取り組み、裁判闘争を支援してきた藤原邦達大阪大学非常勤講師が、「現状では、和解は妥当な結論。絶望したり、逆上したりすることなく、今後も反公害のエネルギーを冷やさないようにしていこう。何よりも大切なのは原告・弁護団の連携と協力だ」と激励した。

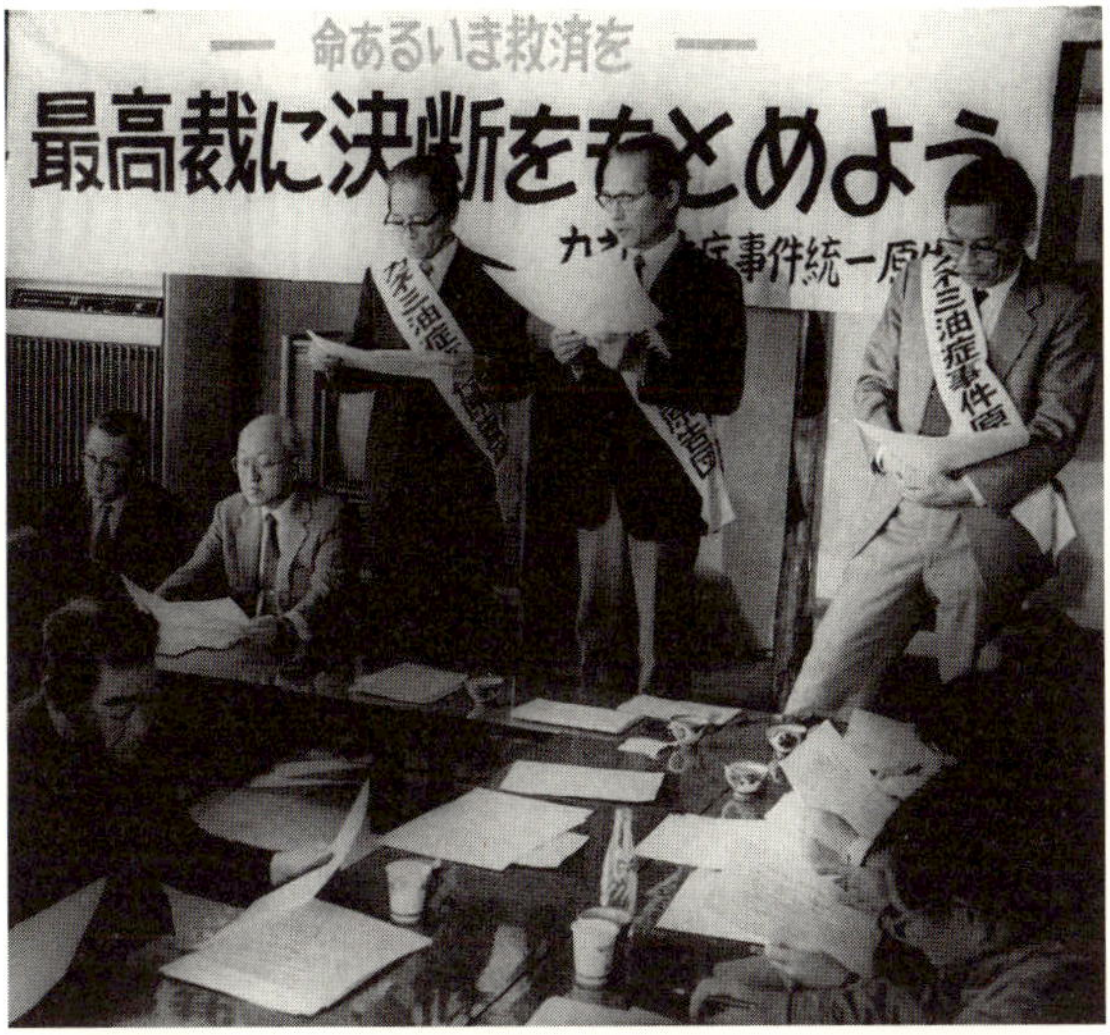
命あるうち救済を
最高裁に決断をもとめよう
和解受け入れ決定後の記者会見で、国に鐘化並みの対応を訴える第一－三陣弁護団長（1986年3月15日、北九州市。読売新聞西部本社提供）

続いて内田弁護団長が、「国には、少なくとも鐘化並みの対応を要求し、残された時間を全力で闘う覚悟だ」と述べた。勝矢幸人第一陣原告団副団長は、「仕方がないといえば、確かにそうだが……。情勢を考え、高齢の患者さんが次々と亡くなっていることを思えば、鐘化との和解は仕方がないんだろうが、それにしても二〇年間放置してきた国に対しては、不満なんてもんじゃない。和解によって責任があいまいになるとすれば、それが悔しい。私の人生の一番大切な時間を台無しにされて……」と胸中を語った。

代議員会終了後、第一陣から第三陣の原告団長が会見。その席で原告団長三人は鐘化との和解には短くふれただけで、「国はせめて鐘化並みの態度を」と何度も繰り返した。国は具体的な被害者救済策は示さないばかりか、原告に支払った仮払金の返還を最高裁に申し立てていた。横地第二陣原告団長は「返還申し立ては治療費にも事欠く原告に早く死ねというようなもの。私企業の鐘化でさえ和解に応じたのに。それが国のやることだろうか」と発言、国に対するいらだちを隠せなかった。

最高裁で和解成立

一九八七（昭和六十二）年三月二十日午後、最高裁和解室、正面に伊藤正己裁判長ら裁判官、両脇の一方に鐘化関係者、反対側に原告。個別の和解協議が始まって以来、被告と原告が最高裁で一度も顔を会わせることがなかった。伊藤裁判長が提示した和解案に出席者は同意、和解が成立した。

最高裁での和解内容は、沢井裕教授の「カネミ油症七判決の総括」に正確かつ簡潔に記載されているので、これを紹介する。

「カネミ油症事件にかかわる訴訟には、福岡地裁に係属した一連の福岡民事訴訟とよばれるものと、福岡地裁小倉支部に係属した一連の全国統一民事訴訟とよばれる二つの系列の損害賠償請求訴訟と、福岡地裁に提起された刑事訴訟とがある。刑事訴訟は、第一審で、カネミ倉庫社長の無罪（確定）、工場長の業務上過失傷害罪で一年六月の実刑が言い渡され、後者は控訴審で確定した。

民事訴訟では、一審、控訴審あわせて七判決が言い渡された。すでに国の責任については、判断は分かれていたが、六判決はカネミ倉庫と鐘化の責任を認めるにおいては、一致していたが、最後の福岡高裁判決は、鐘化の責任をも否定するに至った。すでに、これまで裁判所は当事者に和解をしばしば勧告したが、国も鐘化も受け入れなかった。しかし、最高裁の和解勧告により、ようやく鐘化は、これに応じ、昭和六二年三月二〇日最高裁で鐘化と原告弁護団との間で和解が成立した。その概要は、⑴第一陣、第三陣などすでに判決認容額を仮執行により確保している原告はその受領金を返還しない（和解基準を超えて受領している者に対しては鐘化は強制執行による返還を求めない）、⑵すでに平均約二五五万円を受領している第二陣原告に対し、鐘化はさらに二〇〇万円を支払う、⑶すでに一三〇万～二八〇万円を受領している第四陣、第五陣原告にはさらに一七〇万円支払う等である」

つまり、鐘化は二一億円余を支払い、そのうえで鐘化には「責任がない」ことを明確にする。鐘化に責任がない以上、鐘化が一〇〇億円以上を支払うのはおかしいので、原告には見舞金が三〇〇万円を超えた部分は返す義務があることにするが、しかし、現実には返還しなくてよいというのが実質的な内容である。

これで鐘化が支払う総額は一〇六億九七〇〇万円に達する。和解条項の「仕組み」だけを見てみると、「法的責任のない鐘化が、支払い済みの金額に上積みして多額の金員を負担する」という内容は、どう考えても理屈が通らない。このあたりのことについて、伊藤裁判長は読売新聞の連載「油症は語る」の中で次のように話している。

「どう考えても筋の通らない文面だったが、『法的責任なし』を大前提とする鐘化と『相応の金額』を譲らない患者双方が納得するためには、こういう条項にせざるを得なかった。『学生の答案なら、理屈が通じず、間違いなく不合格になったケース。法律家としては筋を通していなかったかもしれないが、裁判官としては間違っていなかったと自負している』」

原告・弁護団としては「実」、つまり「一時金プラス訴訟遂行費用」を取り、鐘化としては「名」、つまり「法的責任なし」を取ったのである。

この「法的責任なし」との和解案を受諾することは、原告・弁護団にとって痛恨の極みであった。しかし、最高裁での敗訴判決という流れを食い止めて、一定の成果を勝ち取ったのは、全国キャンペーンなどさまざまな運動の力だと言える。その力が、伊藤裁判長を和解へと動かしたものと考えている。

カネミ支援大阪連絡会事務局長の岩佐敏明氏は、「カネミ油症被害者の全面救済と食品公害の根絶を求めて」（ＰＣＢ公害追放のカネミ油症事件支援大阪連絡会他三団体発行）の中で次のように語っている。

「鐘化が最終的に和解に応ぜざるを得なかったということは、何といっても二〇年にわたる被害者の執念があり、これを支えた世論があったからです。

今、日本経済は一時期と違って高度成長期からいわゆる不況の中にある。そういう中で企業の巻き返しが強まり、政治の反動、司法の反動化と相まって他の公害事件を見ても事態はなかなか容易ではない。さらに家族全部が被害者である、九州をはじめ遠隔の地に散ばっている、しかも闘うべき相手は大阪の鐘化であったり、国であったりする。このような極めて厳しい運動をせざるを得ない状況の中で、この和解は勿論十分なものではないにしても、現状では最善の選択だったのではないか、と思います」

一九九七年七月一〇日付読売新聞朝刊の「カネミ油症は語る」は、伊藤裁判長の胸の奥をこう伝えている。

『一番、印象に残っているのはやはりカネミ事件。主任になった時、これは和解解決でなければいけないと感じた』。元判事らしく、言葉を選びながら、その理由を三つほど挙げた。裁判が長期にわたりすぎていた。控訴審で食い違う判決が出ていた上、下級審でも裁判が続けられていた。そんな中で判決をしても、事件が泥沼化する恐れが多分にあったこと。『膨大な記録を一つずつ読み、被害の実情がわかるにつれ、ここで解決しなければ、と思うようになった』。伊藤はここまで語ると、『そうは言っても』と、ひと呼吸置いた。『双方の隔たりが大きく、一時は判決にしようかとも思った。帰宅して書面を読み返すうち、いや、頑張らねば、と思い直すことが何度もあった』。当時は絶対に漏らせなかった裁判長の苦悩。一方で、上告から三年目を迎え、判決は大筋出来上がっていた。『主文は？』。ドキドキしながらの質問に、伊藤は笑ったまま答えなかったが、『判決しなくてよかった』その笑顔は確かにそう語っていた」

裁判の終結

鐘化との和解が成立した後、残る問題は「国への訴訟をどうするか」ということであった。原告・弁護団としては、鐘化の和解と同様、国との間でも最高裁での和解ができればと考えていたが、国に和解の意志は見られなかった。

私たち弁護団は、鐘化との和解交渉の過程で最高裁の感触をある程度つかんでいた。その一つは、「(国について）判決にしない方がいい」ということ。つまり、判決の場合、原告敗訴が色濃く、そうなれば仮払金の返還命令も出され、国は強制力をもって原告に仮払金の返還を迫ることになる。もう一つは、「最高裁には、国との和解に全く関心がない」ということであった。柴田調査官は弁護団に対し「請求を放棄したらどうか」、「原告団が訴訟を取り下げても国は同意しない」とも明言していた。

「請求放棄」は法律的には損害賠償請求の権利、論拠を自らが否定することを意味し、敗訴と同様な国の措置が予想され、到底、踏み切れるものではない。「訴訟取り下げ」は「権利、論拠があるかないか抜きにして、当面、訴訟自体をなかったものとする」ということである。国側の動きも考慮しながら、難しい決断をしなければならなかった。

最終判断に至ったのは、鐘化との和解成立から五日目の夜だった。原告・弁護団は東京・JR飯田橋駅近くの旅館で代表者会議を開き、最も現実的な選択として「訴訟取り下げ」を決めた。国の責任を明確にすることを運動の柱の一つにしてきた原告・弁護団にとっては、無念やるかたない決断だった。しかも、取り下げを申し立ててから三か月以内に相手方が同意しなければ、認められない。再び、裁判での闘いも予想される。これまででも「長すぎた裁判」なのに、これ以上の歳月をかけるのは避けなければならなかった。

最高裁に訴訟の取り下げ書を提出した原告・弁護団は、国に対し取り下げへの同意を強く働きかけた。当時の遠藤要法務大臣は、参議院法務委員会で「現状としては、和解は困難な状態にあるのではないか」と表明したが、結局、六月二五日、国は取り下げに同意する回答書を提出。全国民事のカネミ油症裁判は基本的に終了した。

国の取り下げ同意を受け、弁護団は北九州で記者会見した。内田弁護団長は「国を免責するものではない。国が被害者の救済を実現させ、食品公害を根絶するため、今後も闘う」とし、原告団幹部は「国民の声が、国に同意を決断させた」と述べた。公害弁連の豊田誠弁護士が「国は訴訟の一方の当事者としての立場に重点を置きすぎ、国民の生活を守る行政の役割を忘れている。もっと早い段階で解決を図るべきだった」などと語った。油症裁判を通じて、原告・弁護団が貫いたものを凝縮した言葉でもあった。

カネミ油症関係の裁判は、一九八七（昭和六二）年三月二〇日の最高裁での鐘化との和解と、その後の国への訴訟取り下げで第一陣訴訟から第三陣訴訟及び福岡民事訴訟は終了。第四陣、第五陣訴訟（福岡地方裁判所小倉支部）と油症福岡訴訟（福岡地方裁判所）はカネミ倉庫との間の訴訟だけが残っていた。

このカネミ倉庫との間の訴訟については、最高裁の和解で鐘化から一定の金額（すでに受領していた一三〇万─二八〇万に加えて和解時一七〇万円）が支払われたので、被害者原告の要求は「治療費の自己負担分の支払い」を確実に約束させることであった。

カネミ倉庫はそれまでも被害者に対し治療費の自己負担分を支払っていたが、実は被害者との間の明文化した約束・合意はなかったのである。

四、五陣については同年一〇月一五日、油症福岡訴訟については同年一二月二一日、カネミ倉庫との和解が成立した。和解条項の骨子は、賠償金については、治療費の確保が目的なのでカネミ倉庫の資力を考慮して「強制執行はしない」こととし、治療費については「正規の医療機関を基本とするが、その他の医療費についても支払うよう努力する」と明記した。

実は、第二陣訴訟の原告三名が最高裁での和解に応じないまま残っていたが、二年後の一九八九（平成元）年三月、この三人も最高裁で和解し、国への訴えを取り下げた。こうして第一陣第一次提訴から一八年余を経て裁判はすべて終了した。

第一陣高裁と第三陣地裁で国の責任を認める全面勝訴判決が続き、その時点では全面的な救済を勝ち取れる条件が揃いつつあった。その状況を一変させたのが二陣高裁判決だ。

第二陣高裁判決は、横地原告団長が言うように「被害者が願う司法による『正義の実現』の期待」を裏切った判決で、福岡高裁が全く同じ事件について一八〇度異なる判決を言い渡すという想定外の出来事だった。しかも全面勝訴していた第一陣について最高裁が口頭弁論を開くという、絶対絶命の状況であった。その中でかろうじて「鐘化との和解、国への訴訟取り下げ」にこぎつけたというのが裁判の到達点であり、私の実感でもあった。

被害者も弁護団も支援団体も、全力を尽くした。しかし、この裁判は被害者の救済という所期の目的を達したとは言えない。一時金の一部を解決することしかできなかった。もちろんこれは裁判所と裁判官だけの問題ではなく、その当時の社会情勢が背景にあり、私たち弁護団の力不足もあっただろう。だが、なぜこんなにも長い歳月を被害者は待たなければならないのか。なぜ国民がここまで国と争わなければならないのか。

被害者は市販されている食品を食べて病にかかった。それは、贅沢品でも嗜好品でもなく、必需品である。カネミ油症は人類が初めて経験した未知の病だ。それなのに病の全体像がわからないうちに症状を限定したことにより、被害者に対する偏見や先入観、無理解を生んだ。それゆえ被害者は油症であることを隠し、進学、就職、結婚などで不当な扱いをされ、人権を侵害された。国も企業も加害者であるという責任意識をもたず、希望を失った被害者を救済しようとはしなかった。だから被害者は裁判に訴えるしか道はなかったのだ。その切実な被害者の要求に、行政だけでなく司法さえも応えることができなかった。

被害者が苦しまなければならないどんな落ち度があるのだろう。被害者一人ひとりにそれぞれの家庭の悲劇がある。国も企業も責任回避の自己防衛に汲々とするのではなく、食品の安全確保と被害者の救済という視点と立場に立って、被害の重大さに即した対応ができなかったのだろうか。

国は、中小企業であるカネミ倉庫にすべての責任を負わせ、目の前で苦しんでいる被害者に対し何らの有効な対策を講じることなく放置してきた。この国の行政は何なのか、これでいいのかとの疑問を抱くのは私一人ではないだろう。

カネミ油症裁判が残したもの

第二陣高裁判決から一年後の一九八七（昭和六二）年五月一五日、東京報告集会が文京区民センターで開かれた。第二陣原告団長の横地秀夫さんは、この間の行動を振り返り「ついにあの石の砦を動かし、事実上、鐘化に責任をとらせた。原告団のタスキは正直言って重かったが、これからもはずすわけにはいかない。食品公害根絶に向けて頑張る」という挨拶で集会をしめくくった。

東京での支援運動や婦人団体・消費者団体での運動に協力された主婦連合会の清水鳩子事務局長は次のように述べている。

「米ぬか油にＰＣＢが混入して起きたカネミ油症は、わが国最大の食品公害です。食品の安全を求め、『食品安全法』と食品事故による『消費者被害救済制度』を制定をすべきだと主張し、日弁連など弁護士の先生方と消費者団体が共同してすすめている運動の背景には、カネミ油症事件がありました。（略）

カネミ油症事件は、私たちに食品の安全を貫くために、何が最も大切で、どのような制度をつくっていくべきかを具体的に教えてくれました。食品による消費者被害救済のみちを確立する運動の原点こそカネミ油症事件だと思っています。

二〇年間苦しんで来た被害者が、身体的にも、経済的にも、あるいは家庭生活の面でも、社会的にも、私たちの想像をはるかに超えた苦しさを、裁判終結後も持ちつづけていかなくてはならないことを思うと、消費者としての責任の重大さを痛感すると同時に、被害者をはじめ弁護団、各支援団体の人々の顔が思い浮かび、胸が痛みます。

〝カネミ油症事件は私たち全消費者の問題です〟〝カネミ油症事件はまだ終わっていません〟〝カネミ油症事件を再び起こさせないために、私たちは責任を果たしましょう〟と声を大にして訴え、運動の連帯を求めたいと思っています。（略）

食品公害の根絶を願って、これからも手を取り合って運動を前進させてまいりましょう」（「東京支援連絡会一〇年の歩み」）

カネミ油症裁判の期間は、食品行政に対する改革運動の高揚期でもあった。一九八一年には東京弁護士会が「食品安全基本法」を制定するよう提言している。しかし、この時は実現に結びつかなかった。その理由の一つとして行政の危機感の欠如があるのではないだろうか。

その後、科学技術が発展、国際化も進み、食生活を取り巻く環境が変化した。Ｏ１５７（腸管出血性大腸菌）感染、無登録農薬・無許可添加物の使用、原産地の偽装表示など食をめぐる新たな問題が起こり、食の安全を求める国民の声が高まった。そしてＢＳＥ（牛海綿状脳症）問題をきっかけに、二〇〇三年「食品安全基本法」が公布された。一九四七年の食品衛生法の制定以来初めてとも言える大改正である。

また、油症事件を契機に食品分野でも注目されるようになった製造物責任に関する法理論は、一九九四年七月一日に成立した「製造物責任法」に結びついた。

ＰＣＢの研究に早くから取り組み、証言台に立ったこともある大阪大学理学部講師の藤原邦達氏は、次のように述べている。

「この事件は、合成化学物質の本質を象徴的に示した。ＰＣＢの利便性や機能的側面が非常に強調され、利潤追求のために多分野に安易に使用され、結局、環境を汚染させ、カネミ油症事件のような大きな人体被害を惹起させた。こんな化学物質は、人間の歴史のなかで例を見なかった。油症被害者に肉体的、精神的、経済的苦痛を与え、同時に長期にわたる訴訟を必要とさせた。被害者にとっては、治療法も確立されておらず、微量の化学物質の慢性毒性など将来的影響も学問的に明らかにされていない。化学企業全体としても開発、生産、販売という過程で、どういうことをやらねばならないか、それをやらなければ大きな被害につながり、その代償はあまりにも大きい、ということを痛感すべき。(略)消費者は化学物質による被害を今や自力で防衛できない。こういった物質を扱う社会の仕組みを作りかえていくことなしには、被害は防げない。ある意味でわれわれは常に予定された被害者でありうることがはっきり分かったと思う。その意味において、カネミ油症闘争が様々な食品を守る運動のエネルギーを作り出したのではないか。そこに重大な意義があったことを、私は研究者という立場からも、はっきり言えるだろうと思っている」(前掲「カネミ油症被害者の全面救済と食品公害の根絶を求めて」)

全大阪消団連事務局長の下垣内博氏は次のように振り返る。

「通産省のPCB製造中止決定、化学物質審査及製造等の規制法の公布、特定化学物質の第一号に挙げたのがPCB。食品衛生関係法規集には『カネミ油症事件が契機となって、営業者の自主的な衛生管理体制の強化を図るため、魚肉ハム、魚肉ソーセージ、食用油脂、マーガリン、ショートニング及び法第七条一項により規格の定められた化学合成品以外の添加物の製造又は加工には、食品衛生管理者の設置を要することとされた』とある。事件発生の翌年、昭和四四年七月に右の内容で食品衛生法施行令が改正され、昭和四七年六月三〇日には食品衛生法が改正されている。経企庁が一九七八年発行した『製造物責任と賠償負担』という資料を見ると、一部上場企業と若干の中小企業を対象にカネミ判決の反応についてアンケート調査をした結果によると、化学産業では七一・四%の企業がショックを受け、製造物責任の立法化についての賛否については、『立法化を積極的に進める』というのと『時代の流れによって立法化せざるを得ない』を合わせると七三・五%。経企庁では立法化の準備にかかった。そういう立場を取らざるを得なくした契機がカネミ判決だった。私達は『食品二法』といっているが、この立法化運動もカネミ油症事件とその支援闘争が生み出したものとみて良いと思う。消費者の権利については、それまでかなり抽象的な論議がされていた。それがカネミ油症被害者の問題を通して『消費者の権利とは何ぞや』と具体的に内容を深めた議論となり、消費者の権利確立の運動が全体的に高まっている。この運動に果したカネミ油症闘争の役割は、日本の消費者運動の歴史に残ると思う」(同前書)

一九九五年七月一日に施行された「製造物責任法」は、「製品の使用中、使用者が生命、身体、財産などに損害を受けた時、それが製品の欠陥によるものであったことを証明できれば、製造者の賠償を受けられる」という法律である。これにより、損害賠償請求の前提が、損害を与えた者の「過失」から「欠陥」に変更された。

日本で欠陥製品と言えば、従来は主に製造上の欠陥を指していた。つまり、品質管理や検査の不備により、安全基準や品質基準を満たさない製品が事故を起こした場合に、それらを欠陥製品と認定して、製造業者などに責任を問うことができた。

しかし製造物責任法は、欠陥を「通常有すべき安全性を欠いていること」と定義し、「通常の消費者が期待する安全性」を基準にして、製品の欠陥が判断されることになった。また、製造上の欠陥だけでなく、設計時における安全上の配慮不足、取扱説明書や警告表示の不備に関しても、それらが製品の欠陥と見なされ、製造者などの責任が問われる。

カネミ油症裁判で言えば、油の製造者・カネミ倉庫は、毒の入った食品は欠陥がはっきりしているので製造物責任法がストレートに適用されて、過失の有無に関係なく責任を問われることになる。

では、鐘化の場合はどうなるか。一九九〇年に私法学会が行ったシンポジウムで一橋大学の松本恒雄教授は次のように述べている。

「カネクロールをつくった鐘化が使用方法等について十分な指示、警告をしていないという場合には、指示、警告上の欠陥があり、そしてそれを使用したのはカネミ倉庫ではあるけれども、消費者はいわゆるバイスタンダーとしての被害者として位置づけられる。欠陥自動車の暴走によって歩行者がけがをした場合と同じように、歩行者は欠陥自動車の使用者、利用者ではないけれども、自動車製造者の製造物責任を追及できるという論理でいけると思います」（私法学会報告者グループ編「製造物責任の現状と課題」）

つまり鐘化の責任については「使用方法等について十分な指示、警告をしていない」ことを立証できればよいことになり、原告被害者の訴訟上の負担は大幅に軽減されることになる。

二〇〇四年には「消費者保護基本法」が改正され「消費者基本法」となった。この改正で、カネミ油症の運動を通して訴えてきた「消費者の権利」が明記された。さらに消費者の視点から政策全般を監視する組織の実現を目指し、二〇〇九年九月一日に消費者庁が発足した。

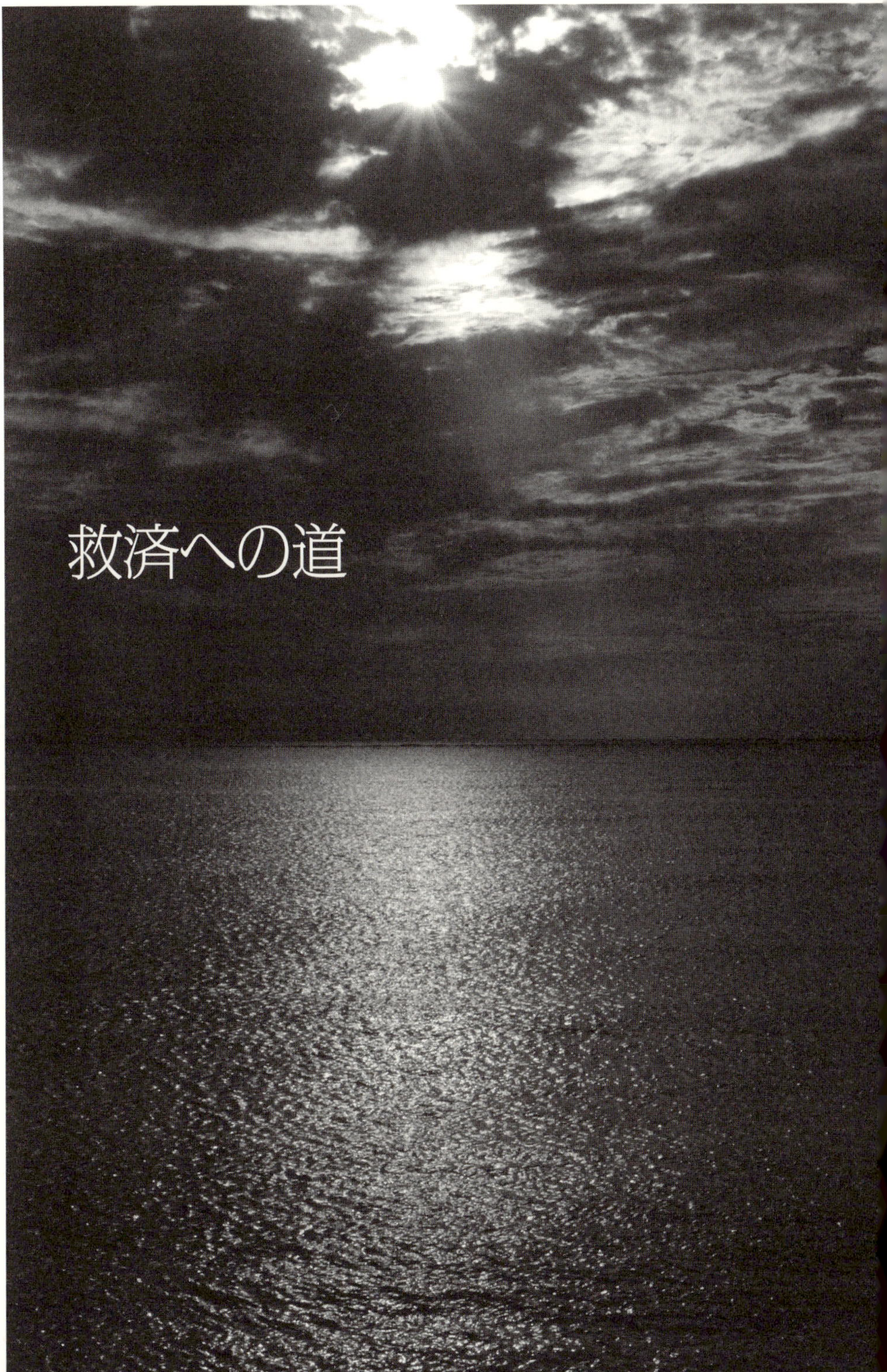
救済への道

裁判は終わった。このあと報道も尻すぼみになり、カネミ油症は少しずつ忘却の彼方へと押しやられていってしまった。

仮払金の問題

しかし、原告・弁護団は、新たな、そして困難な問題に直面していた。それは、第一陣訴訟控訴審判決、第三陣訴訟一審判決で国から獲得していた仮払金をどうするのかという問題だ。

原告団は第一陣訴訟の控訴審判決と第三陣訴訟の一審判決で、ともに国に勝訴した。原告団は、判決の仮執行宣言に基づいて国に対して仮執行し、一、三陣訴訟合わせて二七億円余を確保した。ところが、原告団が訴訟を取り下げ、国もこれに同意したために、法的に「訴訟は最初からなかった」ことになり、それに伴い仮執行も必然的に「なかったこと」になった。つまり、原告団が確保した二七億円余は「法律上の原因がないもの」で、「不当利得」ということになってしまったのである。「裁判所の判決に基づく仮払金を受領した後に訴訟を取り下げた」という例は、それまでになかった。

国は当初、訴訟の取り下げには同意しないという方針であった。判決で国が逆転勝訴すれば仮払金については、強制執行できる取り戻し命令がつく。その方が法的処理も明瞭となる。しかし原告・弁護団と支援者の「国はいつまで被害者を苦しめるのか」という切実な叫びが、国にこれ以上の係争を断念させたのだ。

国は、訴訟の取り下げには同意したが、仮払金については「不当利得なので原告に支払うよう請求する」という立場であり、一九八七（昭和六二）年七月二九日、第一陣訴訟の原告に対し、仮払金二四億円余の返還を求める納入告知書を送付した。

これに対し原告・弁護団は「確かに訴訟は取り下げた。しかし裁判を取り下げただけで、敗訴したわけでも、請求を放棄したわけでもない。したがって、原告は国に対し損害賠償を請求することは可能である。仮払金問題は、国の不当利得請求と原告団の損害賠償請求とがぶつかったもので、その解決方法を協議しよう」というスタンスであった。

第一陣高裁判決から三年四か月、第三陣一審判決から二年五か月を経ていて、この間の闘病生活のために、大部分の原告はすでに仮払金を使っていた。返還などできるはずがない。被害者が経済的にいかに大変かは、裁判を通して一貫して訴えてきたことで、国も十分に知っているはずだ。これまで苦しんできた被害者のために、なんとか支払わないですむ解決方法を模索する日々が始まった。

原告・弁護団は納入告知書発送前の七月一八日、原告団代表者会議を開き、「納入告知書そのものには強制力（執行力）はない」、「今後、返還には応じない方向で足並みをそろえながら、よりよい解決を目指していこう」と話し合い、原告のいる各地区で説明会を開いて意見交換した。

その後、農水省の担当者が毎年のように福岡や長崎に来て原告・弁護団と話し合ったり、毎年六月に行われる全国公害被害者総行動の際に原告・弁護団の代表者が農水省と話し合ったりするなど協議を続けてきた。

一九九〇（平成二）年七月一三日には長崎市で原告団の代議員会を開き、「年間一人当たり六〇〇〇円の支払いでの解決を提案する」ことを決め、農水省にその意向を伝えた。農水省は検討後、「とりあえず受領する」ことで了解したが、この提案は原告全体の賛同が得られず、実現しなかった。

このように具体的解決についての結論は、農水省と何度話し合っても見えてこない。そこで、一九九五年六月七日、原告団の第一・二・三陣の団長と弁護団が農水省で交渉し、被害者の実情を知るために改めて現地で被害者の声を聞くようにと要請。八月三〇日農水省の担当者が福岡市で福岡、北九州、広島の被害者の話を聞き具体的解決方法を考えると発言した。

その後、具体的解決のためには農水省だけでなく法務省も加わったほうが国の債権管理に関する法律の柔軟な運用ができることから、法務省も協議に加わることとなった。その協議の過程で、解決に向けた現実的な条件づくりのため、一部の被害者について先行的に調停を申し立て、「支払い可能な被害者」には支払い条件の整備を、「支払い不能の被害者」の場合には、その範囲についての合意点を見つけ出すことになった。

原告団は、患者五人を代表に、問題解決のルールづくりのための調停を福岡地裁小倉支部に申し立てた。その内容は、①「支払い可能な患者」と「支払いできない患者」の二グループに分けて行う、②「支払い可能な患者」については遅延損害金（利息）の減免を協議する。「支払いできない患者」については「国の債権の管理に関する法律」に基づき、無資力、またはそれに近い状態の患者であることから、国に一〇年間支払い延期（履行延期）措置を取るよう求める――というものだった。

原告団は「仮払金は、勝訴判決に基づいて受け取ったもので不当利得ではない」、「油症によって心身の苦痛を長期間強いられている患者に返還を強制することは権利の濫用」などと基本的な立場を訴えた。調停は一九九六年一〇月に合意に達し、成立した。

この合意を経て、翌一九九七年三月二一日に農水省が八〇〇人余の被害者についての調停を全国二〇か所の裁判所に申し立て、一九九九年九月二七日までにすべて決着した。決着は次の三パターンに分かれていた。

①履行延期。返還が困難な患者については一〇年、もしくは五年間履行を延期する。一〇年延長した後も返済が困難であれば、一定の条件のもとに免除できる（この免除の条件はかなり厳しく、その条件を大幅に緩和したのが後の特例法である）

②少額返還。全額の返還は困難であるが、とりあえず少額を返還していく

③分割返還。全額を一時に返還できないので分割して返還する

この調停で履行延期となった患者は、二〇〇七年から二〇〇九年にかけて一〇年を迎えることになる。

認定基準見直しへ

一九九九（平成一一）年九月一六日付読売新聞の朝刊に「血中ダイオキシン通常人の一〇倍残留　カネミ油症患者　伊の学会で発表」という記事が掲載された。

第一薬科大学の増田義人教授、九州大学の長山淳哉助教授らの研究成果が、イタリアで開かれたダイオキシン国際会議で発表されたことを報じたもので、記事によると、増田教授はカネミ油症患者五人と、一九七九年に台湾で起きた同種の台湾油症事件の患者三人の計八人の血液を一九八九から九八年まで継続して測定。その結果、患者のダイオキシン濃度は脂肪一グラム当たり一〇〇―八〇〇ピコ・グラム（一ピコは一兆分の一）で、通常の人（二〇―三〇ピコ・グラム）と比べると異常に高い状態が続いており、中性脂肪が同年配の人より高く、甲状腺ホルモンの異常がみられるなどの実態を明らかにした。

長山助教授は、一九九六―九八年にかけ、別のカネミ油症患者一六人と同年配の三九人の血液などを調べた。その結果、患者の血中ダイオキシン濃度は通常の人の約七倍で、染色体異常の発生率が高く、リウマチになりやすい傾向があり、免疫をつかさどるリンパ球細胞の量が過少・過多となっているケースが多いといった健康影響が続いていることを確認した。

ダイオキシンは、化学物質史上最強の猛毒物質と言われ、発がん性、催奇形性、生殖毒性、免疫毒性、ホルモン代謝障害などさまざまな毒性を有している。ベトナム戦争でアメリカ軍が空中散布した枯れ葉剤の影

響が問題となった一九七〇年代から知られるようになった。ベトナムにおける枯葉剤の被害者は一〇〇万人以上で、その半数近くは子供たちだ。多くの先天性異常児が出生し、今も後遺症に苦しんでいる。そればかりか、散布にかかわったアメリカ兵の妻にも異常出産が多発し、その傷跡はあまりに大きい。

日本では、一九八三年にごみ焼却炉の飛灰の中からダイオキシン類が検出されたことから問題視され、一九九〇年「ダイオキシン類発生防止等ガイドライン」が制定されていた（一九九七年に改訂）。

ダイオキシンに対する不安感が一気に高まったのは、一九九六年に出版された『奪われし未来』の中で、環境ホルモン（内分泌撹乱物質）が指摘されてからだ。「環境ホルモン」の言葉が頻繁にメディアに登場するようになり、その中の一つにダイオキシンが含まれるということで、深刻な社会問題として、ダイオキシンも環境ホルモンも連日報道されていた。

しかし、この報道の三一年前に、すでにカネミ油症事件は起こっていたのだ。

私たち原告・弁護団は、カネミ油症被害を発生させたカネクロールに、不純物として塩化ジベンゾフランが含まれていることを早い時期から指摘していた。

一九七四（昭和四九）年四月に提出した第一陣一審裁判の第四準備書面の「ＰＣＢの性質と毒性」の中で「ＰＣＢの不純物としては猛毒である塩化ジベンゾフランがあり、これはＰＣＢが人体内にとりいれられた代謝過程でも起こるし、皮膚における光化学反応によっても生起することが明らかにされている」と記載している。増田教授らの研究発表は、その後のさまざまな研究の成果を発表されたものである。

カネミ油症は、ＰＣＢが熱媒体として使用されている間に生成した強毒性のジベンゾフラン（ＰＣＤＦ）が主原因で、それに極微量のダイオキシン（ＰＣＤＤ）およびコプラナーＰＣＢの毒性が加わった複合汚染による食中毒であったことが、広く知られるようになった。

この因果関係を認めてこなかった国も二〇〇一年一二月一一日、参議院決算委員会で坂口力厚生労働相が「ダイオキシンが（油症の）主原因である以上、（診断基準を）即刻見直したい」と明確に答弁。油症がダイオキシン被害であると、国が初めて認めたのである。

これを受け、二〇〇三年六月にはカネミ油症の認定基準の見直しが始まり、翌年にはダイオキシンの血中濃度が基準に追加された。誤りを認めない国のかたくなな姿勢が、油症被害者の救済を阻んでいたと言わざるをえない。現在では、油症被害者のへその緒に高濃度のダイオキシンが含まれていることなども明らかになっている。

ダイオキシンとカネミ油症の関係が注目されるようになった一九九九年から、東京の「止めよう！ダイオキシン汚染・関東ネットワーク」が、「カネミ油症被害者が受けた健康被害の全体像を明らかにすることが、ダイオキシンによる人体汚染を究明することになり、さらにダイオキシン被害の根絶につながる」と、何度も現地を訪れて未認定の油症被害者を掘り起こしたり、自主検診を行ったり、厚生労働省や農水省との交渉などを進めてきた。

カネミ油症被害者の中にも、いつまでも沈黙していてよいのか、という声が高まり、支援者たちの間にも、被害はライスオイルの中毒患者だけの問題ではない、ダイオキシン被害を根絶することにつながる恒久的な救済が必要、という思いが強くなっていった。

そんな中、二〇〇二年六月二九日、「止めよう！ダイオキシン汚染・関東ネットワーク」や学者などが、ダイオキシン食品公害の全体像解明を目指す「カネミ油症被害者支援センター」（略称・油症サポートセンター、ＹＳＣ）を設立した。

設立総会で、共同代表に石澤春美、大久保貞利、佐藤禮子の三氏を選任。午後の設立集会では水俣病研究者で熊本学園大学社会福祉学部教授の原田正純氏が「カネミ油症被害者の現状から見えてくるもの」と題して記念講演を行った。ＹＳＣの設立と活動は、その後のカネミ油症被害者の救済に大きな役割を果たすことになる。

ＹＳＣは、五島地区をはじめ各地区の被害者に会って、被害実態の聞き取り調査などを進めた。その中で、発生から四〇年近く経ったにもかかわらず、被害実態の解明も不十分なまま放置されている現状に直面し、日本弁護士連合会（略称「日弁連」）に人権救済の申し立てをすることを決意、東京の保田行雄弁護士に依頼した。こうして二〇〇四年四月に最初の人権救済申立がされた。

この申し立ての後、保田弁護士から私に、日弁連からカネミ油症事件や裁判についてさまざまな質問が投げかけられたので協力して欲しいとの要請があった。弁護団で協議した結果、この申し立てには私たち原告・弁護団にとっての最重要課題である仮払金問題も含まれているので、保田弁護士が人権擁護委員に事情説明する場に、高木健康弁護士と私が同席することになった。

その後、原告・弁護団も人権救済の申し立てについて改めて検討した結果、申し立てを決定、二〇〇五年五月一三日に申し立てをした。

この日弁連への人権救済申立は、カネミ油症の被害者全体が再び結集するきっかけになり、カネミ油症被害者特例法に帰結することになる。

ＹＳＣは、二〇〇四年から被害者の全面救済を求めるために、超党派の国会議員の協力を得て請願署名六〇〇〇筆以上を集め、国会に提出した。ところが、二〇〇五年八月、突然の郵政解散により、この請願は審議未了のままとなってしまった。

日弁連の公開ヒアリング

日弁連は二〇〇五（平成一七）年七月に長崎県五島市、福岡市などで公開、非公開のヒアリングを行った。七月一日に五島市・玉之浦公民館で開かれた公開のヒアリングでは、一〇人が企業への怒り、健康不安、生活の窮状、行政への不信をあらわにし、仮払金問題の早期解決を訴えた。ヒアリングには与野党の国会議員・地方議員、自治体関係者らが多数参加、発症から三十数年が経ったカネミ油症被害の実態に改めて関心が集まった。

五島市の宿輪《しゅくわ》敏子さんは「私が猛毒入りのカネミ油を食べたのは小学一年生のころでした」と語り始めた。この時、四三歳。「一見、健康そうに見える私に今まで起こったことの、ほんの一部をお話しします」と、さまざまな症状に苦しめられてきた経緯を語った。「私たちカネミ患者はこれまで、カネミ油症のことを全く知らない医師たちにバカにされ、誤った診断を受けてきました。このことは医者の責任というより厚生労働省の責任だと思います。すべての医者に、この複雑怪奇なカネミ油症について詳しく語れ、と言っても、それは無理かもしれません。しかし、少なくとも玉之浦や奈留島など患者が多いところに派遣される医者は、カネミ油症のことを必ず学ぶようにしていただきたいと思います。また私たちのことを理解してくれるカネミ油症の専門病院を設立していただきたいと思います。早くから国がそうしていたなら、今ごろはカネミ油症のことがかなり解明できていただろうと思います」

「日弁連の皆様、仮払金問題では、自殺者や離婚者が出ています。これ以上被害が広がらないうちに、早急に解決できるよう力を貸してください。また、私たちを放置したままの厚生労働省に対しては、全国どこでも無料で治療が受けられるようにしていただきたいと思います。多くの患者たちは、健康食品や民間療法などに頼って、何とか自分の体を維持し、そのための費用はかなりのものです。他の公害患者並みに健康手当てを支給していただきたいと思います。私たち、カネミ患者をどうか救ってください」

古木武次さんも、この公開ヒアリングで一刻も早い救済を求めた。

「私は七五歳です。一二三年ぶりの見直しによる新しい油症診断基準に基づき、私は油症発症から三六年ぶりに油症患者として認定されました。正直言って、認定は半ばあきらめていましたが、血中ダイオキシン濃度が診断基準に加えられることによって、被害者は救われることになりました」「私たち被害者はこれまで三十数年の長い間、個人差はあるものの、さまざまな疾患で精神的、肉体的苦しみに耐えてきました。特に油症に共通の疲れやすさ、頭痛、腰痛、四肢など全身的な凝りや筋肉痛など、病院で診察を受けても原因がはっきりせず、鎮痛剤や電気治療でもあまり効果を得られず、その治療費はもちろん、離島の奈留町には治療院がないため、交通費も多額を支払っています」

古木さんは「未認定患者を救済するにはダイオキシンの診断基準値の緩和がぜひ必要でございます」と強調して、陳述を終えた。

私は一九七三（昭和四八）年の第一陣第一審の五島地区の本人尋問以後、いろんな場面でカネミ油症被害者の訴えを聞いてきた。しかし裁判終了から一八年を経て聞いた一〇人の訴えは、改めて私の心を揺さぶるものであった。その夜の懇親会で被害者や支援の人々と「まだまだ運動は終わっていない」と話し合い、新たな闘志が高まってくるのを感じた。

全被害者集会

日弁連の公開ヒアリングのあとの二〇〇五（平成一七）年一〇月九日、五島市で裁判終了後初めてのカネミ油症に関する大規模な集会「ＰＣＢ・ダイオキシンシンポジウム.in五島」が開かれた。八月に患者らが「カネミ油症五島市の会」（矢口哲雄会長）を結成したのを機に、福江青年会議所などが実行委員会をつくって開催されたもので、参加者は一八〇人を超えた。

あいさつに立った来賓の中尾郁子五島市長は、「自分のこととして憤りを感じる。国は手を差し伸べるべきだ」と述べた。患者五人が今も続く苦しみや救済を訴え、保田行雄弁護士や原田正純教授らの専門家が原因物質のＰＣＢやダイオキシンについて説明した。

宿輪敏子さんは、「私たちカネミ油症患者は沈黙を守ってきました。いわれのない差別から自分や家族を守るために。私たちカネミ患者は耐えることに慣れていました。三七年間ずっと耐えることしかなかったのです。あきらめることにも慣れました。誰も助けてくれる人はいなかったのですから。沈黙を守り、何事もなかったかのように今も続く体の苦しみを隠し続け、ささやかな暮らしをしていた私たちに、その沈黙さえ守ることができない事態が起こりました。仮払金返還問題です」と、この問題がいかに患者を苦しめているかを訴え、そして次のように決意を語り、話を締めくくった。

「このまま差別を恐れて沈黙を続け、カネミ油症事件が世の中から抹殺されてしまえば、また同じような事件が繰り返されるでしょう。子どもたちの未来のために、そして無念のうちに亡くなられた被害者の死を無駄にしないために、このような不条理な世の中を少しでもよい方向に変えていくことは、私たち大人の責任です。私たち被害者はこれからも声を上げていきます。明るい未来への架け橋になればと願っています」カネミ油症被害者は西日本各地に広がっており、被害者全体を結集することは大変困難であった。しかも五島市では初期の段階で裁判を起こすか否かについての立場の違いなどから、いくつかの会に分かれていた。それがこのシンポジウムで一つにまとまったのである。五島市の被害者全体のまとまりを受けて、市長はカネミ油症被害者救済に本格的に取り組む決意を表明した。

翌二〇〇六年は、日弁連の結論が出る年だった。結論の日が近づいてきたころ、「この段階でカネミ油症被害者が集まって要求をまとめ、運動を強化しよう」との意見が出て、YSCや原田教授、私を含めた弁護士四人が、各訴訟原告団や地域ごとの被害者団体に呼びかけ、四月一六日に北九州市で「カネミ油症全被害者集会2006」を開いた。集会には全国から被害者一四三人が出席、参加者合計は二五〇人に上った。

裁判終結後、全体での活動をしていなかったが、一九年を経て被害者は一同に会した。この集会時の被害者の声を、「YSCニュース」臨時増刊号（二〇〇六年五月一四日号）から拾ってみたい。

植田敏子さんは「一〇年来みなさまと離ればなれになっておりましたけれども、本日ここでお目にかかれて本当にうれしゅうございます。こんなにうれしいことはカネミの運動を始めてから初めてでございます。なぜ当初からこういう力を結集できなかったかなあと、今つくづく思っております」と再会を心から喜んだ。そして、「はるばる東京から保田先生はじめ、支援センターのみなさまが、九州の果てに、私どものあばら家にまで足を運んでくださいました。本当にその時は涙が出るほどうれしゅうございました。四大公害はしょっちゅうマスコミに取り上げられているのに、カネミだけは取り残されて、いったいどうなるんだろうという気持ちになっておりましたけれども、これではいけない、せっかくこうして東京から支援の方まで来てくださったのだから、われわれ原告が力を出さなきゃと思って、また元気を取り戻しました。今後こういうかたちでまとまって、東京にお願いに行く時には、私、車椅子ででもついて参りますので、どうかみなさん、よろしくご支援くださいますよう」と決意を述べた。

植田さんは油症発生から四〇年が過ぎても、油症独特の吹き出物、手足の感覚の麻痺、爪の変形・異常、腰痛、関節痛、難聴など全身症状に蝕まれ、その生活・健康状態を「むごすぎる」と訴える。

現在六二歳の長男と同居しているが、仕事に就くことは肉体的にできず、働き盛りを奪われた苦悩は計り知れない。植田さん自身椅子に腰掛けてしか台所仕事ができないばかりか、手の感覚麻痺で包丁を落とすこともしばしばという。腰、足の関節を襲う激痛で一〇〇メートルとは続けて歩けないので、タクシーを利用するしかない。年金生活での負担は大きい。現在の医療では対症療法しかない。今なお有効な治療開発ができていない現実に、苛立ちを隠さない。

広島から駆け付けた井藤良二さんは、「私は今、自分の胸の内の苦しい思いを訴えて、この要望書に賛同いたします。それは、油症で（私の）体に、私の娘に、また孫にどんなことが起こるかわからない。今、孫は小学校二年生ですが自閉症です。娘は体調不良、娘のだんなも体が弱いです。だから、私は一年間、孫を送り迎えいたしました。私は、子どものためにも最後まで、命がある限り救済を求めて闘っていきたいと思います。ここに掲げられた要望事項一つひとつが、みな、被害者にとっては大切なのです」と結んだ。

裁判が終わったにもかかわらず、カネミ油症の全被害者団体が集結するのは画期的な出来事だった。集会には、自民党から共産党まで主要な政党の議員が参加、被害者の要求実現へ協力する、とあいさつした。

集会では、①医療費の公費負担、②健康管理手当の支給、③治療・研究事業の強化、④国が被害者に求めている仮払金返還の免除、⑤未認定被害者の救済——など七項目の要望が採択された。

カネミ油症被害者特例法成立

北九州市での集会の翌日、二〇〇六（平成一八）年四月一七日、日弁連が、小泉純一郎内閣総理大臣、川崎二郎厚生労働大臣、中川昭一農林水産大臣、河野洋平衆議院議長、扇千景参議院議長、カネミ倉庫に対し、カネミ油症被害者を救済するよう勧告（鐘化には要望）した。

「勧告書

当連合会は、カネミ油症人権救済申立事件について調査した結果、国として、立法措置も含め、以下の方策を採るよう勧告します。

記

第一　勧告の趣旨

一　国が主体となって、カネミ油症の認定手続を確立するとともに、全てのカネミ油症の被害者を救済すること。

二　国が主体となって、カネミ油症の治療方法の研究・開発を進めるとともに、専門的知見のある医師等の養成、受診しやすい専門的医療機関の整備を行い、各医療機関に対してカネミ油症の理解及びその治療方法の周知を図ること。

三　カネミ油症の被害者に対し、医療費、医療関連費（健康の維持・回復のために必要とされる費用を含む）及び生活補償費の支給を行うこと。

四　いわゆる仮払金返還請求の対象となっているカネミ油症の被害者に対し、一律に全額免除する措置を採ること」

九月二四日にはYSCなどの呼びかけにより「カネミ油症全被害者東京集会」が開かれた。仮払金の返還調停から履行延期の一〇年を翌年に控え、特別立法による全員の返還免除を改めて求めた。

五島市の中尾市長も来賓で出席。「長崎は、県も県議会も五島市も一緒になって国に早期解決を求めている。県選出の国会議員もこの問題に一生懸命だ。それぞれの地域で地元の議員に働きかけを強めてほしい」と呼び掛けた。

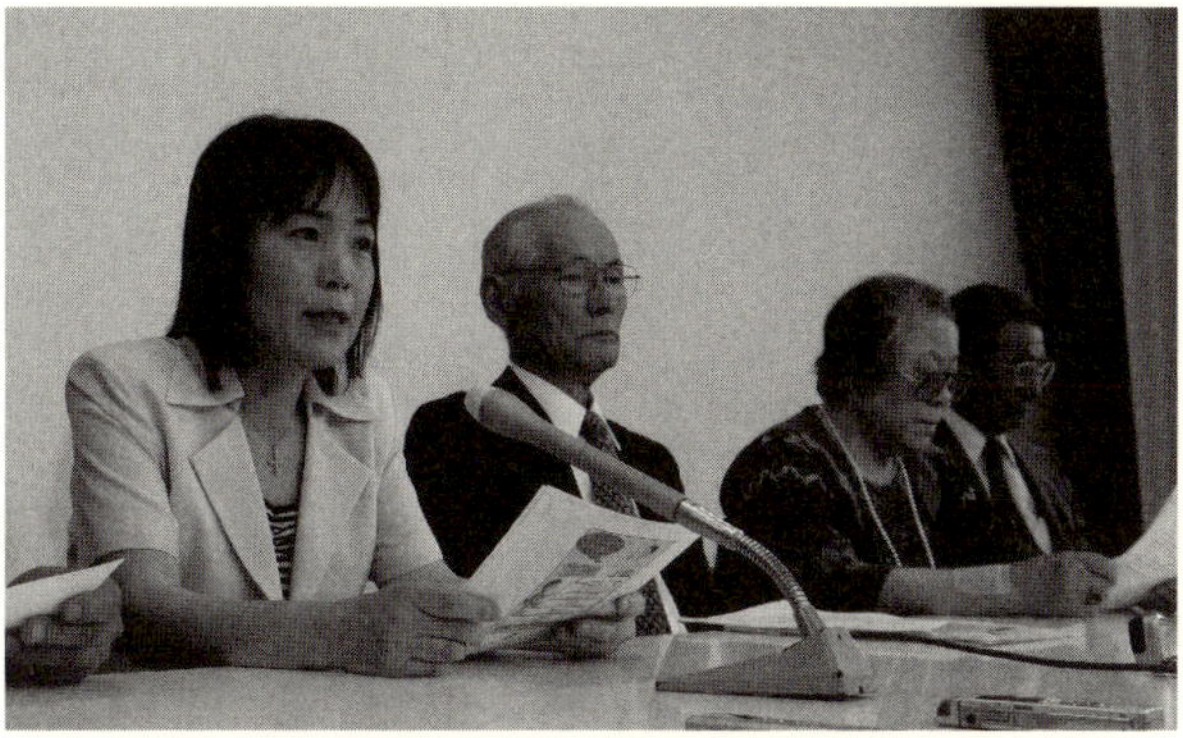

カネミ特例法成立後記者会見する被害者ら（2007年6月1日、福岡市。読売新聞西部本社提供）

二十五日には厚生労働省、農水省に仮払金の返還免除に向けた特別立法の制定などを求める要望書を提出。衆議院第一議員会館で集会を開き、関係国会議員と意見を交換した。

全被害者集会、日弁連の勧告、YSCをはじめ、さまざまな支援団体、支援者の「命ある今救済を」という動きを受けて、ようやく政治も動きだした。与党（当時は自民党と公明党）のプロジェクトチームが発足、救済策の検討が開始され、翌年四月一〇日、仮払金の債権免除のための特例法の制定と油症被害者健康実態調査を柱とする「カネミ油症被害者救済策」を発表。六月一日に特例法成立へと展開していった。

特例法は、仮払金返還免除の対象を、税引き後の年収で四人世帯一〇〇〇万円未満、三人世帯九〇〇万円未満、二人世帯八〇〇万円未満、一人世帯七〇〇万円未満と緩和した。このため、対象外となる被害者は五〇〇人余のうちの二〇人足らずとなった。

この日、特例法の成立を受けて、宿輪敏子さんら被害者一〇人が福岡県庁で記者会見し、「国や加害企業に見捨てられたと苦しんできた。初めて正義が全うされた気がする」と述べた。しかし体調不良など健康被害に苦しむ人は多く、治療・研究体制の拡充など残された課題はなお多い。宿輪さんらは「まだ問題は終わっていない。一日も早い全面解決を」と訴えた。同席していた私は、確かに「問題は終わっていない。被害者の願いは全面解決だ」と自分自身に言い聞かせながら「裁判終結以来二〇年近く引きずってきた大きな問題が、やっと解決した」との思いでいっぱいだった。

特例法成立を受けて第一陣訴訟、第三陣訴訟の原告に対する免除の作業が始まった。その結果、二〇一〇年四月末までに四三八人が免除され、いまだ免除されていない原告は一一人となった。

新たな裁判の始まり

長年、被害者を苦しめてきた仮払金問題はほぼ解決した。しかし、これはあくまでも第一歩であった。残った課題は多い。

まず医療費と医療体制の問題があげられる。被害者は〝病気のデパート〟と言われるように、さまざまな症状に苦しんでいる。日々必要な医療費は被害者自身が支払い、その後、自己負担分をカネミ倉庫に請求しているのが実態である。「認定」被害者にはカネミ油症の受療券が渡されているが、通用するのはごく一部の医療機関にすぎない。

医療体制も被害者を悩ませ続けている。カネミ油症の症状をよく知っている医師に診てもらいたいと思っても、それに応える医療機関があまりにも少ないのである。

被害者が安心して治療を受けるためには、この二つの対策に加え、健康管理手当、あるいは療養手当のような経済的給付も不可欠だ。

もう一つ、裁判終了後に認定された「新認定被害者」の救済問題がある。

裁判終了までに認定された被害者は、そのほとんどが全国民事の第一－第五陣、福岡民事、油症福岡訴訟団のいずれかに属していて、それぞれのグループで違いはあるものの、鐘化から最高は判決が認めた金額全額から最低で三〇〇万円と、カネミ倉庫からの認定時の一時金二三万円を受け取っている。しかし、「新認定被害者」はカネミ倉庫から二三万円を受け取っただけだ。長年、未認定被害者として苦しんできたのに、現実はそうだった。

二〇〇七（平成一九）年三月に保田行雄弁護士と被害者がカネミ倉庫を訪れ損害賠償について交渉したが、カネミ倉庫は「二三万円以上支払うつもりはない」と回答。一二月五日にも交渉したものの、カネミ倉庫の態度は変わらなかった。

カネミ倉庫との交渉で何の前進もみられないため、「新認定被害者」の間に「このままでは裁判で解決するしかない」との意見が強まり、翌年五月二三日、神奈川、栃木、千葉、長崎、広島県などの二六人がカネミ倉庫を相手取って一人当たり一一〇〇万円、総額二億八六〇〇万円の損害賠償請求訴訟を福岡地裁小倉支部に提訴した。

新認定訴訟弁護団は、保田弁護士と全国民事弁護団の高木健康弁護士と私、それに五島市と北九州市からそれぞれ二人の弁護士が加わった。その後、福岡市の弁護士が一人参加し八名となった。

訴訟の早期審理のため、被告はカネミ倉庫と、同社の現在の代表者らに絞った。旧訴訟でも、カネミ倉庫は責任を認めた判決に上訴せず、その責任は確定している。

二〇〇八年一一月二七日の第一回口頭弁論で、古木武次原告団長は被害の実情を述べたあと、「カネミ倉庫は、原告被害者に対してわずかな見舞金二二万円と油症認定後の医療費個人負担分と通院に伴う交通費などの支払いのみで、慰謝料は支払わず、被害者の痛みや苦労、悩みを全く理解していません」と陳述。続けて、「特に新認定被害者は油症発生から認定まで三十数年の長い間、医療費や交通費など多額の費用を負担していることから、それだけの償いでは到底すまされません」と、長い苦しみを訴えた。

「認定後の平成一七年三月にカネミ倉庫に直接赴き、面談し、補償交渉を行いましたが、カネミ倉庫の社長は出張を理由に面談に応じず、代理人の弁護士任せでした。さらに平成一九年一二月には新旧認定被害者と合同で補償交渉を行いましたが、その時も社長は不在で面談に応じず、代理人の弁護士任せでした」とカネミ倉庫の対応に言及し、「平成一八年四月、日弁連も原因企業であるカネミ倉庫に対し、相当額の賠償措置を講ずるよう勧告しています。翌平成一九年度には自民党・公明党による与党プロジェクトチームもカネミ倉庫に対する厳しい責任追及と救済勧告をしています。そのような状況の中でカネミ倉庫は全く誠意を示していない。道義的にも、社会的にも、こんなことは到底許されないことです。

カネミ倉庫の不誠実な態度から、今回、やむなく提訴に至った次第です。一緒に提訴した新認定の人たちも、私たち家族と同じように苦しんでいます。同じ家族で同じ油を食べたにもかかわらず、認定されないで苦しんでいる人たちもたくさんいます。なにとぞ私たち被害者の切実な訴えをご理解していただきますよう、心から要望して私の意見陳述を終わります」

その後、二〇〇八年一一月二七日に新認定患者一〇人、翌年八月六日に一二人、二〇一〇年六月四日に七人が追加提訴し、原告数は五五人となった。

現在の被害の実情と問題点

二〇〇九（平成二一）年一〇月八日、新認定訴訟第五回口頭弁論で、熊本学園大学の原田正純教授が証言した。

原田教授は、一九七四（昭和四九）年に長崎県・五島で初めてカネミ油症の被害者を調査し、その後、二〇〇〇年から二〇〇四年にかけても調査にあたった。ひどかった皮膚症状は比較的なくなっているにもかかわらず、全身にいろいろな症状が認められるのに驚愕し、ダイオキシン、ＰＣＢが人体に及ぼす影響を知ることは、人類にとって非常に重要なことではないかとの問題意識を持ったという。原田教授の証言は、現在のカネミ油症被害の実情と問題点を浮き彫りにしている。

「日本という国は世界に類のないようなマイナスの経験をしています。原爆、水俣病、カネミ油症がそれで、ほかに例がない。カネミ油症の一〇年後には台湾で同じような事件が起こりました。起こってはならないことですが、起きた以上は、この経験を将来に生かすことが必要ではないでしょうか。そういう意味で、カネミ油症事件というのはもっと大切に、しかも重視して調査すべきでしょう」と強調した。

そのうえで、二〇〇九年の五島の調査で判明したこととして、「認定された人も認定されていない人も被害にあまり差がありません。皮膚症状は若干改善されていますが、むしろいろんな病気を併発している。汚染された場合、例えば、ヒ素中毒であれば皮膚の症状、水俣病であれば神経の症状というように、症状には特徴がありますが、ダイオキシン、カネミＰＣＢの場合は、特異な病気ではなく、一般の病気が集合したかたちで表れています。皮膚症状は別として、一般の病気に紛れてしまって、症状の特徴がわからなくなるというのが特徴です」と述べた。

「本来、汚染された人すべてを対象に調査し、それによって病像を作るべきなのでしょうが、地域がばらばらで、時間もたっているので、私たちの力ではとてもできません。それは行政の力しかない。認定患者に関しては国が少し調査をしましたが、未認定患者には非常に多くの問題が残っているのです」と、未認定問題に踏み込んだ。

カネミ油症の患者の状態が今後よくなる可能性について問われると、原田教授は「良くならないと言うと希望がなくなってしまいますが、元に戻ることはなかなか難しい。ただ、医療の手だてが十分にできる条件をつくれば、肝臓なら肝臓に対して、血圧なら血圧に対して、心臓なら心臓に対しての対応というかたちで医療が十分できます。そういう援助ができる条件をつくらなければいけません。治らないといって放置するのではなくて、多様な症状についてきめ細かい援助をする体制が整えば、長生きできます」と、医療体制の整備の必要性を述べた。

カネミ油症は当初から診断基準が設けられ、二〇〇四年にダイオキシン中毒であるとして、診断基準の中に「ＰＣＤＦの血中濃度」が加えられた。この裁判の原告の多くは、それに基づいて新たに認定された被害者である。

診断基準について原田教授は次のように警告を発した。

「カネミ油症事件は人類が初めて経験したことです。初期のころに患者さんを診て、その症状がこの病気の特徴として判断基準になったわけですが、それはあくまでも仮説にすぎません。しかし、その仮説が、いつの間にか権威をもって定説になりました。初期に作ったこの判断条件に固執してきたばかりに、患者さんがいろいろな症状を訴えてきたにもかかわらず、結果的にたくさんの患者さんを切り捨ててきたという事実があります。

判断条件の中でこれは間違いないだろうと、血中の有機塩素系化合物が少しずつ広がっていきました。三〇年以上もこのような物質が血中に残っているということ自体が驚きですが、血液中の値だけに固執すると、たくさんの患者さんを切り捨てることになってしまいます。そこは注意しなければいけない。

科学が進歩して、血液の中の微量の有機塩素系化合物が測れるようになったということは医学の進歩ですが、有機塩素化合物の測定値が低かった人を全部切り捨てるようなことが起こったら、何のための進歩かわからなくなってしまいます。そこを私たちは申し上げたい。

数値で出たものは信用するけれども、患者さんの訴えなどは、科学的でない、医学的でないとして、あまり信用されていないような傾向があります。これは、油症以外の病気でも見られます。つまりカネミの問題は、実は油症の患者さんだけの問題ではなく、医学一般のいろんな分野に多くの問題を投げかけていると私は思います」

胎児性油症児など次世代への影響については、「水俣病は妊娠中にお母さんが食べた時に障害が強い傾向ですが、カネミ油症は食べるのをやめてからも、〝黒い赤ちゃん〟が生まれています。これは有機水銀とPCB、ダイオキシンの排泄のスピードの違いだと思われます。つまり有機水銀に比べて、ダイオキシンは胎内残留が長いわけです。どれぐらい先まで胎児性が生まれるかも、胎児性の赤ちゃんが大人になって妊娠した時にどうなるかもわかっていません。

しかし、胎児性の患者さんは、症状や程度の差はあれ、健康上の被害はあります。それが、おなかの赤ちゃんに影響を及ぼすことはあり得ます。つまり、ダイオキシンそのものが母から子、孫へと伝わるかということは、まだわかっていない部分がありますが、胎児性の世代が健康にいろいろ障害を受けていて、その健康障害がおなかの中の赤ちゃんにさまざまな影響を与えるということは事実です」

最後に、原田教授は次のことを強調して証言を終えた。

「まず出発点はダイオキシン、有機塩素系化合物を食べた人間というのは史上初めてだったということの認識です。この人たちが将来どういう運命をたどっていくのか、あるいはどういう症状を示していくのかということは、どんな書物にも何も書いてない。書いてあるとすれば、それは患者自身にしかないのです。だから患者たちをきちんと追跡していくことが第一です。

その上で、完全に治すことができないのならば、個々の症状に応じてできる限りの手だてをする。これは、国家的責任、あるいは国際的責任だと思います。そうすることによって、有機塩素系化合物が人間に及ぼす影響のすべてが明らかになってくる。それは人類にとって、世界の人たちにとって、非常に有益なことです。もちろん患者さんたちが安心して治療を受けられ、そして安心して生活できるように援助することも必要ですが、同時にこの人たちの実態をきちんと公的責任で調べていくことが、世界に対しての貢献になり、この患者さんたちの犠牲に応える結果になると思っています」

原田先生は二〇〇九年八月、五島市のカネミ油症被害者男性二三人、女性二七人の検診を実施、その報告会を二〇一〇年七月に奈留町と玉之浦町で行った。報告によると、自覚症状は疼痛八八％、頭痛五二％、めまい五二％、高血圧が五六％。出産異常は一五例（一二人が流産、三人が死産。五六％）、子宮筋腫・内膜症が六例（二二％）確認されたという。原田医師は出産異常について「異常な高さ」と言う。また、骨折や骨粗しょう症も多発し、骨折は一〇例（二〇％）、骨粗しょう症は二〇例（四〇％）確認された。原田医師は「油症は多彩な合併症を伴う全身病。ダイオキシン類の血中濃度だけで（患者認定の）判断をするのはおかしい」と指摘した。

恒久的救済法をめざして

二〇〇八（平成二〇）年一二月一四日、長崎県の五島市で「カネミ油症40年シンポジウムin五島――ダイオキシン被害をともに考えよう」が開催された。一九六八（昭和四三）年の油症発覚から四〇年を機に、被害者が多い五島市から油症の実情を全国に発信し、救済の機運を高めるのが目的だった。このシンポジウムは五島市の積極的な関与のもと開かれた。

私はカネミ油症事件弁護団が結成された一九七〇年八月から、メンバーとして油症事件に関する多くの催しに参加してきた。私の記憶では地方自治体が中心となって企画し開催された催しは、このシンポジウムが初めてである。

本書の冒頭に書いたように、私は「これまでの経過と現状」として基調報告をした。その資料を作成して五島市の担当者にファクスしたところ、担当者から「この資料は参加者全員に配布しますか。そうすると三〇〇部必要です」との問い合わせがあった。この数は驚きだった。

五島市は、平成の大合併で二〇〇四年に旧福江市と周辺の町村が合併した人口四万人余の小さな自治体である。この小さな自治体に福岡県全体の被害者数に次ぐ被害者が存在している。

パネルディスカッション「油症40年――これまでとこれから」のパネリストは、全国油症治療研究班長・油症ダイオキシン研究診療センター長・古江増隆氏、下関市立大学教授・下田守氏、カネミ油症被害者支援センター共同代表・石澤春美氏、カネミ油症五島市の会事務局長・宿輪敏子氏、五島市長・中尾郁子氏と私で、全国油症治療研究班の責任者や市長がパネリストに加わっている点でも画期的な催しとなった。

シンポジウムでの中尾市長の発言には、多数の被害者が住んでいる自治体の長として、「自治体としてやれること、やらなければならないことを具体的に考えて実行する」との意志と姿勢が表れていた。この集会は「カネミ油症はまだ終わっていない」ことを全国に向けて発信した。

二〇〇九年一一月二〇日、読売新聞朝刊に「『カネミ』救済現実味　法案提出へ　政権交代で」という記事が載った。野党時代に救済法案（廃案）を提出した民主党の国会議員が、未認定患者も対象にした幅広い救済法について「来年（二〇一〇年）通常国会で成立させる」と意欲を見せており、被害者や支援団体も早期成立の働きかけを強めているという内容だ。

これは、同月一二日に長崎県のカネミ油症被害者らが「カネミ油症被害者の恒久救済を求める要請書」を民主党国会議員に提出したことがきっかけになった。

要請書提出の様子などは「YSCたより」29号に詳しい。

「二〇〇九年一一月一二日、長崎県のカネミ油症被害者らが上京し、参議院議員会館の一室で民主党の三議員と面会し、『カネミ油症被害者の恒久救済を求める要請書』を提出しました。当日は、犬塚直史、城井崇、福田衣里子の三議員がお忙しい中、出席してくださり、約三〇分間、カネミ油症被害者らと懇談しました」「要請書は長妻厚生労働大臣あて。矢口さんが犬塚議員に要請書を手渡し、宿輪さんが八つの要請項目を読み上げました。つづけて、ひとりひとりが話しました」「犬塚議員は『被害者の人たちは四一年間、苦しんで来た。もう一度、この問題にここで焦点を当てて取り組んでいかないといけない。これまでに二〇〇〇件の食中毒があったが、カネミ油症はその中で一件だけ例外になっている。保健所に届けても認められなかった。認められた一八〇〇人の中でも、家族で同じものを食べても認定されない人がいるなど、おかしいことがいっぱいある。もう一度、この事件にスポットライトを当てて立法措置で解決を考えていかないといけない。立法府の責任、それに対する補償などもしていかないといけない』と話し、立法措置で解決することへの意欲を語りました」

明けて二〇一〇年一月一七日、新認定訴訟弁護団は、救済法案策定に向け会議を開き、民主党が野党時代に国会に提出し廃案となった「ダイオキシン類に係る健康被害の救済に関する法律案」をはじめ、アスベスト、肝炎、水俣、原爆などの被害者救済制度を参考に法案骨子を検討し、これをたたき台として国会議員らと内容を詰めていくことにした。

一月二四日、「カネミ油症救済法」成立を目指し、「カネミ油症被害者の救済を求めて　ナガサキ大集会」を開いた。集会には犬塚直史参院議員、福田衣里子衆院議員や、五島市の中尾郁子市長も参加。犬塚氏は「世論を盛り上げ、油症救済法を今国会で成立させたい」と語った。

三月三一日、厚労省は油症被害者健康実態調査の結果を発表した。これは二〇〇七年の救済策に盛り込まれたもので、認定患者一三三一人に調査票を送付、一一三一人が回答した。

調査結果によると、患者がこれまでにかかった病気は「骨・関節」「皮膚・つめ」が八〇％超、「脳・精神・神経」五八％、「心臓」三九％、「がん」一〇％などで、症状は腰痛が約七割、全身倦怠感と肩こり、手足のしびれがそれぞれ五割以上。一人でいくつもの疾病、症状があることもわかった。また、七割以上が「健康問題が日常生活に影響している」としている。

さらに、五人に二人が次世代への影響を懸念し、事件発生後に生まれた子どもに症状があると答えたのは三八％に上る。その症状は「湿疹ができやすい」、「疲れやすい」、「鼻血がよく出る」などで、全体の一五％は孫にも同様の症状があると回答している。

四月一六日には、長崎県が未認定患者を対象に実施した実態調査の結果を発表した。一九六八年以降、県への被害届数は三三三五人に上るが、約七五％に当たる二五〇九人（死亡含む）が未認定であることが判明。健康面を把握できた生存未認定者のうち八割が、全身のだるさや頭痛など何らかの自覚症状を抱えていることもわかった。

未認定者に救済制度は全くない。有害化学物質の血中濃度を重視した現在の診断基準は、同一家族内で認定、未認定に線引するなど、多くの問題点があることも浮き彫りになっている。

二つの調査結果から、認定、未認定患者ともに慢性化した中毒症状に苦しんでおり、医療費、健康管理手当など公的支援措置の必要性が明確になった。それらを踏まえ、五月末には救済法案の骨格ができた。

六月三日は全国公害被害者総行動の日だった。この総行動はカネミ油症裁判の第一陣第一審の最終弁論が行われた一九七六年六月に始まって、これで三五回になる。公害被害者総行動の名前のとおり、水俣病、イタイイタイ病、大気汚染患者、薬害、食品被害など、さまざまな被害者団体や住民団体が、それぞれの要求を掲げて、政府、各省庁、経団連などと交渉するとともに、全体で環境大臣交渉や昼休み集会、デモ行進、総決起集会などを行ってきた。

午前一一時半、昼休み集会とデモ行進に参加するため、広島の井藤良二さんら被害者と弁護団、ＹＳＣの支援者とともに、私は日比谷公園に到着した。昼休み集会とデモの後、午後二時からはそれぞれの被害者・住民団体ごとに省庁交渉を行った。私たちは、農水省と厚労省の担当者と交渉した。

この交渉に際しては、事前に要望書を提出していた。厚労省に対する要望事項の第一には、「カネミ油症患者の健康被害実態調査の詳細と今後の活用方法について教えてください」と記載した。

被害者実態調査の結果を被害者に説明し、そのうえで被害実態を真正面から受けとめて新たな被害者救済に乗り出してほしいという、切実な願いを込めた要望書である。さらに、この調査を分析して記録として残し、情報公開することによって、カネミ油症を教訓として生かしてもらいたいという希望をも込めていた。

しかし、厚労省の担当者には、被害者実態調査の結果を受けて被害者救済に新たな一歩を踏み出すという姿勢は感じられなかった。この被害者実態調査の結果の分析と活用も、今後の重要な課題である。

午後六時からは日比谷公会堂で総決起集会。被害者団体、住民団体、支援団体、弁護団の総決起の場で、カネミ油症被害者を代表して井藤さんが、発症から四〇年以上を経て今なお続く被害の深刻な実態を訴え、新たな救済法成立への支援を呼びかけた。

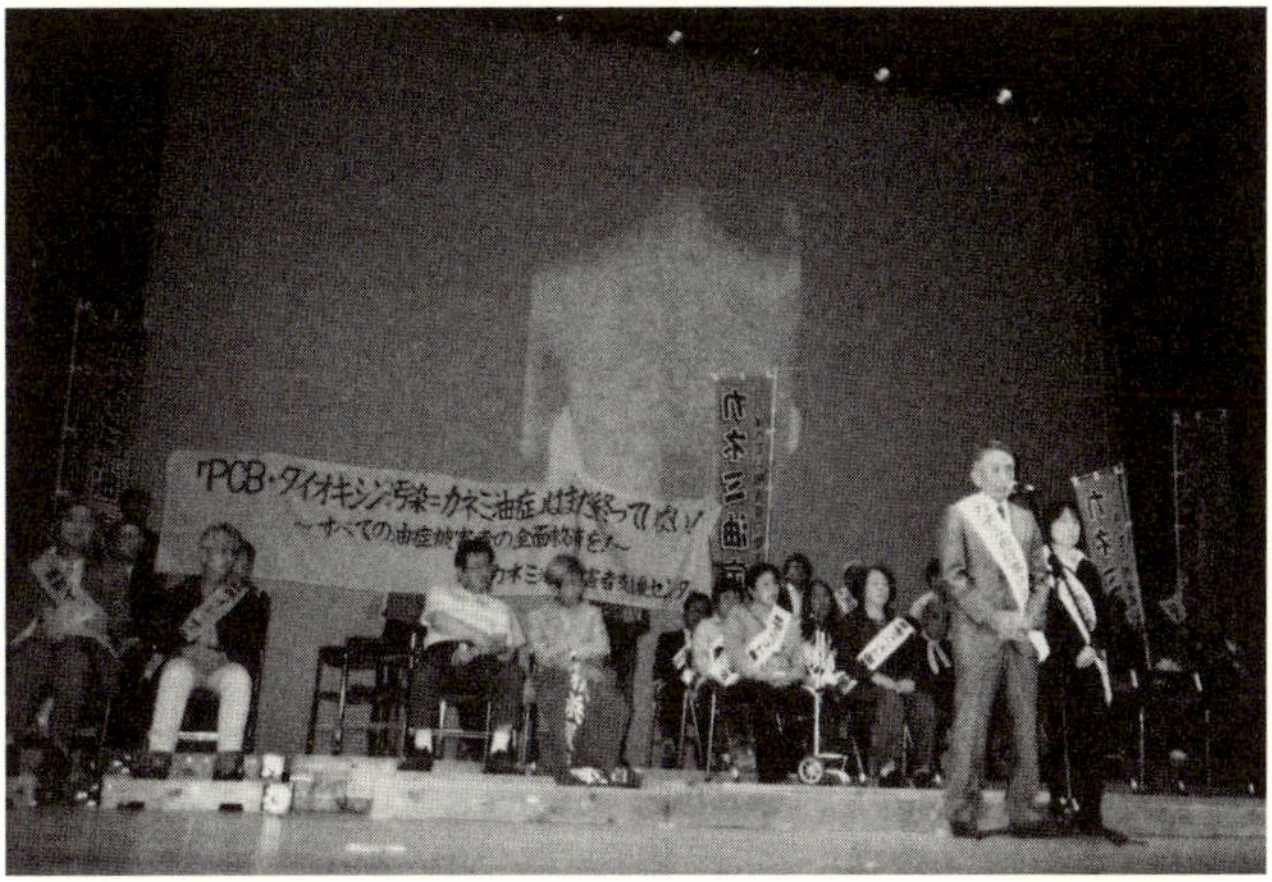
PCB・ダイオキシン汚染=カネミ油症はまだ終ってない!

全国公害被害者総行動の総決起集会で救済法成立への支援を呼びかける患者たち（2010年6月3日、東京・日比谷公会堂）

今回の総行動は、直前に鳩山由紀夫首相が辞任を表明したために重要な交渉などが中途半端になったところもあり、司会の中山裕二総行動実行委員会事務局長が「今年は延長戦になる」と報告した。

〝延長戦〟、カネミ油症被害者は、これまでどれだけ延長戦を戦ってきたのだろうか……。三日夜の総行動に参加した被害者、弁護団、ＹＳＣなどの懇親会で、誰かが延長戦を「サヨナラ勝ち」しようと言った。

翌四日には日比谷公園の向かいの弁護士会館で、カネミ油症被害者救済法制定を求める緊急市民集会が開催され、宿輪敏子さんが「今国会で救われるものと信じていた。しかし薬害エイズで国の責任を認めた菅直人さんが首相になった。今度こそ絶対に救われると信じて、もう一度、力を振り絞って闘いたい」と涙ながらに訴えた。

六月一六日、通常国会は終わった。私たちが期待していた救済法は、提出すらされなかった。翌日の西日本新聞朝刊は「カネミ被害者『救済いつ』」との見出しで、「多くの被害者は『次の国会で実現を』と望みをつなぐが、膨らむ医療費や高齢化に追い詰められ、焦りの色を濃くしている」と報じた。

運動は続く。裁判も続く。

「公害裁判は、被害に始まり被害に終わる」とは、公害弁連でよく聞いた言葉だ。五年前、二〇〇五年七月一日の五島市玉之浦での日弁連の公開ヒアリング。あの時、「この被害者の訴えがあれば何かできる」と感じた力が、与党救済策と特例法の成立に結びついた。

井藤さんの訴え、宿輪さんの涙が大きな力となる日が必ず来る。

何の落ち度もないのに「市販されている食用油を食べた」だけで四〇年以上苦しんでいる被害者の救済への道を、何としても築かなければならない。

資料

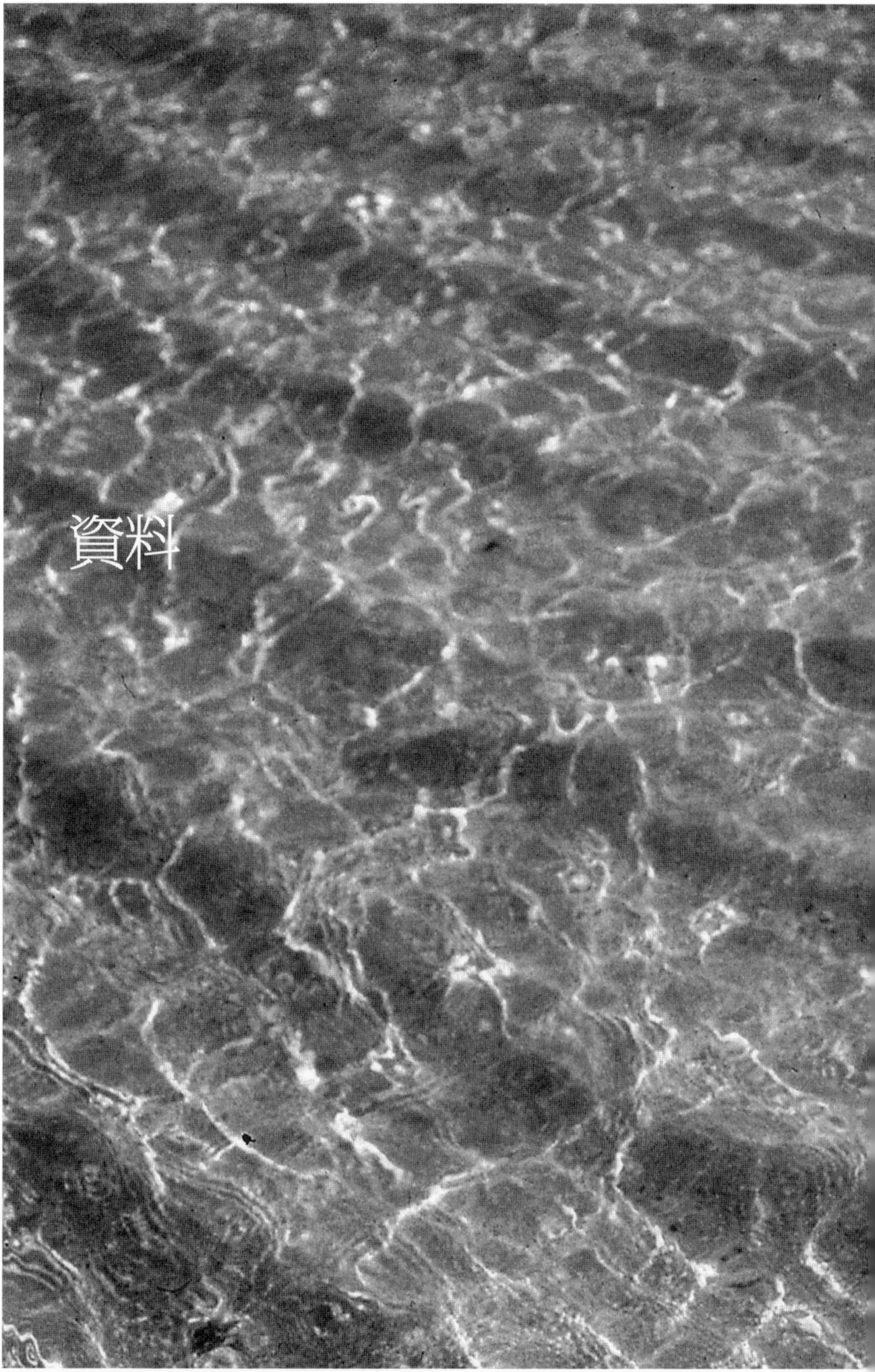

全国民事訴訟第一陣第一審最終準備書面（要旨）

一九七六（昭和五一）年六月二〇日
詳細は「判例時報」五九二号

序章　カネミ油症とは何か

第一　沈黙の春（略）

第二　カネミ油症事件とＰＣＢ公害

カネミ油症事件は、いうまでもなく、カネミ倉庫という食用油製造工場のなかで、熱媒体（注・鐘化製ＰＣＢ「カネクロール四〇〇」）が食用油に漏出し、混入したことによって発生した。しかし、この一食用油製造工場における、熱媒体の混入という、いわばありふれた事故が「認定」の患者だけでも千五百人を超え、未確認患者を含めれば一万人を超える広範かつ甚大な被害を発生させた。その被害は事件発生後八年を経た今日もなお回復されていない。

わたしたちは「ＰＣＢは生産、使用してはならなかった」などと一般的にいうつもりはない。ただ毒のある、生物学的に悪影響を及ぼすＰＣＢをだれそれかまわずやたらに使わせてきたのはよくない、といいたいのだ。わたしたちは権利の章典に「人類は、危険な合成化学物質から環境と健康を守られるべきである」との一章をぜひとも設けさせなければならない。

第三　カネミ油症の本質

カネミ油症事件は、合成化学物質の大量生産、大量消費に伴って、企業が利潤の追求と生産性の向上のために、人体の安全や環境の保全に要する費用を節約し、国（自治体を含む）が合成化学物質による環境と人体の被害を防止する政策を怠り、人体の安全と環境の保全のための公共支出を十分に行わない結果として発生した。

この意味で、カネミ油症事件は、合成化学物質による公害、ＰＣＢ公害と規定しなければならない。

第一章　損害論

第一　損害論総論

一　損害論の基本的な考え方

（一）なぜ損害論を冒頭に論じるか（略）

（二）被害実態の正しい掌握

人体被害を考える際、わたしたちはその症状の悲惨さに目を奪われて、つい症状だけが被害のように考えてしまいがちである。しかし症状だけを数え上げて被害をとらえた、と考えてはならない。例えば油症の症状に「手足のしびれ」があるが、その障害と苦痛は、食事、用便、学習、仕事など日常生活の全体にさまざまな被害を発生させている。

患者が示すひとつひとつの症状の背後に膨大な被害の事実が、複雑に関連しあって存在しているのであり、関連しあって生じるすべての悪循環を総体として理解する必要がある。従って、原告らがこうむった社会的、経済的、家庭的、身体的、精神的被害などのすべてを有機的、総合的、包括的にとらえなければならないと考える。

(三) 被害実態の掌握の正しい方法 (略)

二 健康被害と生活破壊 (略)

三 油症についての医学的問題

油症は人類が初めて経験した病気であり「YUSHO」として世界的に知られている。四十三年の事件発生以来、調査や臨床研究、動物実験研究が続けられてきたが、現在までわかっているのは、油症の病像の一部にすぎず、患者は様々な症状に苦しんでいる。

油症は内臓障害を伴う全身性疾患である。「目やに」から「油物を食べると腹痛や下痢が起きる」までの六十七の症状についてすべて、健康者との間に有意差が認められ、油症に基づくものであることは、推計学的有意差検定によって明らかにされている。にもかかわらず、患者の訴えの大半は、現在の医学では、検査等による証明が不可能である。油症の個々の症状は皮膚症状、視力低下などの目の症状、耳の症状、骨・歯牙の障害、消化器系障害、呼吸器系障害、心血管系変化、脳・神経系統の障害、肝臓障害など多岐にわたるが、油症患者の末梢神経が侵されるのは、PCBが神経毒として作用するためである。また中枢神経障害を疑わせる訴えも多い。

体内臓器中最も多くPCBが証明されるのは肝臓である。電子顕微鏡の検査では、滑面小胞体の増加と脂質代謝異常に関連すると思われるミトコンドリアの変化が認められている。女性油症患者に月経異常が目立つのは、PCBの持つ偽ホルモン様作用の影響が考えられる。

油症が子供に及ぼした影響は、成人とはまた異なった深刻なものがある。油症患児には、誕生後、母乳からPCBを摂取したり、カネミライスオイルを直接摂取した乳児性油症患児と、油症の母親から生まれる時から油症だった胎児性油症患児(新生児油症)の二態様があり、新生児は死産を含めて全員が「黒い赤ちゃん」だった。油症患児たちはいまも成長のおくれが取り戻せず、健康児に比べると体重が劣り、風邪をひきやすい、下痢をしやすい、疲れる、腹痛が突然起きる、歯が折れるなどの症状がほとんど共通してみられる。

また油症による死者も現実に存在する。さらに、健康人なら死までいかなくても、油症患者では死亡する危険性は現存するのである。油症が直接的死因に更に加わって、患者の死を早めたり、苦痛を増加させることは十分に考えられる。しかしながら、油症に対する有効な治療法は、いまだに発見されていない。油症がいかに難病であるかを物語っている。

四　カネミ油症論（略）

五　カネミ油症被害の特徴（略）

六　本訴請求の正当性

（一）包括請求の正当性

原告らが請求しているのは「原告らの受けた総体としての損害そのもの」である。逸失利益を中心とする個々の治療費、付き添い費その他の項目を数え上げ、それらを合算した財産的損害と、狭義の精神的損害を合わせて請求するいわゆる「個別的計算方法」では、油症被害の実態と特性を正しくとらえることはできない。この方法が人間の尊厳を全く欠落させたものであることは、今日の公害裁判において確立された原則といえる。原告らが詳細に指摘した被害の実態と特性を矮小化せずに正しく認定するためには、包括請求以外にはありえない。

（二）一律請求の正当性

原告らは本訴においてすべての死者とすべての被害者とにつき、それぞれ一律の金額を要求している。その根拠は①原告らが請求している金額は、原告らが現実に受けた損害のうち、ほんのささやかな一部でしかない②そもそもランク付けするとしても、その判断をなす基準が存在しない—の二点である。

仮に原告らの損害額の最高を、厳密に請求すれば、そこに差が出てくるかもしれない。しかし本訴請求額の限度では、すべての原告が、はるかにそれ以上の損害を受けているから、その間に差がつくことはありえない。一方、公害訴訟において、熊本水俣病訴訟、イタイイタイ病訴訟の判決は、言葉のうえではいずれも一律請求を否定しているが、認定の金額のうえからは、実質的に一律請求を認容している。

（三）本訴請求額の正当性

不法行為における損害賠償は、なによりも原状回復義務をその本質としている。原告についていえば、人間として本来送ることができるはずだった「失われた生活」自体を完全に回復することである。「はかり知れない損害」に比べて、本訴請求額はささやかすぎるほど小額といわなければならない。インフレによる物価上昇を考慮するとき、本訴請求は、満額認められなければならない。

第二章　因果関係論

第一　カネミ油症とカネクロール（略）

第二　鐘化のカネクロールの製造販売と本件油症の発生（略）

第三章　鐘淵化学工業の責任

第一、鐘化の第一の責任

ＰＣＢが環境と人体にとって極めて危険な物質であることは、油症事件やＰＣＢ汚染が問題となる相当以前から、さまざまな学者や研究者の努力により明らかとされ、報告や警告が発表されていた。

従って、わが国におけるＰＣＢの独占的生産企業である被告鐘化はＰＣＢの危険性、いいかえればＰＣＢを大量に生産し、販売した場合、その使用・消費・廃棄のそれぞれの過程で、環境と人体に被害を及ぼすことは十分予見できた。それにもかかわらず、何ら安全確保の努力を尽くすことなく、ＰＣＢを大量生産し、積極的に多方面に販売した以上、被告鐘化はＰＣＢによって生じた人体被害を賠償する責任を負う。

一　ＰＣＢの危険性（略）

二　ＰＣＢの危険性についての研究と警告

労働科学研究所の研究員野村茂氏は昭和二十三年より数年間にわたってクロルナフタリンについて研究し、その結果を雑誌「労働科学」に掲載した。この研究は塩化ナフタリン（ＰＣＮ）を中心としたものではあったが、野村氏は、この一連の研究の一環として、ＰＣＢをネズミの皮膚に塗布する実験を行った。その結果、ＰＣＢを皮膚に塗布したネズミは八日から二十二日の間に全部死亡した（平均生存日数十六・六日）。野村氏は右実験報告の中で「塩化ビフェニール（注・当時ＰＣＢはこう呼ばれていた）によって皮膚局所に炎症を来し、上皮は増殖の傾向を示す」「塩化ビフェニールは吸収されて肺、腎、肝及び副腎に一定の変化をきたす」と述べ、外国文献と比較、検討したうえで、「ＰＣＮよりもＰＣＢの方が一層毒性を有しており、取り扱いに細心の注意が必要だ」と警告している。野村氏の実験結果と、それに基づく警告の正当性は、その後のＰＣＢの大量生産・大量消費の中で明らかだ。

ＰＣＢの毒性についての研究・考察は労働科学研究所で続けられ、研究員本内正雄氏は三十年三月、化成品工業協会の第三十一回工場衛生小委員会でＰＣＢを「かなり毒性の強いもの」と位置づけ、吸収によって全身障害を起こすことを強調「腎臓・脾臓の変化をも重視する必要がある」と述べている。

結論として、有機塩素化合物が人体に有毒で、しかも化学的に安定で、分解しがたいためいったん製造されればなかなか消滅しないこと、それが脂溶性を有し、生体の脂肪に蓄積して行くことなど、今日問題とされているＰＣＢの危険性についてのすべての事実が研究者によって具体的に指摘されていたということである。いいかえれば、ＰＣＢの危険性はわが国においてカネミ油症事件やＰＣＢ汚染が問題となる以前から十分予見しえたということである。

三　鐘化の安全確保義務

（一）　鐘化の合成化学物質製造企業としての安全確保義務

危険な化学物質を大量に製造、販売して第三者の利用に供する者は、その化学物質の利用によって人体に危害を加えることのないように安全を確保する義務がある。新潟、熊本水俣病判決でも、化学企業の「安全管理義務」について化学工業廃水の危険性を根拠として、化学工業に高度の注意義務を課している。とりわけ熊本水俣病判決は化学工業の廃水の人体、その他の環境に対する危険性がきわめて大きいことを強調し万全の調査研究を尽くしてその廃水の安全を確認することを要求している。

右に述べた化学企業の安全管理義務は、化学企業が工場排水を工場外に排水する場合だけでなく、化学企業がその製造した合成化学物質を商品として、第三者に販売して、第三者の利用に供する場合にもより強く認められなければならない。

化学物質の場合は工場排水と異なって、商品として販売され、有用なものとして生産ないし消費過程に持ち込まれるものであり人間の生活に向かって大量に売り込まれるものである。したがって化学物質はこれを生産ないし消費過程で利用する人にその危険性が直接的に作用し、工場排水の場合と比較して一層危険である。あらゆる観点からその安全性を確認し、化学物質の利用に伴って危険でないよう措置する安全管理義務があることは、当然というべきだ。

ところで、本件に照らしていえば、ＰＣＢの人体に及ぼす危険性、その有毒・有害性、生体への蓄積性、さらに難分解性の強大さからみて、鐘化が強い安全管理義務を負うことはきわめて当然である。カネクロールの製造販売に即していえば、危険な化学物質を少なくとも流通過程におくことが是認されるとすれば、その物理化学的な諸性質、とりわけ人体に対していかなる作用を及ぼすかについて調査研究を尽くしたうえで具体的に明らかにし、かつその用途に応じた安全な取扱方法を明確にしたうえで、販売すべきだということになる。

（二）鐘化はＰＣＢの危険性を十分認識していた。

鐘化はわが国における唯一のＰＣＢ生産企業として、その危険についての報告や警告を十分承知し、さまざまな形で人体に被害を及ぼす可能性について予見していたことは明らかだ。

（三）鐘化の安全確保義務違反

鐘化はその安全確保義務からして、カネクロールの危険性およびその用途に応じた安全な取扱方法について十分調査研究を尽くしたうえで、これを明らかにすべきところであるのに、かかる措置を一切とらず、製造販売し、その結果、本件油症を発生させた。

鐘化は昭和二十九年、カネクロールの製造販売を開始したが、利用上のメリットのみを強調し、その危険性および安全な取扱方法については全く明らかにしなかった。カタログには「取扱の安全」という項目はあるが、その大要は「カネクロールは芳香族塩素化合物で若干の毒性はあるが、実用上はほとんど問題にならず、液が付着すれば石けんで洗えばよく、火傷部についたカネクロールはそのままでよい」などという内容で、危険性を認識させるよりも、見過ごさせ安心させる内容となっている。

（四）ＰＣＢの使用実態と鐘化の責任（略）

第二　鐘化の第二の責任

鐘化の合成化学物質カネクロール（ＰＣＢ）を製造・販売する化学企業としての安全確保義務は、ＰＣＢを食品工業用の熱媒体として宣伝、販売し、食品工業の利用に供する場合にはより一層重くなる。食品は何よりも安全でなければならない。ＰＣＢを食品工業の熱媒体として使用すれば、ＰＣＢが食品に混入する事故は避けられず、食品に混入したＰＣＢは、その有毒性などのため消費者に重大かつ深刻な被害を及ぼすこととなる。鐘化はこのようなことを認識していたにもかかわらず、ＰＣＢを食品工業の熱媒体として積極的に宣伝し、販売しながら何らの安全確保の措置を講じなかったために本件油症事件が発生した。

人体に危険なＰＣＢを熱媒体として食品工業で使用する場合には、熱交換器と熱媒体の性質から伝熱管（板）一枚を境としてＰＣＢと食品とが接して使用されることになる。ところが、熱交換器はさまざまな原因と態様で劣化、損傷を生じることはむしろ常識的とすらいいうる。しかも劣化、損傷の原因と現象は複雑であるため、これを防止することは困難である。加えてＰＣＢを熱媒体として使用した場合には、ＰＣＢの加熱分解による生成物との関係で、熱交換器の劣化、損傷の危険はより一層強まる。

本件のようにカネクロールを熱媒体として使うと、カネクロールより塩化水素が発生、水が存在すると、水にとけて塩酸となり、金属を腐食するので、ＰＣＢを使用することはきわめて危険であり、避けなければならない。したがって、鐘化はＰＣＢと熱交換器の劣化、損傷の危険性について、適切に処理し、危険を除去するための手段、方法を尽くす安全確保義務がある。それにもかかわらず鐘化はＰＣＢを食品工業用の熱媒体として積極的に宣伝し、販売した。

第三　鐘化の犯罪性

鐘化はＰＣＢという人体にきわめて有害な物質を食品工業に販売し、つゆほどの過失もない油症被害者を多数つくり出し、人々を塗炭の苦しみの底に突き落とした。これまでに例をみない人体実験であり、何よりも憎むべき社会的犯罪である。

鐘化は被害者の救済を放置したばかりか、ただの一度も被害者に対しおわびの一言も発しようとはしなかった。それのみか、法的責任はもちろん、道義的責任すら感じていないとまで、冷然といい放っていた。裁判の中では終始自らの責任を逃れるため、カネミ倉庫に責任転嫁をはかることのみにきゅうきゅうとし、終始裁判の引き延ばしをしてきた。鐘化の犯罪性は、その責任を何重にも加重するものである。

第四章　カネミ倉庫・加藤三之輔の責任

第一　被告カネミ倉庫の設立と三和方式の抽出精製装置の導入（略）

第二　被告カネミ倉庫の食品製造販売業者としての責任

食品製造販売業者は、業として食品を大量に製造し、広範に出荷、販売するものであり、一方消費者である国民は食品が人体に有害でないことを信用するのが通常であり、万一、食品に有毒、有害物質等が混入しておれば、直接多数の人の生命、身体にはかり知れない危害を及ぼすものであることは本件カネミ油症、森永ドライミルク中毒事件などが如実に示している。食品製造販売業者には食品によって危害を与えてはならないというきわめて高度の注意義務があることは、条理上も当然で、食品衛生法上もその旨を規定している。

にもかかわらず、カネクロール利用の脱臭工程を漫然と導入・運転し、カネクロールの毒性、危険性、混入防止法、カネクロール検出法などについて何一つ検討せず操業した。また、脱臭工程熱交換器の劣化、損傷、腐食についても一応の知見がありながら、カネクロールカタログを軽信して保全管理を怠り、注意義務違反の結果、事件が発生した。

第三　加藤三之輔の責任

事故防止のため代表者、製油部担当取締役たる加藤が、熱交換器の劣化、損傷、腐食について確実に発見する手段と方法を講じるべきであり、カネクロールが米ぬかに混入した場合の確実な検査の人的、物的体制を講じるべきであり、これらを実施できるのは加藤であるにもかかわらず、いずれも講じていないがゆえに本件が発生したのである。民法七一五条二項の責任はまぬかれえない。

第五章　国、北九州市の責任

第一序　食品による生命、健康侵害の重大性と国の責務（略）

第二　国の食品安全確保の責務

食品の安全確保のための食品衛生行政は、基底的価値を担うものであって、憲法が直接要求する行政となっている。憲法一三条、二五条の規範内容からすれば、憲法上、国民は「生存の保護」を内容とする権利、国に対する食品の安全確保を要求する権利を有するというべく、この権利を具体的に保護するための基本法として食品衛生法があり、これによって食品の安全確保が法認されているというべきである。

しかしながら、化学物質による食品汚染とそれに伴う重大事態を引き起こしているのは、衛生行政上①安全性確認の上で不可欠な研究、調査体制に欠陥がある②各種審議会に欠陥がある③規制について消極的―だからである。

第三　化学物質による食品事故被害防止の責務

国は食品の安全を確保する義務があり、それがすべての食品に及ぶことが当然であるが、少なくとも、化学物質の汚染から食品の安全を確保する責務があるというべきである。国が食品工業の発展とそれに伴う食品への影響について経済事情の変動に注目し、科学的に対応しておれば、食品工業におけるＰＣＢの熱媒体利用を認識し、食品の安全確保に必要な規制をすべきであり、規制の可能性が十分にあったのである。食品衛生法上の責務に従って、国が製造工程における化学物質の規制をしなかったのは、食品の安全確保義務違反以外のなにものでもない。

第四　国の食品衛生法上の責務懈怠

国（機関としての北九州市長）は、食品衛生法二一条により、昭和三十六年のカネミ倉庫の営業許可申請並にその後二年毎に許可更新申請に当たっては、同会社の食用油製造施設が、食品衛生関係諸法令所定の基準に合致し、その安全が担保されているのを確認した上許可すべき義務があるのに、これを怠り、安全を確認しないまま許可した。また施行令三条により、カネミ倉庫については年間十二回の監視を要する施設と定められていたが、国（機関としての北九州市長）の食品衛生監視員は、年二、三回しか行っていない。監視が適切に行われていれば、ＰＣＢの食品混入は防止できた。監視を怠った過失は大きい。

さらに、四十三年六月、九州大学医学部皮膚科に油症被害者が訪れ、食品による中毒と診断された。医者は、食品衛生法二七条に基づき、最寄りの保健所長に届け出ることが義務付けられているが、国（九州大学医学部）は保健所に対する届け出をなさず原因調査を怠った。

昭和四十三年二月中旬ごろから西日本一帯でニワトリが大量に死亡したり重体になった「ダーク油（ライスオイルの副産物）事件」で、本件カネミ油症事件を予見することは極めて容易であったが、食用油汚染の調査を怠った。食品衛生に責任を負う国が、最大限の努力を払って原因究明を尽くしておれば、油症は発生しなかったかあるいは大部分の被害はくい止められていたであろう。これは極めて重大な責務懈怠である。

第五　国の責務懈怠と国家賠償法一条一項

厚生大臣等は、食品衛生法上の権限を適正に行使することによって、容易に結果の発生を回避することが可能であったから、権限を適正に行使して、本件油症の発生を未然に防止すべきであったにもかかわらず、これを懈怠し、漫然と前記の許可処分をなし、規制措置等を採らなかった結果、本件食品公害が発生したものであるから、国は、本件によって生じた損害を、国家賠償法一条一項によって賠償すべき義務がある。

第六　北九州市の責任

北九州市としては、第一義的な地方公共団体の責務からして、食品衛生行政を重視して、市民の生命、健康、福祉を増進していくべきところを、前に述べたように、カネミ倉庫の営業許可、ダーク油事件の発生などで、カネミ製品の危険性が明らかになり、市民の生命、健康が重大な危機に際会しているにもかかわらず、食品衛生行政上全くなんらの処置もとらなかった。

第六章　結び

当裁判所が、よく国民の信頼にこたえ、歴史の批判に耐える判決を下し、無条件に、被害者の全面的救済をはかられることを心から期待するものである。

福岡民事訴訟第一審判決（要旨）

福岡地方裁判所
一九七七（昭和五二）年一〇月五日
詳細は「判例時報」八六六号

被告鐘化の責任

次に被告鐘淵化学の責任についてであるが、原告らは人体に有毒でその毒性が一般に知られていないカネクロールを製造販売したことそれ自体にすでに責任があると主張する。

ところで、この塩化ジフェニールは昭和二十九年被告鐘化が製造を開始するはるか以前から諸外国で製造され、わが国でも戦前に東芝によって一時製造されて電気機器関係に使用され、戦後も外国から輸入して一部では使用されてきた。被告鐘化はこの電気機器メーカーからの要請もあってその国産化に踏み切ったが、当初は国内における使用実績が少なかったためその需要の拡大には種々の困難が伴い、被告鐘化の積極的な宣伝と企業努力によってようやく販路を拡張してきたものである。したがって、わが国産業界においては当時、塩化ジフェニールの優れた特性はもちろんのことその危険性についてはほとんど知られておらず、被告鐘化の積極的な宣伝によって漸次その情報が広まっていた段階であった。

かくて、塩化ジフェニールはそのすぐれた特性から有用性を持ちカネクロールの商品名のもとに次第に広く利用されるようになってきたのであるが、その反面、人体に対しては有毒、有害な物質であり、その急性致死毒性といった面からは極めて毒性の低いものであるが、人体に微量ずつでも長期間にわたって摂取されると厄介な皮膚症状を発生させるのみならず、体内の脂肪組織に蓄積して種々複雑な全身性疾患を及ぼすものであり、このような毒性の発現形態はつい最近に至るまで一般に知られていなかったのであるから、その利用形態ないし使用方法如何によっては不測の事態を生ずる可能性があった。しかし、これが取り扱いについて十分な警戒心をもって臨み十分な対策を講ずるならば、その管理・制御を可能にし、その危険を防止し得ることも考えられるので塩化ジフェニールによる地球的・歴史的規模における環境汚染を問題とする場合はさておき、本件油症事件についての民事責任を考えるうえでは、カネクロールを製造販売したことそれ自体の過失を論ずるのは余りに具体性に欠け相当でない。

そこで、被告鐘化がカネクロールを食品工業の熱媒体として推奨販売したこと、その販売方法についての過失が論ぜられねばならないが、およそ食品工業においてカネクロールを熱媒体として利用する場合、カネクロールは薄い金属板を隔てて常時被加熱物である食品と接しており、装管の腐食その他の故障により何時カネクロールが食品中に混入するか、その危惧が常に存在するのであって、現に本件油症事件はそのようにして発生しており、起こるべくして起こったとの感を禁じ得ないが、そもそもこのような形態でのカネクロールの利用を推奨した被告鐘化の行為に無理があったのではないかと考えられるのである。

カネクロールが工業薬品であってこれが食品中に混入されてならないものであることはいうまでもない。しかし、今日の競争経済社会では法により厳しい安全確保義務を課されている食品業者においても、食品のコストを下げることが最も重要な課題の一つとされ、眼前の利益追求を急ぐのあまり、製品の安全性確保のための費用までも切り詰めるようなことも十分考えられることであって、食品の安全確保のため万全の措置が尽くされることに高い信頼を寄せることはできない。したがって、食品製造業者に食品の安全確保の義務があるからといって、被告鐘化がその混入により重大な結果を招来しかねないカネクロールを漫然熱媒体として推奨販売してよいということにはならない。食品の安全性は末端の食品製造業者に高度の注意義務を課するだけでなく、その製造工程において食品の安全性に危険を及ぼすおそれのある資材・原料・装管等を提供する他の業者の寄与があって、はじめて万全のものとなり得るのである。

かかる意味合いにおいて、被告鐘化は食品工業の熱媒体としてカネクロールを推奨販売した点にやはり過失が事実上推定され、当時被告にカネクロールの危険性を予見するのが不可能であったとか、そうでなければその販売にあたりこの危険性を正しく指摘し警告を発したとかの事実が立証されないかぎり、被告鐘化の過失は覆らないというべきである。

そこで、被告鐘化のカネクロールの毒性についての認識ないし認識可能性を検討すると、同被告はカネクロールの製造開始以前から、塩化ジフェニールが何らかの経路で人体に摂取されるとき、塩素痤瘡《ざそう》その他の厄介な皮膚症状を発生させるのみならず、その量如何では内臓、特に肝臓に様々の障害をひき起こす危険性があることを知っており、製造開始後も更にその認識を深めてきたことが認められる。たしかに、今日塩化ジフェニールについていわれる蓄積毒性といった概念は、本件油症事件やこれと前後する時期に有機塩素系農薬等によって環境汚染が問題化して、明確に認識されはじめたものではあるが、一九三七年のドリンカーらの実験以来、塩化ジフェニールの毒性に関する実験、観察は常に一貫して微量・長期にわたる摂取を問題としてきていたのであるから、そのような形態での毒性の発現が重視されていたことは明白であり、したがって、右毒性の認識（少なくとも認識可能性）があったものと推定され、それが不可能であったとは到底いいえない。

そうであれば、被告鐘化はその販売にあたり食品製造業者に対し、カネクロールの毒性についてその有する情報を正確に提供し、食品の安全確保に必要な注意を十分警告したかが問題とされねばならないが、さきに述べたとおりその情報、提供は、はなはだ不十分であったといわねばならない。被告鐘化のカタログには職業病的観点から毒性に関する若干の記載がないではないが、全体としてその危険性は実用上ほとんど問題にならないとして安全性の強調に傾きすぎ、食品製造業者をしてこれが食品に混入したときの危険性を正確に認識させ、これによってその混入防止の措置や混入の有無の検索の必要性に注意を喚起させるといった点からは、その目的に程遠いものであった。

このことはカネクロールの金属腐食性についても同様であるが、その詳細は省略することとする。

被告鐘化は被告カネミの数々の過失を指摘し、同被告が食品製造業者として求められる注意義務を尽くしておれば、本件油症事件は当然回避できたと主張する。そして当裁判所も被告カネミに重大な過失があったことは被告鐘化の指摘するとおりと判断するのであるが、そのような被告カネミの過失は、やはり被告鐘化がカネクロールの毒性・金属腐食性につき不当に安心感をそそるような表現をして積極的に推奨販売し、ひいてはこれが食用油中に混入したときの危険性について警戒心を低下させたことに一つの原因があることも否定できず、もし被告鐘化から正確な情報の提供がなされておれば、被告カネミにおいても今少しカネクロールの慎重な取り扱いが期待し得たのではないかと考えられるのである。

これを要するに、被告鐘化はカネクロールの毒性・金属腐食性等についての十分の認識もしくは認識の可能性を有しながら、それらを正しく指摘し警告することを怠ったまま、食品業界にこれを熱媒体として推奨販売したという基本的かつ重大な過失によって本件油症事件を惹《じゃ》起《つき》したものであり、他の被告らとともに損害賠償の責めを免れないものというべきである。

油症被害

そこで、本件原告らの被害であるが、皮膚症状をはじめとする激しい油症の病像についてはいまさら説明を要しない。

この油症は自然界に存在しなかった有機化合物として一九世紀末に新しく創造された塩化ジフェニール（ＰＣＢ）を原因としている。以来その社会的有用性が強調され多くの分野で使用され続けてきたが、最近ようやくその有害性が指摘されはじめた矢先、このＰＣＢを大量に食物として経口摂取することにより生じた新しい疾病である。ＰＣＢは化学的性質が安定しているため、体内での分解、体外への排せつが極めて困難であり、その症状は多種多様で皮膚症状と内臓疾患を伴う全身症状を呈しているが、疾病としての歴史の浅いところから、医師らの努力にもかかわらず、その病理機序《きじょ》はもとより治療方法も今日なお解明されてはいない。

患者は新生児から老人まで広範囲であり、各世代ともこの未知の疾病のため長年にわたり悩み苦しんできたが、将来に対する明るい展望を持ち得ないため特にその苦悩は深い。

そして、このような油症が日々の食物をとることによって発生したところにやり場のない怒りがある。消費者は市場に流通している食品を無条件に信頼してきた。食用油であるカネミライスオイルに有毒物質が含まれているかもしれない、などとはつゆ疑うこともなく、それを使った食物を一家団らんの食卓にあげて食べ続けてきたのである。その結果は、食生活を共同にする家族全員の発症という事態をもたらし、経済的にも深甚な事態に追い込んでいる。

本件のような重大かつ重篤な被害をひき起こしながら、これまでの公害訴訟におけると同様、加害者である被告らは今日までその実質的救済に立ち上がっていないし、その気配すらない。このことは原告らを含む油症患者の心に大きな痛手として刻まれており、その無念さは看過さるべきでない。

本件油症は発生後すでに八年余を経過したが、その間症状は大きな変遷を示してきた。初期には皮膚症状が前景に立っていたが、これが次第に軽快の方向に向かうとともに全身症状が目立つようになってきている。なるほど、現在原告ら患者の訴える症状はそのすべてが各種検査によってＰＣＢ中毒であると証明されているわけではない。油症研究班等を中心に油症患者の訴える多彩な自覚症状について、その病理機序と治療法の解明のためこれまで数々の検査などが実施されてきたが、その目的は十分に達せられていない。

　したがって、そこには現代科学の限界の問題があり、現段階では検査によって裏付けられていないものであっても、科学の進歩に伴い検査方法さえ改善されれば、将来有意な検査成績が出てくる可能性のあり得るのであるから、有意な検査成績が出ていないことのみを理由に原告患者らの自覚症状をすべて心因的なものとして片付け、あるいは立証不十分として原告らに負担を課することは公平でない。このような解明の尽くされていない新しい疾患の場合、その蓋然性の証明さえ可能であれば、その限りで損害を認めることが必要かつ相当であろう。

　以上のような見地に立って、原告ら個々のこれまでの皮膚症状を総合的に検討し、将来についての一応の展望をも加えてその症状の程度を判断し、それに諸般の事情をも併せ考慮して原告らに対する慰謝料額を認定した。なおその際、被告カネミがすでに支払った治療費その他については、直ちにこれを全額弁済として充当するのは相当ではないとしたが、その支払額がかなりの額に達しているものについては、その点を慰謝料額の算定に斟《しん》酌《しゃく》したことを付加しておく。

（注）判決文の塩化ジフェニールは、ポリ塩化ビフェニールのこと。ここでは判決要旨の原文に従って、そのまま掲載した。

全国民事訴訟第一陣第一審判決（要旨）

福岡地方裁判所小倉支部
一九七八（昭和五三）年三月一〇日
詳細は「判例時報」八八一号

カネミ油症事件の概況（略）

カネミ油症と被告カネミの行為との因果関係（略）

被告カネミの責任

食品製造販売業者は、食品衛生法の規定を遵守して、食品によって消費者に危害を与えてはならない極めて高度の安全性確保の注意義務を負う。蓋し、現代社会においては、消費者は、食品の安全性を信頼しつつ、食品たる商品を主観的満足の度合いに応じて購入する以外に方途はなく一方食品製造販売業者は、その食品について製造工程等で有害、有害物質、人の健康を損なう虞があるもの等の混入を防ぎ、その混入の有無を検査することが可能であり、しかも、万一食品製造販売業者が食品に右物質を混入させるようなことがあれば、多数の人の生命、健康に直接の重大な危害を及ぼすことにもなるからである。

被告カネミは、後記のとおり、被告鐘化が、カネクロールの毒性、危険性について充分に明らかにすべきであるのにこれをせず、むしろその安全性を強調して、その慢性毒性、蓄積毒性を秘匿したともいえるとはいえ、被告鐘化発行のカタログの記載から、カネクロールには若干の毒性があってその蒸気を吸入することは有害であることを知っていたものであり、従って、人がこれを経口摂取することは有害であって、カネクロールが食品たる米ぬか油に混入してはならない有毒、有害物質であることも知りえた。また、被告カネミは、有毒危険な物質である熱媒体のカネクロールと食用油とがわずか二、三ミリのステンレス蛇管を隔てて共存している熱交換器中の蛇管について、その劣化損傷が起こり、カネクロールが食用油に混入するおそれがあることを予見しえたものである。

よって、被告カネミは、食品製造販売業者として、消費者に安全な商品を供給するため、有害危険な化学物質であるカネクロールをその食品製造工程に使用する以上、最高度の技術を用いてカネクロールが製品油に混入することのないように、その製造工程で万全の管理をなし、また、製品油のカネクロール混入の有無について充分な製品検査をし、混入を疑わせしめる異常を発見すれば、直ちにその製品油の出荷を停止するのは勿論その操業を停止して原因の解明を徹底的に行う等して、カネクロールの混入した製品油が消費者に供給されることがないよう万全の措置をとり、以て製品油による人体被害の発生を未然に防止すべき極めて高度の注意義務を負うというべきところ、被告カネミは、右義務を懈怠し、前記のとおり、カネクロールが混入した食用油を販売したため、カネミ油症事件が発生したものであるから、被告カネミは、民法第七〇九条に基づく賠償責任を負う。

被告加藤の責任（略）

カネミ油症と被告鐘化の行為との因果関係

被告鐘化は、ＰＣＢの企業的規模による製造を我国で初めて研究開発し、昭和二十九年からカネミ油症事件発生に至るまでカネクロールの商品名でその製造販売を独占してきたものであるが、後記のとおり、食品工業用の熱媒体としてカネクロール四〇〇を販売するに際し、その毒性や腐食性並びにその取扱方法につき調査義務を尽くしてえた結果を需要者に充分告知すべき注意義務があるのに、これを尽くさなかったばかりか、むしろカネクロールには多少の毒性があるが実用上問題がなくまた装置を腐食する心配もなく、安全に利用できる旨を宣伝強調したため、被告カネミがカネクロールを杜撰に取り扱い、その結果、前記のとおり、脱臭かん内のカネクロール蛇管の腐食孔からカネクロールが米ぬか油に混入してカネミ油症事件が発生するに至ったものであり、また被告カネミを含め日本の食用油脂工業が、同事件発生に至るまで、被告鐘化の宣伝どおりカネクロール四〇〇を安全な熱媒体として信頼し、それが食用油に混入すれば危険であるという認識もその対応もないまま一般的に利用してきた事実を認めうるから、被告鐘化がカネクロール四〇〇を食品工業用の熱媒体として販売したことと同事件発生との間には相当因果関係がある。

被告鐘化の責任

種々の新しい合成化学物質が化学企業によって製造され、他に販売されて多くの面で利用されているが、合成化学物質には人の生命、身体に計り知れない有害な作用を及ぼす危険性を持つものもある。一方、その新しい合成化学物質の需要者である他の工業者は、通常その性質、危険性を的確に知ることが困難であり、高度の技術専門家である、その製造業者が発行するカタログなどを通じてその記載の範囲内で専らこれを知りうるのみである。

従って、化学企業が合成化学物質を研究開発し、これを製造販売する場合には、そのような危険性を持つ物質を商品として販売することにより利潤をうる化学企業において、可能なあらゆる手段を尽くして、その物質の安全性、裏返せばその危険性並びにその用途に応じた安全な取扱方法を、予め充分に調査研究し、その結果を需要者に全面的に周知徹底させる等の措置をとって、合成化学物質の利用により危険が発現しないよう安全を確保すべき高度の注意義務があるというべきである。蓋し、ある合成化学物質が、それを研究開発して製造販売する化学企業により、右の措置がとられないまま、需要者によって利用されれば、人の生命健康に対する侵害を発生させる事態となることは避けられず、そのような結果が許されないことは当然だからである。

被告鐘化は、PCBが若干の毒性を有するにとどまらず場合によっては人を死に至らしめる程の強い毒性を有し、僅かでも人体内に入れば、その非水溶性、油溶性とにより人体の脂肪に蓄積して慢性毒性作用を及ぼし続ける危険性のあることを、カネクロールの開発企業化当初の頃より知っていたものというべきであり、少なくとも当時調査義務を尽くしてその危険性を予め充分に調査研究すれば容易にこれを知り得たものである。従って被告鐘化は、食品工業の熱媒体用としてカネクロールを食品製造販売業者に販売し利用に供することは本来避けるのが望ましかったのであり、少なくとも販売する以上、食品製造販売業者に対し食品の安全確保のため、カネクロールを絶対に食品に混入せしめないように、予め調査義務を尽くしてえた結果に基づいて、カネクロールの毒性や金属に対する腐食性といったカネクロールの持つ危険性、カネクロールの食品への混入防止方法や混入した場合の発見方法といった危険除去のための適切な手段方法を周知せしめるべき高度の注意義務を負うというべきところ、被告鐘化は、右義務を懈怠したものであり、カネミ油症事故を惹起させる根本的な原因をつくったものとして、民法第七〇九条に基づく責任がある。

被告国、同北九州市の責任

憲法第十三条、第二十五条の政治的理念に基づいて制定された食品衛生法は、飲食に起因する危害の発生を防止して、公衆衛生の向上及び増進に必要な条件を確保するため、食品業者に種々の規則をし、厚生大臣等国の機関に監視、検査等の権限を附与しており、右行政庁は、食生活を通じて国民の健康増進、衛生向上の目的を達するため、同法に基づく権限を適正に行使すべき責任を負っている。

しかし、右権限の行使は、食品衛生法上の各規制権限についての規定の趣旨からしても、また、経済事情の変動や工業技術の発展に即応しつつ、直接には食品製造販売業者を対象としてこれを規制することによって行われることからも、行政庁の自由裁量に委ねられているというべきであるから、右責任は、政治的行政的責任であっても、個々の国民に対する法律上の義務ではないと解するのが相当である。

行政庁の食品衛生法に基づく権限の行使は、それが自由裁量の範囲内の行為である限り、あくまで当、不当の問題であって、違法の問題を生じないが、裁量権の限界の踰越や裁量権の濫用があったときは、単に不当というにとどまらず、違法な行為となる。同様に行政庁の右権限の不行使も、自由裁量の枠内であれば違法の問題を生じないが、国民の生命、身体に対する具体的な危険が切迫し、その危険を知っているか、容易に知りうる場合であり、かつ規制権限を行使しなければ結果の発生を防止しえないことが予測され、被害者たる国民として規制権限の行使を要請し期待しうる事情にある時は、条理上、行政庁は自由裁量の限界をこえて、個々の国民に対する関係においても規制権限を行使すべき法律上の義務を負うのであり、その権限不行使は、単に不当というのにとどまらず、作為義務に違反する違法な行為となると解するのが相当である。

従って、厚生大臣等が、右事情があったのにあえて食品衛生法に基づく権限を行使しなかった場合、いわば裁量権の消極的濫用ともいうべき著しい不合理があった場合にのみ、その不行使は、国家賠償法第一条第一項にいう違法なものとなるというべきである。

ところで、原告ら主張の、被告カネミに対する営業許可に伴う権限不行使、食品衛生監視員の被告カネミに対する監視に際しての権限不行使、ダーク油事件における権限不行使等について、右判断基準により検討すると、被告国には何ら違法の点はないのであるから、その余の点について判断するまでもなく、被告国にカネミ油症事故につき国家賠償法第一条に基づく賠償責任はないというべきである。

被告北九州市の責任は、被告国に同条の責任があることを前提とするところ、被告国にはその責任がないのであるから、被告北九州市にも責任がないことは明らかである。

包括一律請求について（略）

症状

油症患者たる原告ら及び死亡油症患者らの症状は、全身性の非特異的症候の複合的な形態ともいうべきもので、各症状のうちには、油症との因果関係が必ずしも明らかでないものもあるが、油症発病後多数の患者に昭和四十三、四年頃から略々一年の間に同種の症状の発現がみられるので、これらの症状も体内に蓄積されたＰＣＢが少なくとも間接的に影響して生じたものと推認できる。

死亡油症患者の死亡と油症との因果関係（略）
損害額認定の根拠（略）
被告カネミの一部弁済の抗弁について（略）
相続債権譲渡について（略）
原告井藤良二の請求について（略）
被告カネミと同鐘化のとの連帯支払い責任（略）

全国民事訴訟第一陣控訴審判決（要旨）

福岡高等裁判所
一九八四（昭和五九）年三月一六日
詳細は「判例時報」一一〇九号

国の責任について

一、食品衛生法上の権限の行使、不行使は原則として行政庁の自由裁量に委ねられているものであるが、食品の安全性の確保について企業の自主規制に委ねていてはその確保に欠けることもありうるので、行政庁は、飲食に起因する衛生上の危害の発生を防止するについて積極的な行政責任を負うものである。もしその安全性を疑うべき具体的徴表が存するときはもちろん、それに連なる蓋然性の高い事象が存する場合は、行政庁はもはや自由裁量の余地はなく、規制権限を予防的に行使する法律上の義務を負うものと言うべきである。

そして、食品の生産流通を職務とする農林省係官が、自己の職務を独自に執行中であっても、その過程で食品の安全性を疑うような事実を探知し、その安全性に相当な疑いがあれば、食品衛生業務を本来の職務としないとはいえ、これを所管の厚生省に通報し、もって権限行使についての端緒を提供する義務を負うものと解すべきである。

二、福岡肥飼検の矢幅課長は、カネミ倉庫本社工場の実態調査を行い、ダーク油と食用油とは同一原料を使用し、途中まで同一工程で製造されることを理解し、食用油にも危険が発生しているのではないかとの危惧感を一応抱いた。しかし、ダーク油の調査中もカネミ倉庫側からの反発が強く、食用油には触れてもらいたくない意向が歴然としていたので、自己の職務権限が餌の品質改善、検査に関する事項に限られており、これを超えて食用油の安全についてことさら関心を持つまではないと思い、その解明に立ち入らなかったというのである。

しかしながら、本件ニワトリの斃死事故が、ある特定の時期に出荷されたダーク油に起因することが確実視され、事故病鶏の症状からもダーク油に毒性のある異物の混入がまず想定されるべき事案であるのに、事故原因の究明にはなんらの手がかりも得られていなかった。したがって、食用油の安全についての危惧感は、納得のいく事情の説明もなくカネミ倉庫のダーク油同様「食用油は大丈夫だ」という一言でぬぐい去られる性質のものではなく、少しの関心でも示せば、むしろ相当程度の高い疑いを抱く方向に進むのが当然である。

同課長は当然相当な疑いを投げかけるべきなのに、それは自己の職務範囲外のこととして、あえてこれに目をつぶったものと評するほかなく、結局、食用油の安全に疑いがある旨の食品衛生行政庁への通報義務があるのにこれを怠った。そればかりでなく、福岡県農政部係官にダーク油の製造工程にはなんら問題がなく食用油にも危険がない旨の誤った情報を提供し、早期の段階での食用油の安全について調査、検討すべき機会を失わせた。

三、家畜衛生試験場でダーク油の鑑定をした小華和忠は、事故の原因がダーク油にあることを確定したが、アメリカでチック・エディマ・ファクターと呼ばれる不明の原因物質によってダーク油事件と類似の鶏の症状が発生したことに一応注目しながら、油脂の変質について、容易に検査ができるのになんらの検査もすることもなく、油脂そのものの変質による中毒と考察される旨の誤った鑑定結論を出した。

同試験場でこのようなずさんとしか言いようのない鑑定をせず、地道に研究を重ねていれば右小華和の学識、経験からみても昭和四十三年五月末ごろまでには有機塩素系化合物の存在までたどりつくことが出来たと推認される。ダーク油中に有機塩素系化合物が含まれているとすれば、極めて異常な事柄であるから、どうして有機塩素系化合物が含有されているのか、食用油には問題がないのかといったことが疑問となって来ざるをえず当然食品衛生行政庁への通報がなされたはずである。そうすれば遅くとも同年七月末日までには有毒な食用油の摂取を防止しえたはずである。しかるに、小華和は前記のような考察を示すことにより、国をして食用油の安全性に着目し、その危険性を回避する機会を失わせた。

四、ダーク油事件に対応した公務員がそれぞれの義務を尽くしていれば、食用油による被害発生の危険性を充分予測することができ、国がこれに基づいて直ちに食品衛生法上の規制権限を行使し、適切な措置をとっていれば、本件油症発生被害の拡大を、本件油症発生の経緯、油症の特質に照らし、少なくともその三割は阻止することができたものと言うべきである。

北九州市の責任について

北九州市については、本件油症発生の危険を予測することが可能であったとは認められない。

油症事故の原因について

一、本件油症事故は、カネミ倉庫が食用油製造の脱臭工程で使用していたカネクロール（PCBの商品名）が食用油に混入したため発生したものであるが、その混入経路について、ピンホール説と工作ミス説とが対立している。ピンホール説は、六号脱臭缶のカネクロール蛇管《だかん》に腐食孔（ピンホール）が生じ、そこからカネクロールが漏出したとするもので、同号缶におけるピンホールの存在とその開閉、漏出の可能性について論及した九大鑑定を根拠とする。これに対し、鐘化はカネミ倉庫の従業員が一号脱臭缶の工事をした際に同号缶のカネクロール蛇管に孔をあけそこからカネクロールが漏出したものと主張する（工作ミス説）。

二、右工作ミス説を裏付ける直接的な証拠として、カネミ倉庫の元脱臭係長をめぐる一連の証拠があるので検討すると、まず、元脱臭係長は証人（小倉カネミ、控訴審）として尋問されたが、工作ミスに直接関連する事柄については終始沈黙してなに一つ答えなかった。また、右証人尋問の前に鐘化の総務部長らが元脱臭係長と面接し、その面接の一部始終を秘密裡にテープに採ったものがあるが、これも工作ミスの内容についてはあいまいにしか言っていない。ところで、元脱臭係長がカネミ倉庫社長加藤三之輔の姉である加藤八千代にあてた手紙の中には工作ミス説の内容が理路整然と述べられている部分があるが、手紙の他の部分との書き方の著しい差異（他の部分では多少難しい漢字はほとんど当て字や仮名書きになっている）等から本人の記憶どおりに記載されたものと言うには疑問が残り、結局元脱臭係長関係の証言は信憑力がないものと言わざるをえない。

三、そのほか、鐘化はカネミ倉庫の操業記録の改竄、ダーク油の化学的組成、カネミ倉庫における事故当時のカネクロールの補給状況等を指摘し、工作ミス説によればこれらの事情を巧く説明しうるとするが、ピンホールの存在及び長きにわたる相当の実験により開閉の可能性を推論した九大鑑定と対比し、さらに前記のとおり元脱臭係長をめぐる証拠が信憑力を欠くことを考えると、ピンホール説を凌駕しうる程の合理的な証拠が存在するものとは認められず、カネクロールの混入経路についてはピンホールによるものと認めるのが相当。

鐘化の責任について

合成化学物質は、本来人体に異質のもので場合によっては多数の人の生命身体に計り知れない作用を及ぼす危険を持つものであるが、鐘化は、他の企業に先立ってＰＣＢの生産を開始し、食品工業の熱媒体として企業化したものであるから、それが人体に危険を及ぼす恐れの高い分野であるだけにその物質の安全性並びに用途に応じた取扱方法を調査研究し需要者に周知徹底すべき義務があったものと言うべきである。

昭和四三年ごろまではＰＣＢの毒性について、さほど危険性の高い物質とは考えられていなかったことが認められるが、それはそれまでの研究が化学工場の作業員の労働衛生という見地のものであったことにもよるが、当時すでに不十分ながら一応の警告も発せられていた。このことからしても、鐘化としては、右毒性について不十分な研究に満足することなく自らその安全性を確認し、その結果知り得たＰＣＢの特性や取扱方法を前記のように需要者に周知徹底すべきであるのにこれをなさなかった。

たとえ、カネミ倉庫がカネクロールの大量漏出を知りうべき状況にあるのにこれを放置したものであるとしても、本件油症事故の発露は右のように鐘化が新規開発に当たってその安全性を確認することなく、また、販売に当たって十分な警告を尽くさなかったことにあるので、鐘化は本件油症事故による責任を免れることはできない。

症状及び損償額について

一、症状について

油症は一般的に全身的に多くの自覚症状がみられ、他覚的には皮膚粘膜症状を主とするものであるが、初期には激しかった症状が慢性期に移行するにつれて次第に軽快の徴候がみられるようになった。そこで中毒性物質の体内摂取によって発病する中毒性疾患ではおおむね摂取量と症状との間にドース・レスポンス、すなわち原因物質の摂取量に応じて中毒症状が発生しその症度が決定される、という薬理学の立場から、体内に摂取したＰＣＢは減る一方で再び増えることはないので、病気としては徐々に軽快して行くか急によくなるか、いずれにしても軽くなるばかりで必ずいつかは全治するはずである、との主張がある。

しかし、そうであるとしても、これまで公私の医療機関、油症研究治療班の懸命の努力にもかかわらず、発症以来一五年の長きに及んでもなお病理機序についても解明しえない部分が多く、治療方法も未確立であることを考えると、この未知の疾病のため長年にわたって悩み苦しんで来た患者にとってはこの瞬間を健康に生きて行くことこそ願ってやまないものである。それらの不安の中で次第に募って行く症状があったとしても、これを一概に心因性だとして油症とのつながりを否定しさることは十分な説得力を持つものではない。

二、油症患者の死亡と油症の因果関係について

すでに基礎疾患を持っていた者が油症に罹患《りかん》したことによって、なんらかの負荷因子となった可能性を否定することはできないけれども、油症そのものが原因となって死亡したという確証はなく、結局油症患者の死因と油症との間の因果関係は不明と言わざるをえない。

三、損害額について

発症以来原審判決に至るまでの各人の症状、その後の症状の推移及び油症患者の患者カード、油症患者健診票、カルテ、各本人の陳述書を基礎資料としてなされた症状鑑定などを参酌して症度の判定をなし、本件の特殊事情をも考慮して慰謝料額を算定した。基本的には重症、中症、軽症、ごく軽い症状の四段階に分類するが、油症患者が発症以来一五年に及ぶ歳月の中で軽快の傾向にあるものの一部の症例においては依然としてがんこな症状が継続し、生活に支障をきたしているところがあるので、それらの症状を有するものを特例に、それぞれ最も重い症状、中症の上、軽症の上として格付け勘案することにした。

そうすると前記症度に応じて慰謝料の額は

最も重い症状　一二〇〇万円
重症　一〇〇〇万円
中症の上　八〇〇万円
中症　七〇〇万円
軽症の上　六〇〇万円
軽症　五〇〇万円
ごく軽い症状　四〇〇万円

と定めるのが相当である。

なお、油症発生後の病状とくに長期又は頻度の入院歴、現在に至るまでの生活状況、生活破壊の程度などを考慮し、右症度分類による基準額によってはその損害を補完するに足りないと認められる者についてはその事情に応じ加算することにした。

全国民事訴訟第三陣第一審判決（要旨）

福岡地方裁判所小倉支部
一九八五（昭和六〇）年二月一三日
詳細は「判例時報」一一四四号

原因について

（対談テープが工作ミス立証）

一、本件油症事故は、カネミ倉庫が食用油製造の脱臭工程で使用していたカネクロールが食用油に混入したため発生したものであるが、混入経路についてピンホール説と工作ミス説とが対立している。

二、工作ミス説の問題点を検討するに、確かに同説を裏付ける直接的な証拠である鐘化総務部長らとカネミ倉庫元脱臭係長との対談記録（秘密裏に録収したテープ）には内容的、手続き的にその信憑性に疑念をはさむ余地があることは否定できないのであるが、元脱臭係長の重い口にもかかわらず、その言わんとするところは一号脱臭缶のカネクロール蛇管に工作ミスが発生した事実、そのためカネクロールが食用油に漏出した事実、汚染油を再脱臭して出荷した事実及び事情を知るカネミ関係者が工作ミスを極力秘匿している事実以外の何ものでもないことが明らかに看取できるのであって右の疑念の存在の故に対談記録が工作ミス説立証の証拠価値を失うものではない。

一号脱臭缶の溶接痕の未発見は工作ミス説の証拠上の難点であることは間違いないとしてもこれを否定する決定的理由とは言い難い。更に、鉄工係日誌不登載の点も、カネミの帳簿に対するずさんな取り扱いからみれば説明がつかない現象でもないのであって、登載があれば工作ミス説をより十分に立証できるという以上の意味は持たないと解することもできる。

これに反し、ピンホール説の問題点はピンホール説を首肯し難い重大な難点といわなければならない。特に、カネミの従業員がカネクロール漏出の事実に気付かなかったとすることは証拠上到底容認できるものではないし事故ダーク油中のＰＣＢパターンや三、四号缶脱臭缶内釜外壁の塩化ビフェニールの付着の事実についてはピンホール説より工作ミス説のほうがより容易に説明できるのであって、これらの問題点はピンホール説を肯定し難い重大な難点であるといわなければならない。しかして、ピンホール説の問題点として指摘した批判の多くは、すなわち、直ちに工作ミス説の論拠につながるものであり、両説とその問題点の軽重を考慮した結果、本件油症事件におけるカネクロール四〇〇のライスオイル中への混入経路として、当裁判所は工作ミス説をとるのが相当と思料する。

鐘化の責任について

（鐘化に全損害の賠償義務）

一、鐘化はＰＣＢの毒性を十分に知らない食品製造販売業者であるカネミに、食品工業の熱媒体としてＰＣＢを販売するに当たり、細心厳重な取り扱いを警告せず、かつ食品に混入したカネクロールの発見、除去ないし廃棄の必要と方法を周知すべきことを怠った点で過失の責を免れることはできない。

二、カネミの過失はもともとＰＣＢの毒性、安全性について十分調査、研究もせず利潤追求のためにＰＣＢを食品業界に熱媒体用として開発、提供しこれを販売するに当たっても十分な警告を尽くさなかった鐘化の過失に大きく誘発されたものであって、両者の過失行為は関連共同して違法に本件油症被害を生ぜせしめたとみるべきものである。のみならず、カネミの過失は鐘化において予見しえないものではなく、カネミの過失は重大ではあるが、その介在の故をもって鐘化の過失と油症の因果関係が遮断されるいわれはない。

三、鐘化は、仮に鐘化の行為が油症事故の発症に寄与したと認められるとしても、その寄与度は極めて僅少であるから、その寄与の割合に応じた責任、即ち、分割責任を負うべきであると主張するが、当裁判所は、分割責任の見解には同調し難いのであって、鐘化はその過失と相当因果関係にある全損害の賠償義務を免れない。

国の責任について

（報告をうのみおざなり対応）

一、国の各行政機関所属の公務員は自己本来の職務を独自に執行中であっても、その過程において自己の職務と密接に関連する他の行政機関の所掌事務の円滑、適切な処理のため必要不可欠であると認められる事実を了知したとき、または了知しうべかりしときは、他の行政機関に対し、当該事実の通報連絡、意見聴取、事前協議、覚書交換等適宜具体的場合に即応した連絡調整を図るべき義務を自己本来の職務ないしこれに準ずるものとして当然負担し、各行政機関所属の公務員は有機的に一体として連携すべきことが予定されている。

二、農林省と厚生省の関係についていえば、原料、飼料、家畜、農薬等多くの事項と食品の関係について、安全な食品の供給という共通の行政目的のため、両省の各所掌事務は元来密接に関連しているのであるから、農林省係官がその職務を執行中に、食品の安全について少しでも疑いを差し挟む余地があれば、食品衛生所管庁がその疑いを関知しない以上、直ちに厚生省など食品衛生所管庁にこれを通報連絡すべき当然の義務があるといわなければならない。

三、福岡肥飼検の課長は、カネミ倉庫本社工場の実態調査を行った際、食用油の安全性について当然抱くべき疑念を自己の職務権限外の事柄としてあえて関心を向けず、かつダーク油の製造工程にはなんら心配はない旨所長に事実と異なる報告をした点において、食品衛生行政庁への通報連絡義務を怠った過失があり、課長の上司の所長は、課長の報告をうのみにして直ちにその旨農林本省に報告しているが、所長も結果報告に接し、所長として当然抱くべき疑問も提起せず、当然なすべき究明への努力を怠った結果、違法に、食品衛生行政庁への通報連絡義務の懈怠に加担した過失があるといわなければならない。

四、家畜衛生試験場でダーク油の鑑定をした研究室長は、油脂の変質について、容易に検査ができるのになんらの検査もすることもなく、油脂そのものの変質による中毒と考察される旨の誤った鑑定結論を出したが、右は研究職公務員として誠実に鑑定を尽くすべき義務を怠り、カネミのダーク油が悪いとさえ言えばそれですべて問題は決着するものと速断してなおざりな鑑定をしたことにより、問題をカネミの品質管理の拙劣さにすりかえ、国をして食用油の安全性に着目しその危険性を回避する機会を失わせたものである。

五、ダーク油事件に対応した農林省公務員のうちで福岡肥飼検、家畜衛試の公務員以上にその過失を指摘さるべきは農林本省の公務員である。しかるに、畜産局流通飼料課の外、局内各課、担当参事官、畜産局長、次官ひいては農林大臣らは行政組織法上、福岡肥飼検より質的に高度な責任を有する上級官庁としての自覚に欠け、それぞれの自己本来の権限内の事務処理に関心を持つのみにてただ漫然と福岡肥飼検からの結果報告をうのみにし、あまりに当然な内容、方法の指示を与え、おざなりの研究会を設定して事態の推移を待つにとどまった以外に、ダーク油事件の解明のため有効適切かつ迅速な対応を全くとっていないし、食用油の安全性については、これを権限外のこととしてなんらの疑念を持つに至っておらず、この点出先機関からの情報を分析収集して適切な対応を図るべき本省本来の職責に反することは明らかで、結局食用油による被害発生の危険を具体的に知りうべき状況にありながら、違法に食品衛生所管庁たる厚生省などに対する通報連絡義務を怠った過失は免れない。
　六、ダーク油事件に関与した公務員は、いずれも食品関係業務に携わるものとして、全体的に、その対応が緩慢であり、また自己本来の職務権限の範囲にとらわれて行政機関相互間の調整の必要性に思いを至さなかったきらいがあるのであって、農林本省公務員を頂点とするそれぞれの注意義務違反が複合集積して油症被害の拡大を招いたということができる。しかして各公務員がそれぞれの義務を尽くしていれば、食用油による被害発生の危険性を十分予測することができ、国がこれに基づいて直ちに食品衛生法上の規制権限を行使し、適切な措置をとっていれば、本件油症被害の拡大をある程度阻止できたものというべきであるところ、各公務員の過失の総体が油症被害の拡大に寄与した度合いを正確に測定することはその性質上必ずしも容易ではないが、本件油症発生の経緯、油症の特質に照らして三割程度と認めるのが相当であり、国はその義務を果たさなかったものとして、原告らに対し国家賠償法一条一項に基づき、損害の全部義務の三割の範囲において、前記加害行為者と不真正連帯の関係に立つ損害賠償義務があるものというべきである。

（北九州市の責任について）

北九州市については、本件油症発生の危険を予見することが可能であったとは認められないから、この点に関する原告らの主張は理由がない。

（損害について）

原告ら患者に対する慰謝料額を、原則として症度に応じて七分割し

一、最も重い症状　一二〇〇万円
二、重症　一〇〇〇万円
三、中症の上　八〇〇万円
四、中症　七〇〇万円
五、軽症の上　六〇〇万円
六、軽症　五〇〇万円
七　ごく軽い症状　四〇〇万円

とする。

　いわゆるカネミ油症第三陣訴訟である本件損害賠償請求における原告ら油症患者は第一陣、第二陣の患者と比較して総体的に症状が軽く、「最も重い症状」「重症」の

該当者はなく、結局原告ら患者一人当たりの認容金額（慰謝料と弁護士費用の合計）は最高八四〇万円、最低四二一〇万円である。

全国民事訴訟第二陣控訴審判決（要旨）

福岡高等裁判所
一九八六（昭和六一）年五月一五日
詳細は「判例時報」一一九一号

油症事故の原因について

カネクロールの漏出経路は、昭和四三年一月二九日に行われた一号脱臭缶の隔測温度計保護管補修作業の際の工作ミスによって生じた同脱臭缶内のカネクロール蛇管の穿孔部からである。事故は、翌三〇日の脱臭作業開始時に右蛇管の孔から二八〇キロものカネクロールが食用油中に漏出したものを、カネミの従業員は、同月三一日に覚知しいったんカネクロールの混入した約三ドラムの汚染油を回収タンクに回収しながら、再脱臭を加えればたやすく製品化できるものと考え、その後、再脱臭油を点検することなく出荷したカネミの非常識な行為の結果生じたものである。

カネミの責任

カネミ及び同加藤の責任について

右事実関係から、カネミは不法行為者として、同加藤は代理監督者として、当然責任を負わなければならない。

鐘化の責任

当時のPCBの毒性についての社会一般の評価認識については、アメリカなどにおいて、PCBは大量に生産され、食品工業の熱媒体としても使用されていた事情をあわせ考えれば、当時の社会一般の評価認識では、PCBはさほど危険な物質とは考えられていなかったということができる。

合成化学物質を開発製造する化学企業は、その安全性につき十分調査をし、安全を確認し得た範囲においてのみこれを供給し、安全を確認し得ない用途にはこれを供給しないという注意義務を負うものというべきである。もっともそこに確認さるべき安全とは、用法に応じた安全、すなわち一定の条件下で使用されることを前提とした相対的安全で足りる。

従って、合成化学物質の製造者としては、需要者の側で一定の使用条件を設定、確保し、適切な物質管理を行うことを期待し得る場合においては、かかる需要者に当該合成化学物質を供給することを妨げられないものというべきである。ただ、その場合には、その使用が一定条件のもとにおいてのみ安全であることを警告すべき注意義務を負担するものといわなければならない。

カネミに対する熱媒体用としてのカネクロール四〇〇の供給は、当時の状況下においては、閉鎖系内を循環させるだけの形で使用するという条件下においては、その管理に特別の困難があると認むべき事情はないから、一応安全を確認し得た用途への供給であるといわざるを得ない。従って、鐘化のカネミへのカネクロールの供給自体を合成化学物質の製造業者としての注意義務の違背であるということはできない。

国の責任

ダーク油事件に際し、油症事故の発生・拡大を防止するために有した権限は、食品の製造・販売業者などに対する一定の規制権限だけで、その権限の不行使が不法行為となるのは、担当の公務員について汚染ライスオイルによる人体被害発生の危険の切迫を知り、又は、容易に知り得べき状況にあったことが肯定される場合でなければならない。

食品と飼料とは同じ農水産物などの精良な部分が抜き出されて食品となり残る部分が飼料となる等の関係があって、食品の安全を所管する行政と飼料の品質を管理する行政とは相関連し、相互の連絡協調を必要とする。飼料の品質に関する事務を担当する部局の農林荘の公務員が職務の執行に関して、流通する食品に毒物が混入していることを覚知する機会がないとはいえず、これを食品衛生担当の行政機関に通報して規制権限の発動を促すことは、その職務に関する義務となり得る。しかしながら、本件においては、農林省の公務員に通報義務を肯定すべき根拠はこれを認め難い。

福岡肥飼検の公務員

鶏の大量斃死事故に際し、その拡大ないし再発防止の観点から、原因究明のため飼料課長を派遣してカネミ工場に対して立入調査を行った。課長はダーク油の原料、製造工程、保管状況等について、ダーク油の製造工程を見分したが、特に問題点を発見するには至らなかった。そのあと、食用油の方には心配がないのかどうかを質し食用油の製造工程を見せてもらったが、工場側は、食用油はダーク油とは無関係で、その心配は要らないと強調したので、それ以上、食用油の安全性を追及する必要はないと考えた。

課長が抱いた食用油の安全性についての懸念は、食用油に毒物が混入しているとする危険に対するものでもなく、一般的抽象的な単なる可能性に対する一応の危惧にとどまるもので、解明を必要とする事情を伴っていたのではない。

他方、課長の側には、カネクロールは有毒であるといったことの知識は全くなかったから、カネミ側が鶏の斃死事故の原因を告知しないかぎり、追及究明する手だては全くなかったものといわざるを得ない。

仮に、商品衛生担当官庁に通報したとしても、食品衛生担当官庁が汚染ライスオイルによる人体被害の切迫を当然ないし容易に覚知し得るに至ると認むべき根拠もない。それゆえ、同課長に落度があるということはできない。

（農林省本省の公務員）

農林省畜産局流通飼料課は福岡肥飼検から報告を受けていたが、右程度の知見からライスオイルの含む毒物による人の健康への具体的な危険の切迫を容易に知り得たとは認め難い。

（家畜衛試の公務員）

福岡肥飼検から病性鑑定の依頼を受け、鑑定をした研究室長は、アイソトープ研究室に勤務する研究職の公務員であって、鑑定依頼は単に試料を送付してその検討を求めたものであるから、その趣旨が当然カネミ工場におけるダーク油の生産工程全体を解明し毒物混入の経緯を判定することまで及んでいたとは考えがたい。

仮に研究室長が鑑定過程で知り得た鶏の症状の類似性を重視して、ダーク油の有毒物質は、アメリカで発生したチック・エデイマ・デイジーズの原因物質と同様、有機塩素系化合物の一種ではないかと考察される旨の病性鑑定の回答をなしたとしても、当時の一般的なＰＣＢの毒性認識からすれば、同じ有機塩素系化合物の中で特にＰＣＢが鶏の大量斃死事故の原因物質としたとはたやすく考え難いから、農林省の公務員が当然人の健康被害の可能性を予測し得るに至ったということにはならない。

結局研究室長を含む家畜衛試の公務員に本件病性鑑定に関した落度があったということはできない。

（厚生省食品衛生行政担当の公務員）

右公務員について責任原因を肯定すべき事情がない。

ダーク油事件との関連においては、以上の理由により、国の責任を肯定し難く、また他の事由を根拠とする国の責任についてもこれを認めることはできない。

北九州市の責任

北九州市の責任についてはこれを肯定すべき根拠を見出すことができない。

全国民事第３陣（福岡地裁小倉支部）	全国民事第４陣（福岡地裁小倉支部）	全国民事第５陣（福岡地裁小倉支部）	油症福岡訴訟団（福岡地裁）
73（69）	17（17）	75（　）	576（　）
カネミ倉庫 カネミ倉庫社長 鐘化 国（農水省） 北九州市	カネミ倉庫 カネミ倉庫社長 鐘化 国（農水省）	カネミ倉庫 カネミ倉庫社長 鐘化 国（農水省）	カネミ倉庫 カネミ倉庫社長 鐘化
1981年10月12日	1985年７月29日	1985年11月29日	1986年１月６日
17億6000万円	４億5000万円	20億8000万円	117億9000万円
1985年２月13日	−	−	−
カネミ倉庫、カネミ倉庫社長、鐘化、国は総額３億7000万円支払え（うち国は３割の限定責任） 北九州市は責任なし	鐘化とは最高裁で和解（1987年３月20日） 国への訴えは取り下げ（1987年10月17日、国は同月21日同意） カネミ倉庫とは福岡地裁小倉支部で和解（1987年10月15日）	鐘化とは最高裁で和解（1987年３月20日） 国への訴えは取り下げ（1987年10月17日、国は同月21日同意） カネミ倉庫とは福岡地裁小倉支部で和解（1987年10月15日）	鐘化とは最高裁で和解（1987年３月20日） カネミ倉庫とは福岡地裁で和解（1987年12月21日）

↓

鐘化・国控訴（福岡高裁）
1985年２月
−
鐘化とは最高裁で和解（1987年３月20日） 国への訴えは取り下げ（1987年９月28日、国は10月21日同意）

判決一覧

	裁判所	判決日	判決				
			カネミ倉庫	カネミ社長	鐘化	国	北九州市
福岡民事第一審	福岡地裁	1977年10月５日	○	○	○	訴外	訴外
福岡民事第二審	福岡高裁	1984年３月16日	○	○	○	訴外	訴外
全国民事第１陣第一審	福岡地裁小倉支部	1978年３月10日	○	×	○	×	×
全国民事第１陣第二審	福岡高裁	1984年３月16日	○	○	○	○	×
全国民事第２陣第一審	福岡地裁小倉支部	1982年３月29日	○	○	○	×	×
全国民事第２陣第二審	福岡高裁	1986年５月15日	○	○	×	×	×
全国民事第３陣第一審	福岡地裁小倉支部	1985年２月13日	○	○	○	○	×

○：勝訴
（被告に賠償責任あり）
×：敗訴
（被告に賠償責任なし）

カネミ油症事件民事裁判一覧表

第一審

	福岡民事 （福岡地裁）	全国民事第１陣 （福岡地裁小倉支部）	全国民事第２陣 （福岡地裁小倉支部）
原告者数（患者数）	45（45）	750（694）	363（323）
被告	カネミ倉庫 カネミ倉庫社長 鐘化	カネミ倉庫 カネミ倉庫社長 鐘化 国（農水省） 北九州市	カネミ倉庫 カネミ倉庫社長 鐘化 国（農水省） 北九州市
提訴日	1969年２月１日	1970年11月16日	1976年10月８日
請求総額	約８億7000万円	201億9000万円	83億8000万円
判決日	1977年10月５日	1978年３月10日	1982年３月29日
判決内容	被告３者は総額６億6000万円支払え	カネミ倉庫、鐘化は総額60億8000万円支払え カネミ倉庫社長、国、北九州市は責任なし	カネミ倉庫、カネミ倉庫社長、鐘化は総額24億9000万円支払え 国、北九州市は責任なし

第二審

	鐘化控訴 （福岡高裁）	原告・鐘化控訴 （福岡高裁）	原告・鐘化控訴 （福岡高裁）
控訴日	1977年10月５日	1978年３月	1982年４月
判決日	1984年３月16日	1984年３月16日	1986年５月15日
判決内容	鐘化は総額３億9000万円を支払え	カネミ倉庫社長、鐘化、国は総額47億円支払え（うち国は、３割の限定責任） 北九州市は責任なし	カネミ倉庫、カネミ倉庫社長は総額18億3000万円支払え 鐘化、国、北九州市は責任なし

第三審

	鐘化上告 （最高裁）	鐘化・国上告 （最高裁）	原告上告 （最高裁）
上告日	1984年３月29日	1984年３月29日	1986年５月26日
判決内容	鐘化と和解（1987年３月20日）	鐘化とは和解（1987年３月20日） 国への訴えは取り下げ（国は1987年６月25日同意）	鐘化と和解（1987年３月20日） 国への訴えは取り下げ（国は1987年６月25日同意）

カネミ油症事件関連略年表

年	カネミ油症関係事項	社会の動き
１９２９（昭和４）	米国でＰＣＢ製造開始	
１９５４（昭和29）	鐘化、ＰＣＢの生産開始	3 ビキニ環礁付近で操業中の第五福竜丸が米水爆実験で被災 9 青函連絡船「洞爺丸」が座礁転覆
１９５５（昭和30）		8 森永乳業徳島工場の粉乳からヒ素検出。森永ヒ素ミルク事件 11 自由民主党結成
１９５８（昭和33）		3 関門国道トンネル開通式
１９５９（昭和34）		4 皇太子（現天皇）成婚 5 １９６４年五輪大会開催地が東京に決定 8 三池争議始まる 11 食品衛生調査会が、水俣病の原因は有機水銀化合物と厚生省に答申
１９６１（昭和36）	カネミ倉庫が山形県の製作企業から脱臭装置を導入してライスオイルの製造を開始	
１９６２（昭和37）		5 西独でサリドマイド系睡眠薬により肢体の不自由な子どもの出生が問題化 6 ばい煙排出規制法公布

		8 堀江謙一、日本人初の単独太平洋横断成功 9 若戸大橋開通 12 東京都、スモッグは人体に悪影響と報告。12月に14日目のスモッグ発生
1963（昭和38）	このころから北九州、飯塚で患者が発生	2 北九州市発足 11 ケネディ米大統領、暗殺される
1964（昭和39）		10 東海道新幹線開業 10 東京五輪開催 11 スモン病各地に発生と新聞が報道
1965（昭和40）		6 阿賀野川流域で水俣病に似た有機水銀中毒患者発生（翌年4・18厚生省、昭電工場排水が原因と発表＝第2水俣病） 10 朝永振一郎にノーベル物理学賞 11 サリドマイド禍の28家族が国と製薬会社を被告に損害賠償を求める集団訴訟
1966（昭和41）		2 全日空機、東京湾に墜落 6 ビートルズ来日
1967（昭和42）		4 岡山大学の小林純教授ら、富山県のイタイイタイ病の原因は三井金属神岡鉱業所の排水と発表（翌年5・8厚生省が同一見解を発表） 8 公害対策基本法公布

		9　四日市ぜんそく患者9人が石油コンビナート6社を被告に損害賠償請求訴訟を提起。初の大気汚染公害訴訟
1968（昭和43）	2中旬　このころから西日本各地で鶏の大量死、産卵の急激な低下などが多発 2下旬　福岡県農政部がカネミ倉庫製のダーク油を使った飼料の給与中止を命令 3・22　福岡肥飼料検査所の担当課長がカネミ倉庫本社工場に立ち入り調査 6・14　農林省家畜衛生試験場が福岡肥飼料検査所に大量死した鶏の病性鑑定回答書を提出。「油脂そのものの変質による中毒と考察される」と記載 8　厚生省予防衛生研究所の俣野景典・主任研究官が農林省流通飼料課にダーク油の提供の依頼を拒否され、厚生省食品衛生課に精製油への注意を促す 10・3　福岡県大牟田市の被害者がカネミライスオイル（米ぬか油）の残油を大牟田保健所に持参し、届け出 10・10　「正体不明の奇病」報道 10・14　九州大学医学部油症研究班が発足 10・18　厚生省に原因調査班と治療研究班できる 10・19　油症研究班がカネミ油症の診断基準を発表。厚生省に「米ぬか油中毒事件対策本部」が発足 10・22　油症患者が国立小倉病院で、いわゆる「黒い赤ちゃん」を死産	1　米原子力空母エンタープライズ、佐世保入港 9　厚生省（当時）、水俣病は新日本窒素肥料の工場が原因と断定。科学技術庁は、阿賀野川水銀中毒事件は昭和電工の工場の排水が基盤と発表 10　メキシコ五輪開幕 10　川端康成にノーベル文学賞

	11・4 九州大学油症研究班が「有機塩素剤が原因」と断定 11・16 九州大学原因調査団がカネミ倉庫工場の6号脱臭缶に3か所のピンホールを発見	12 3億円事件
1969（昭和44）	2・1 福岡地区の油症被害者が、カネミ倉庫、加藤社長、鐘化を相手取り福岡地裁に損害賠償請求訴訟を提起 2・13 福岡県田川、北九州地区の被害者がカネミライスオイル被害者の会連絡協議会を結成 7・8 山口県美祢市で油症患者の男子中学生が急死。認定患者初の死者 7 富山市で開催された第1回全国公害研究集会に油症被害者が参加 9 カネミライスオイル被害者の会全国連絡協議会結成 11・23 長崎市でカネミライスオイル被害者の会全国連絡協議会開催 12・2 斉藤厚生大臣が参院産業公害特別委で油症被害者を公害病に準じて医療救済するため「特別立法を次の国会に提出予定」と表明。しかし、実行されなかった	2 閣議で亜硫酸ガス環境基準決定。公害対策基本法に基づく環境基準第1号 10 厚生省、発がん性が問題化した人工甘味料チクロの使用禁止、チクロ要り製品の回収を決める 11 全国スモンの会結成 12 厚生省が公害病対象地域に水俣、四日市市、川崎市、大阪市など6か所を決定
1970（昭和45）	3・24 福岡地検小倉支部がカネミ倉庫の加藤社長と元工場長の2人を業務上過失傷害罪で福岡地裁小倉支部に起訴 8・22 カネミ油症事件弁護団結成 11・16 北九州、田川地区の油症被害者が、カネミ倉庫、加藤社長、国、北九州市を被告として福岡地裁小倉支部に損害賠償請求訴訟（全国民事第1陣第1次訴訟）を提起。以降1973年10月25日まで8次にわたり提訴	3 公害問題国際シンポジウム開催。公害追放東京宣言採択 7 厚生省、米のカドミウム濃度安全基準発表 9 椿忠雄新潟大学教授が、スモン病の原因に整腸剤キノホルムが関係と発表 12 公害関係14法成立

1971 （昭和46）	3・18　全国民事第1陣の第1回口頭弁論 4・24　広島地区の油症被害者がカネミ倉庫、加藤社長、鐘化、国、北九州市を被告として広島地裁に損害賠償請求訴訟を提起 5・7　長崎県五島・玉之浦の一部油症被害者がカネミ倉庫と示談 5・24　全国民事第1陣第1次訴訟で訴訟救助の決定 11・11　全国民事第1陣訴訟で被告に鐘化を追加	5　閣議で騒音環境基準決定 6　沖縄返還協定調印 6　富山地裁、三井金属鉱業を相手取ったイタイイタイ病第1次訴訟で、カドミウムが主因と判決 7　環境庁発足 9　新潟地裁が、新潟水俣病訴訟で、昭和電工に損害賠償の支払いを命じる判決
1972 （昭和47）	1・25　広島地裁が広島訴訟を福岡地裁小倉支部への移送を決定 3・3　梅田玄勝医師、1968年1月以前発症の8例を発表 3　通産省がPCBの生産・使用の原則的中止を通達 6　鐘化、PCBの生産を中止 6・5　ストックホルムで開催された国連人間環境会議に油症患者が参加	3　スモン調査研究協議会総会、スモン病の原因は整腸剤キノホルムとの最終報告を発表 5　初の環境白書発表 6　海洋汚染防止法施行 7　四日市ぜんそく訴訟で、津地裁が被告企業6社に損害賠償を命ずる判決 8　森永乳業、ヒ素ミルク中毒の責任認める 9　日中共同声明発表
1973 （昭和48）		3　熊本地裁、水俣病裁判で窒素の過失責任を断定 4　自然環境保全法施行 5　熊本大学第2次水俣病研究班がチッソ水俣工場以外の汚染源による第3水俣病患者を報告

	7・27	カネミ油症事件全国民事第1陣第1次訴訟で、被害者（本人）尋問が、長崎県五島・玉之浦町から始まる	7	環境庁、窒素酸化物排出基準決定
	9	日本科学者会議が全国公害シンポジウム「PCBをめぐる諸問題」を北九州市で開催	10	江崎玲於奈、ノーベル物理学賞受賞
			11	関門橋開通
1974（昭和49）	3・28	全国民事第1陣の原告団会議で、請求方式を従来のランクづけ方式から包括一律請求方式に変更するとともに、請求額を増額することを決定。	5	公害等調整委員会が足尾鉱山鉱毒事件で、古川鉱業に補償金支払いの調停案提示。和解成立
	4・24	第四回準備書面で請求額を増額		大気汚染防止法成立
			6	厚生省が母乳のPCB汚染疫学調査結果発表。全母乳から検出
			10	佐藤前首相、ノーベル平和賞受賞決定
				サリドマイド訴訟統一原告団、被告の国・大日本製薬との和解成立
			12	オイルショックにより物価高騰
1975（昭和50）	5・20	PCB公害追放・カネミ油症闘争支援大阪連絡会を結成	3	山陽新幹線・岡山―博多間開業
	10・15	北九州市で被害者14団体、31支援団体がカネミ油症事件全国連絡会議を結成		
	11・12	鐘化の社長が、大阪市の本社で初めて被害者と会い「責任問題は別として、国と相談して被害者救済を考える」と語る	12	熊本県警、水俣病は業務上過失と認定。元社長、元工場長を書類送検
1976（昭和51）	2・9	カネミ油症事件全国連絡会議代表者と厚生省との交渉で、厚生省が被害者救済について関係企業に行政指導することを約束	2	ロッキード事件、米で発覚

1976（昭和51）	6・23	全国民事第1陣最終弁論始まる（－25日）	6	日本化学鉱業もと従業員らクロム禍損害賠償請求訴訟
	10・8	全国民事第2陣訴訟を福岡地裁小倉支部に提訴。被告は鐘化、カネミ倉庫、加藤三之輔社長、国、北九州市の5者	7	田中前首相、外為法違反容疑で逮捕 モントリオール五輪開幕
	10・8	福岡民事が結審		
	12・18	カネミ油症事件全国民事第1陣訴訟の公正判決を求め、学者115人がアピール		
1977（昭和52）	1・28	カネミ刑事裁判で、カネミ倉庫の加藤社長と元工場長の両被告に、ともに禁固2年を求刑		
	10・5	福岡民事第1審判決。原告側が鐘化、カネミ倉庫、加藤社長に勝訴	9	日本赤軍、パリ発東京行き日航機をハイジャック
1978（昭和53）	2・19	全国民事第1陣訴訟原告団総会で、鐘化などへの強制執行体制を決定		
	3・10	全国民事第1陣1審判決。原告が鐘化、カネミ倉庫に勝訴。加藤三之輔社長、国、北九州市に敗訴。原告側が鐘化本社などに強制執行	3	金沢地裁、北陸スモン第一次訴訟で原告勝訴の判決
	3・24	カネミ刑事事件で福岡地裁小倉支部は、加藤三之輔社長に無罪、元工場長に禁固1年6月を言い渡す。元工場長は控訴	5	成田空港開港
	7・6	全国連絡会議未訴訟対策委員会が一時金などについて鐘化と確認書調印	6	水質汚濁防止法改正施行
	7・7	全国連絡会議未訴訟対策委員会が一時金と医療費負担継続などについてカネミ倉庫と確認書を調印	8	日中平和友好条約調印

1979（昭和54）	2・27	カネミ油症事件東京支援連絡会結成	9 9	薬事2法成立 スモン訴訟和解成立
1981（昭和56）	10・12	全国民事第3陣訴訟を福岡地裁小倉支部に提訴。被告は鐘化、カネミ倉庫、加藤三之輔社長、国、北九州市の5者	9 10	クロム職業病訴訟で、東京地裁が企業の責任を認め、損害賠償を命ずる判決 福井謙一、ノーベル化学賞受賞決定
1982（昭和57）	1・25 3・29	福岡高裁でカネミ刑事事件の控訴審判決。カネミ倉庫元工場長の控訴を棄却。元工場長は上告（5・6上告取り下げ） 全国民事第2陣訴訟1審判決。原告が鐘化、カネミ倉庫、加藤三之輔社長に勝訴、国、北九州市に敗訴	2 6 11	クロロキン剤薬害訴訟で東京地裁が国・製薬会社・医師の過失責任を認め賠償支払いを命じる 日航機、羽田沖に墜落 東北新幹線・大宮―盛岡間開業 上越新幹線・大宮―新潟間開業
1983（昭和58）	1・18	カネミ油症被害者の救済をめざす全国支援連絡会議（略称・カネミ全国支援会議）を結成	3 9	旧松尾鉱山ヒ素汚染訴訟で宮崎地裁延岡支部が原告の主張を認め、総額1億円余の損害賠償を命じる 大韓航空機撃墜事件
1984（昭和59）	1・17 2・9 3・13 3・16	福岡高裁が、全国民事第1陣訴訟控訴審で、国に対し有責所見を盛り込んだ和解勧告書を手渡す 国が和解勧告を拒否 最大の消費者被害・食品公害の犠牲者であるカネミ油症被害者の早期全面救済を求める実行委員会（略称・カネミ救済実行委員会）結成 福岡高裁で、全国民事第1陣訴訟控訴審判決。原告が国、鐘化、カネミ倉庫、加藤三之輔社長に勝訴、北九州市に敗訴	1	三井三池有明鉱で坑内火災

年	月・日	事項	月	社会の出来事
		同じく福岡高裁で、福岡民事控訴審判決。原告側が鐘化に勝訴	3	グリコ・森永事件
			7	ロサンゼルス五輪
1985（昭和60）	2・13	福岡地裁小倉支部で全国民事第3陣訴訟1審判決。原告側が国、鐘化、カネミ倉庫、加藤三之輔社長に勝訴、北九州市に敗訴	4	三菱高島鉱でガス爆発
	2・22	法務、農林、厚生の3大臣協議で行政上取り得る措置を確認	5	三菱大夕張鉱でガス爆発
	6・3	全国民事第2陣訴訟の控訴審で、福岡高裁が国、鐘化に和解打診	8	日航ジャンボ機、御巣鷹山に墜落
	6・14	国、鐘化とも和解拒否		
	7・29	全国民事第4陣が福岡地裁小倉支部に提訴。被告は国、鐘化、カネミ倉庫、加藤三之輔社長		
	11・29	未訴訟対策委員会の560人が油症福岡訴訟団を結成		
	12・23	全国民事第5陣が福岡地裁小倉支部に提訴。被告は国、鐘化、カネミ倉庫、加藤三之輔社長		
1986（昭和61）	1・6	油症福岡訴訟団提訴。被告は鐘化、カネミ倉庫、加藤三之輔社長	1	米スペースシャトル「チャレンジャー」発車直後空中爆発
	2・26	羽田農水大臣が被害者、原告との交渉で「人道上の立場から実質的な解決について真剣に検討」と回答		
	3・26	北九州市議会がカネミ油症事件の早期全面解決と関係企業への指導を求めた意見書を全会一致で採択。中曽根首相と法務、農政、厚生3大臣に提出	4	チェルノブイリ原発で爆発事故
	5・9	全国民事原告団が農水省に和解案を初めて提示		
	5・15	福岡高裁で、全国民事第2陣訴訟の控訴審判決。原告		

	側がカネミ倉庫、加藤三之輔社長に勝訴、鐘化、国、北九州市に敗訴	
	6・23 原告団、弁護団、支援団体による鐘化本社座り込みが始まる。108日間続く	
	10・7 最高裁第3小法廷で口頭弁論	
	11月上旬 最高裁が鐘化との和解に乗り出す	11 伊豆大島の三原山209年ぶり大噴火
1987（昭和62）	1・10 全国消団連、カネミ全国支援会議による「カネミ油症事件支援全国キャンペーン」が始まる	4 国鉄民営化、JRスタート
	2・20 最高裁、和解の意向打診	10 利根川進、ノーベル医学・生理学賞受賞
	2・27 最高裁第3小法廷の伊藤正己裁判長が原告、鐘化に和解勧告	11 全日本民間労働組合連合会（連合）発足
	3・15 全国民事原告団代表者会議で最高裁の和解勧告受け入れを決定	
	3・20 最高裁で原告団と鐘化の間に和解が成立	
	3・25 第一陣原告団が国への訴えを取り下げ	
	6・25 国が原告の訴え取り下げに対する同意書を最高裁に提出	
	7・29 農水省、一陣原告全員に仮払金返済の納入告知書を送付。以降ほぼ毎年送付	
1989（昭和64 平成元）	3月 二陣原告で和解を拒否していた三人が鐘化と和解、国への訴訟を取り下げて裁判が全て終了	1 昭和天皇崩御
		4 消費税スタート
		6 中国・天安門事件
		美空ひばり死去
		11 ベルリンの壁取り壊し

１９９０（平成２）	7・13　長崎市で原告団代議員会	8　イラク軍、クウェートに侵攻 10　統一ドイツ誕生
１９９１（平成３）		1　湾岸戦争勃発 6　雲仙・普賢岳で火砕流発生 12　ソ連邦消滅、69年の歴史に幕
１９９２（平成４）		6　ＰＫＯ協力法成立
１９９３（平成５）		12　田中角栄元首相死去、ロッキード裁判は公訴棄却に
１９９４（平成６）		4　名古屋空港で中華航空機が着陸に失敗し炎上、２６４人死亡 9　関西国際空港開港 10　大江健三郎、ノーベル文学賞受賞決定
１９９５（平成７）		1　阪神・淡路大震災、死者６４３２人 3　地下鉄サリン事件
１９９６（平成８）	6－10月　農水省が仮払金返還問題で各原告団と協議、調停に大筋合意	3　薬害エイズ訴訟で和解 7　アトランタ五輪 9　薬害エイズ事件でミドリ十字の元・前・現社長逮捕 12　ペルー・リマの日本大使公邸を過激派ゲリラが占拠。翌年、部隊突入で解決 川崎公害病で原告と被告企業が和解

1997（平成9）	3・21 国が患者ら815人について全国20か所の裁判所に調停を申し立て	4 消費税が5％に 6 臓器移植法成立 7 香港、中国に返還
1998（平成10）		2 長野冬季五輪開催 7・29 西淀川公害訴訟で原告と国・公団との和解成立
1999（平成11）		9 茨城県東海村の核燃料加工会社倒壊事業所で日本初の臨界事故
2000（平成12）		4 介護保険制度スタート 5 西鉄バス乗っ取り事件 10 白川英樹、ノーベル化学賞受賞決定 金大中・韓国大統領にノーベル平和賞受賞決定
2001（平成13）		4・27 水俣病関西訴訟控訴審判決（国・熊本県の責任を認める） 5・11 水俣病関西訴訟上告 5・11 ハンセン病熊本地裁判決 5・23 ハンセン病、政府が控訴断念 9・11 米国同時多発テロ 10 野依良治、ノーベル化学賞受賞決定
2002（平成14）	6・29 カネミ油症被害者支援センターが東京に設立される	5 経団連と日経連が統合し、日本経済団体連合会（経団連）発足 5 日韓共同開催のサッカーW杯開催 12 東北新幹線盛岡－八戸間開業

2003（平成15）		4 新型肺炎（重症急性呼吸器症候群＝SARS）広がる
2004（平成16）	4・6 油症被害者１４７人が日本弁護士会（日弁連）に人権救済申し立て 5・13 原告団が日弁連に人権救済申し立て	1 山口県阿東町で鳥インフルエンザ確認 5 小泉首相訪朝、拉致被害者家族の5人帰国 8 福井県・美浜原発で蒸気噴出事故 10 関西水俣病訴訟上告審で国と熊本県の行政責任を認める。原告実質勝訴が確定 12 インドネシア・スマトラ島沖で大地震
2005（平成17）	7 日弁連に対する人権救済申し立てに伴う公開、非公開ヒアリングが長崎県五島市、福岡市などで行われる 10・9 「PCB・ダイオキシンシンポジウムin五島」開催	3 福岡県西方沖地震 4 尼崎市のJR福知山線で快速電車脱線、マンションに激突 10 道路関係4公団が民営化、高速道路会社6社発足 10 郵政民営化関連6法成立
2006（平成18）	4・16 北九州市で「カネミ油症全被害者集会」開催 4・17 日弁連が油症被害者の人権救済について国・カネミ倉庫に勧告書、鐘化に要望書を提出	1 日本郵政株式会社発足 2 世界人口65億人突破 7 北朝鮮が「テポドン2号」などミサイル7発発射、日本海に着弾 9 安倍晋三内閣発足 12 フセイン・元イラク大統領死刑執行
2007（平成19）	4・10 与党プロジェクトチーム　仮払い金の債権免除のための特例法の制定と油症被害者健康実態調査を柱とする「カネミ油症被害者救済策」を発表	1 防衛省発足 4 選挙運動中の伊藤一長・長崎市長銃撃され、翌日死亡

	6・1 カネミ油症についての特例法成立（仮払金返還問題ほぼ解決へ）	8 「白い恋人」の賞味期限改竄判明 9 福田康夫内閣発足 10 日本郵政公社民営化 11 薬害肝炎大阪訴訟控訴審で大阪高裁が和解勧告。九州訴訟控訴審で福岡高裁も和解勧告
2008（平成20）	5・23 カネミ油症に関するすべての訴訟が和解した後に患者と認定された26人が福岡地裁小倉支部に提訴 11・27 新認定訴訟第一回口頭弁論 12・14 「カネミ油症40年シンポジウムin五島」開催	1 中国製冷凍ギョーザ事件 9 麻生太郎内閣発足
2009（平成21）	10・8 新認定訴訟で原田正純教授が証言。カネミ油症被害の実情と問題点を明らかに	9 鳩山由紀夫内閣発足
2010（平成22）	1・24 「カネミ油症被害者の救済を求めて　ナガサキ大集会」開催 3・31 厚労省、油症被害者健康実態調査の結果発表 6・4 カネミ油症被害者救済法制定を求める緊急市民集会を開催	6 菅直人内閣発足

主な参考・引用文献

明石昇二郎『黒い赤ちゃん――カネミ油症34年の空白』講談社、二〇〇二年
磯野直秀『化学物質と人間――PCBの過去・現在・未来』中公新書、一九七五年
梅田玄勝「カネミライスオイル中毒（いわゆる油症）について」（『民医連医療』一四号別冊、一九七〇年）
梅田玄勝「カネミ油症未認定被害者に関する若干の問題」（『民医連医療』一八号、一九七一年）
小華和忠「ニワトリの（PCB混入）ダークオイル中毒事件を省みて」（『科学』四四巻、岩波書店、一九八四年）
小栗一太、赤峰昭文、古江増隆編『油症研究――30年の歩み』九州大学出版会、二〇〇〇年
加藤邦興「鐘淵化学工業と油症事件の性格」（『日本の科学者』九、日本科学者会議、一九七四年）
加藤邦興『日本公害論――技術論の視点から』青木書店、一九七七年
加藤邦興「油症原因事故としての『工作ミス説』」（『経営研究』三七巻四号、三七巻五・六号、三八巻三号、大阪市立大学経営学会、一九八六―八七年
加藤八千代『隠された事実からのメッセージ――裁判と科学ノート』幸書房、一九八五年
加藤八千代『カネミ油症裁判の決着』幸書房、一九八九年
神山美智子『食品の安全と企業倫理』八朔社、二〇〇四年
『変革と創造――鐘淵化学20年史』鐘淵化学工業、一九七〇年
カネミ油症事件東京支援連絡会編『食品公害の根絶をめざしノーモア・カネミ――東京支援連絡会10年のあゆみ』
カネミ油症40年記念誌編さん委員会編『回復への祈り――カネミ油症40年記念誌』五島市、二〇一〇年
カネミ油症被害者支援センター編著『カネミ油症――過去・現在・未来』緑風出版　二〇〇六年
カネミ油症被害者支援センター編「カネミ油症は終っていない――家族票に見る油症被害」カネミ油症被害者支援センター、二〇〇六年
紙野柳蔵『怨怒の民――カネミ油症患者の記録』教文館、一九七三年
木ノ元直樹『PL法（製造物責任法）の知識とQ&A［改訂第2版］』法学書院、二〇〇九年
佐々木博子『化石の街』望郷出版社、一九七六年
沢井裕『公害の私法的研究』一粒社、一九六九年

沢井裕「食品製造関連企業の責任構造――カネミ倉庫と鐘化と故意・過失」(「法律時報」四九号、一九七七年四月)
沢井裕「食品・薬品公害と製造物責任」一―四(「法律時報」五〇、五一号、一九七八、七九年)
沢井裕「カネミ油症(福岡・小倉第一陣訴訟)控訴審判決の意義と法理(「法律時報」五六号、一九八四年六月)
沢井裕「食品公害と裁判――カネミ油症控訴審判決を考える」(「法律時報」五八号、日本評論社、一九八六年)
沢井裕「消費者問題の構造と被害の救済・防止」(「自由と正義」三七号、一九八六年七月)
「製造物責任――その現状と課題」別冊NBL№3、商事法務研究会、一九七八年
私法学会報告者グループ編「製造物責任の現状と課題」別冊NBL№24、商事法務研究会、一九九〇年
全大阪消費者団体連絡会「消費者運動ニュース」第四四号、一四七号、二四七号
「道を拓いて――大阪消団連25年のあゆみ」全大阪消団連一九九八年
「消団連30年の歩み」全国消費者団体連絡会、一九八七年
総理府編『公害白書(昭和四五年版)』大蔵省印刷局、一九七〇年
止めよう!ダイオキシン汚染・関東ネットワーク編『今なぜカネミ油症か――日本最大のダイオキシン被害』二〇〇〇年
長山淳哉『コーラベイビー――あるカネミ油症患者の半生』西日本新聞社、二〇〇五年
「シンポジウム『PCBを巡る諸問題』(「日本の科学者」日本科学者会議、一九七三年一一月)
「PCB汚染と油症」(「公害と日本の科学」日本科学者会議、一九七四年)
野村茂「クロルナフタリン中毒の本態とその防遏に関する研究」(「労働科学」二五―二九巻三号、労働科学研究所、一九四九―五三年三月)
PCB公害追放・カネミ油症闘争支援大阪連絡会他編「カネミ油症被害者の全面救済と食品公害の根絶を求めて」一九八七年六月
原田正純他「カネミ油症(塩化ビフェニール中毒)小児の6年後の精神神経学的追跡調査」(「精神医学」医学書院、一九七七年)
原田正純「カネミ油症は終わっていない」(「労働の科学」労働科学研究所出版部、二〇〇〇年)
原田正純・浦崎貞子・蒲地近江他「カネミ油症事件の現況と人権」(「社会関係研究」熊本学園大学社会関係学会、二〇〇六年)
原田正純「油症は病気のデパート――カネミ油症患者の救

済を求めて」アットワークス、二〇一〇年
深田俊祐『人間腐蝕――カネミライスオイルの追跡』社会新報、一九七〇年
藤原邦達『食品公害と市民運動――PCB汚染とのたたかい』新時代社、一九七二年
藤原邦達『化学公害と安全性』合同出版、一九七六年
藤原邦達「PCB汚染の実態と問題点」(「技術と人間」一九七二年六月)
藤原邦達『PCB汚染の軌跡』医歯薬出版、一九七七年
藤原邦達『食品公害の脅威――油症事件からの証言』合同出版、一九八一年
古江増隆・赤峰昭文・佐藤伸一・山田英之・吉村健清編『油症研究2』九州大学出版会、二〇一〇年
法政大学大原社会問題研究所『日本労働年鑑』第五三―五八集、旬報社、一九八三―八八年
矢野トヨコ『カネミが地獄を連れてきた』葦書房、一九八七年
油症研究班（九州大学医学部）「油症（塩化ビフェニール中毒）研究報告集」一九六九年
油症治療研究班・九州大学医学部「油症第2集」一九七一年
レーチェル・カーソン著、青樹簗一訳『沈黙の春――生と死の妙薬』新潮文庫、一九七四年

「自由と正義」三三号（一九八二年二月号、日本弁護士連合会）
「法律時報」四九、五〇、五三、五四、五八号（日本評論社）
「判例時報」五九二、八六六、八八一、一一〇九、一一四四、一一九一号（判例時報社）
「公害弁連ニュース」一四一、一六一号
「カネミ油症被害者支援センターだより」
「第六一回国会議事録」
裁判記録等
朝日新聞、サンケイ新聞、長崎新聞、西日本新聞、毎日新聞、読売新聞

あとがき

私が弁護士になったのは、カネミ油症事件が発生した一九六八年。一九七〇年の弁護団結成準備の段階から参加し、四〇年の歳月が過ぎた。

一九七一年から七八年の第一陣一審判決と第二陣の仮払い仮処分までの七年余は、被害の実態、PCBなど合成化学物質の危険性、化学企業の安全確保義務、国の食品行政、判決直後の仮執行、さらに全員の仮払い仮処分などなど、新しい課題の連続で、カネミ油症裁判に明け暮れる日々だった。

一九七一年秋に五島列島にはじめて行き、その後、何度となく玉之浦と奈留を訪れたが、行くたびに海と自然を眺めては、「なぜ、こんなに静かで美しいところに被害者が……」と思った。

当時、五島は日帰りがむずかしい地で、玉之浦と奈留に一泊することが多かった。そのため被害者からの聞き取りや裁判についての報告が終わったあと、被害者の会の役員さんたちと懇談した。奈留の被害者の会の黒岩友之さんのお宅で、とりたての生きのいい魚をいただきながら裁判の見通しなどについて話あったことが懐かしく思い出される。

また、失敗もあった。裁判が始まった当初は満席に近かった傍聴席も、半年ほど経つと空席が目立った。私は、北九州市の二人の被害者とともに、労働組合や民主団体を回り、傍聴と支援の要請を行った。当時二九歳になったばかりで、心身ともに充実していた私は、調子にのって二〇以上の団体を回った。後日、被害者の会の際、一緒に行動した被害者が要請を行った翌日から二日ほど寝込んだということを聞き、「しまった」と思った。「被害の実情」を常に口にし、議論しておきながら、それが身についていない自分の甘さに、つくづく恥ずかしい思いをした。

田川地区では油症患者の子ども二人を育てている女性を担当した。打ち合わせの時に何気なく「朝起きたらまずどうしますか」と尋ねた。すると「目覚めてすぐに二人の子どもの額に手を当てて、熱がないかをチェックします」との答えが帰ってきた。そこで通院メモを見せてもらうと、平均して月に一五日前後、子どもを病院に連れていっている。自分たち夫婦もともに被害者であるが、とても自分たちの治療どころではないことを物語っていた。

一七年余に及ぶ困難な裁判だったが、被害者や支援の方々に支えられ、闘い抜くことができた。

裁判を闘っている時から記録を書き残しておかなければという思いはあったが、二〇〇六年に内田茂雄弁護団長が逝去され、カネミ油症裁判について当初からを語れる弁護士は、私以外にはほとんどいないことになった。そのころから記録をまとめたいという思いが次第に強くなってきた。新聞記者としてカネミ油症事件を担当されていた髙倉泰隆氏からも「これだけの大裁判だから是非書くべきですよ。私も協力します」と出版を勧められていた。しかし、当時の私には解決しなければならない仮払金返還問題が残っていた。それも、特例法成立により解決し、二〇〇八年夏から執筆にとりかかって二年、ようやく完成した。

拙著に序文を寄せていただいたお二人は、カネミ油症救済法成立へ力を尽くしておられる方だ。ご紹介し、感謝の意を表したい。

原田正純先生に初めてお会いしたのは、一九八一年の五島でのカネミ油症患者の調査の際。あれから三〇年が経とうとしている。水俣病に取り組む医師として名高い先生は、不知火海を臨む集落を歩き、水俣病の被害の実態を探り、常に患者に寄り添った医療を続けている。胎児性水俣病の発生を世に問うたのも原田先